最新 リハビリテーション基礎講座

生理学
Physiology

著：
生友聖子
志村まゆら
鈴木敦子
玉木　徹

医歯薬出版株式会社

■執筆者一覧 (五十音順)

生友聖子 東京医療学院大学保健医療学部リハビリテーション学科

志村まゆら 筑波技術大学保健科学部保健学科

鈴木敦子 健康科学大学

玉木徹 名古屋女子大学医療科学部理学療法学科

序文

　生理学では人体の正常な機能について学びます．将来リハビリテーションの専門家として患者さんと向き合うとき，疾患や治療法などの専門知識が必要ですが，そのためにはまず，人体の正常な状態を理解しなくてはなりません．本書は理学療法士・作業療法士を目指す皆さんのために，基本的な知識を分かりやすくまとめたテキストです．

　理学療法士・作業療法士のカリキュラムにおいて生理学は専門基礎分野の一つです．入学後の早い時期に生理学を学び始めることになりますが，慣れない専門用語ばかりで難しいと感じる人が多いでしょう．本書は予備知識がない方が読んでも理解できるように配慮し，なるべく単純化してシンプルにまとめました．少し詳しい内容は，「SIDE MEMO」や「ADVANCED」としましたので，余裕があれば，これらも読んで理解を深めてもらえれば幸いです．

　理学療法士・作業療法士になるためには，国家試験に合格しなくてはなりません．国家試験では専門家として必要な知識が問われますが，特に重要な知識は繰り返し出題されています．本書では国家試験に頻出する重要ポイントを「国試に出る」として明示してあります．さらに各章末に国家試験問題に基づく「mini test」を設けましたので，ぜひ活用してください．

　身体の仕組みは驚くほどよくできていて，多くの場合，身体の状態が変化すると，それを元に戻して安定した状態が保たれるようになっています．このような仕組みを知れば知るほど，なるほどと納得することでしょう．皆さんが生理学は面白いと感じてくれれば，これ以上の喜びはありません．そして，生理学で学んだ知識を，運動学や病理学，臨床医学へとつなげ，将来，臨床の場で"生きた知識"として役立てて欲しいと願っています．

2024年10月10日

著者一同

最新リハビリテーション基礎講座　生理学　目次

序文 iii

1章 総論 1

1 生理学とは 1
2 細胞—生命の最小単位 2
3 細胞の構造と働き 2
　　1. 細胞膜　2. 細胞小器官
4 細胞内での代謝 10
5 幹細胞と再生医学 11
　　1. 細胞の分化能と幹細胞　2. iPS細胞 (induced pluripotent stem cell)　3. 再生医療
mini test 13

2章 神経 14

1 神経系の概要 14
2 ニューロンと支持細胞 15
　　1. ニューロンの構造　2. 支持細胞　3. ニューロンの新生　4. ニューロンの変性と軸索の再生
3 興奮と伝導 17
　　1. 静止膜電位　2. 活動電位　3. 不応期　4. 興奮の伝導　5. 伝導速度
4 シナプス伝達 22
　　1. シナプスの構造とシナプス伝達　2. 神経伝達物質と受容体　3. シナプス後電位　4. シナプスの可塑性
5 中枢神経系と末梢神経系 26
　　1. 脊髄と脊髄神経　2. 脳と脳神経　3. 体性神経系と自律神経系　4. 神経回路　5. 髄膜と脳脊髄液
mini test 42

3章 筋 43

1 筋組織 43
2 骨格筋 43
　　1. 骨格筋細胞の微細構造　2. 骨格筋の収縮機構　3. 骨格筋収縮のパターンと収縮の力学　4. 骨格筋の代謝
　　5. 骨格筋のタイプ　6. 筋肥大と筋萎縮
3 心筋と平滑筋 55
mini test 57

4章 運動 58

1 運動の概要 58
2 運動単位 59
　　1. 運動単位と神経支配比　2. 運動単位の種類
3 運動反射 61
　　1. 脊髄反射　2. 脳幹反射
4 筋電図 66
　　1. 針筋電図と表面筋電図　2. 誘発筋電図

5 随意運動にかかわる中枢神経系 ··· 68
1. 運動皮質　2. 運動皮質からの下行路

6 筋緊張 ··· 73
1. 筋緊張　2. 筋緊張の異常

7 運動学習 ··· 74
8 歩行 ··· 74
9 運動の身体機能への影響 ·· 75
mini test ··· 76

5章 感覚 ··· 77

1 感覚機能の概要 ··· 77
2 感覚受容器と感覚神経 ··· 77
3 感覚の特性 ·· 79
1. 刺激の強さと感覚の強さの関係　2. 感覚の投射　3. 側方抑制

4 感覚の種類 ·· 80
1. 体性感覚　2. 内臓感覚　3. 特殊感覚

5 感覚と認知 ·· 99
mini test ··· 101

6章 自律神経系 ··· 102

1 自律神経系の概要 ··· 102
2 自律神経系の構成と働き ·· 102
1. 自律神経系の構成　2. 自律神経系の働きの特徴　3. 神経伝達物質と受容体　4. 自律機能の調節
mini test ··· 110

7章 呼吸 ··· 111

1 呼吸の概要 ·· 111
2 呼吸器の構造 ··· 112
1. 気道と肺　2. 胸郭

3 呼吸運動 ··· 114
1. 肺の弾性と胸膜腔内圧　2. 呼吸筋とその働き

4 呼吸機能 ··· 116
1. 肺気量分画　2. ％肺活量　3. 努力肺活量と1秒率　4. 換気障害　5. 換気量と肺胞換気量

5 ガス交換とガスの運搬 ··· 119
1. ガス濃度とガス分圧　2. ガス交換　3. O_2とCO_2の血液への溶解と運搬

6 酸塩基平衡 ·· 122
1. 体液のpH　2. 呼吸による酸塩基平衡調節　3. 酸塩基平衡異常（アシドーシスとアルカローシス）

7 呼吸の調節 ·· 123
1. 呼吸中枢　2. 呼吸の反射性調節

8 発声 ··· 125
mini test ··· 127

8章 循環 128

1 心臓血管系 128
  1. 体循環　2. 肺循環

2 心臓の構造と働き 129
  1. 心房と心室　2. 房室弁と動脈弁　3. 心筋　4. 心拍数と心拍出量　5. 心電図 (electrocardiogram：ECG)
  6. 心周期と心音　7. 前負荷と後負荷

3 血管の構造と働き 138
  1. 血管壁の構造　2. 血管の働き　3. 血流量と血流速度　4. 脈拍　5. 血圧

4 心臓血管系の調節 144
  1. 循環中枢　2. 心臓と血管の神経支配　3. 循環反射　4. 液性調節　5. 局所性調節

5 各器官の循環 146
  1. 冠循環　2. 脳循環　3. 肝循環　4. 肺循環　5. 皮膚循環

6 運動時の循環調節 149
  1. 各器官の血流　2. 心拍出量と血圧

7 リンパ系 149
  1. リンパ系の構造　2. リンパ系の働き

mini test 152

9章 血液・免疫機能 153

1 血液の成分と働き 153
  1. 血漿　2. 血球

2 止血の仕組み 161
  1. 血小板血栓の形成 (一次止血)　2. 血液凝固 (二次止血)

3 血液型 163
  1. ABO式血液型　2. Rh式血液型

4 免疫機能 165
  1. 免疫細胞とリンパ組織　2. 自然免疫　3. 獲得免疫　4. 液性免疫と細胞性免疫　5. アレルギーと自己免疫疾患

mini test 175

10章 消化・吸収 176

1 消化器系の概要 176
  1. 消化器系の一般的な特徴

2 口腔 179
  1. 咀嚼と唾液　2. 嚥下

3 胃 182
  1. 胃の構造　2. 胃液　3. 摂食時の胃運動と胃液分泌

4 小腸 184
  1. 小腸の構造　2. 十二指腸での消化　3. 上皮細胞での膜消化　4. 栄養素の吸収

5 大腸 191
  1. 大腸の構造　2. 大腸の分泌と運動　3. 腸内細菌

6 肝臓 ··· 193
　1. 物質の代謝と貯蔵　2. 薬物の代謝と解毒　3. 免疫

mini test ··· 195

11章　腎臓と尿の排泄 ··· 196

1 概要 ··· 196
2 腎循環と尿の生成 ··· 196
　1. 腎循環　2. ネフロンの構造と機能　3. 糸球体での濾過　4. 尿細管での再吸収と分泌　5. 腎クリアランス
　6. 尿の組成
3 体液の調節 ··· 204
　1. 体液の量　2. 細胞内液と細胞外液　3. 体液の量と浸透圧の調節　4. 体液のpHの調節
4 蓄尿と排尿 ··· 206
　1. 膀胱と尿道の概要　2. 蓄尿と排尿の仕組み

mini test ··· 210

12章　内分泌 ··· 211

1 内分泌系の概要 ··· 211
　1. 内分泌系と神経系　2. ホルモンとは
2 ホルモンの作用機序と分泌調節 ··· 212
　1. 化学構造に基づくホルモンの分類　2. ホルモンの受容体と作用機序　3. ホルモンの分泌調節
3 視床下部と下垂体 ··· 215
　1. 視床下部の神経内分泌細胞　2. 視床下部ホルモン　3. 下垂体前葉ホルモン　4. 下垂体後葉ホルモン
4 甲状腺と副甲状腺 ··· 219
　1. 甲状腺　2. 副甲状腺　3. 血漿Ca^{2+}濃度の調節
5 膵臓 ··· 221
　1. インスリン　2. グルカゴン　3. 血糖値の調節とその異常
6 副腎 ··· 225
　1. 副腎皮質　2. 副腎髄質
7 性腺 ··· 228
8 松果体 ·· 229
9 その他のホルモン分泌器官 ··· 229
　1. 心臓　2. 消化管　3. 肝臓　4. 腎臓　5. 脂肪組織

mini test ··· 231

13章　栄養と代謝 ·· 232

1 三大栄養素 ··· 232
　1. 糖質（炭水化物）　2. 脂質　3. 蛋白質　4. 三大栄養素の代謝　5. 代謝量
2 ビタミン ·· 242
　1. 水溶性ビタミン　2. 脂溶性ビタミン

3 ミネラル ·· 244
　　1. 多量ミネラル　2. 微量ミネラル

mini test ·· 246

14章　体温 ·· 247

1 体温の概要 ·· 247
　　1. 体温の部位差　2. 体温の周期的な変動

2 体熱の産生と放出 ·· 248
　　1. 体熱の移動　2. 体熱の産生　3. 体熱の放出

3 体温の調節 ·· 250
　　1. 体温調節中枢と温度受容器　2. 体温調節に重要な皮膚の構造

4 体温の異常 ·· 253
　　1. 発熱　2. 高体温と低体温

5 季節への適応 ·· 254

mini test ·· 256

15章　生殖 ·· 257

1 性の決定と生殖器の分化 ·· 257
　　1. 減数分裂と遺伝子の組換え　2. 性の分化

2 男性の生殖機能 ·· 259
　　1. 男性生殖器　2. 男性ホルモン　3. 精子形成　4. 性反射

3 女性の生殖機能 ·· 262
　　1. 女性生殖器　2. 女性ホルモン　3. 卵子形成と性周期

4 妊娠と分娩 ·· 266
　　1. 受精　2. 着床と胎児の発育　3. 分娩　4. 授乳

5 更年期と閉経 ·· 268

mini test ·· 270

16章　老化 ·· 271

1 老化と寿命 ·· 271
　　1. 老化　2. 個体の寿命　3. 細胞の寿命

2 老化学説 ·· 274

3 高齢者の生理機能 ·· 274
　　1. 運動機能　2. 感覚　3. 認知機能　4. 自律機能

mini test ·· 282

索引 ·· 283

1章

総　論

学習のねらい

・生理学を学ぶ意義を理解する.
・生命現象の基本であるホメオスタシスについて理解する.
・人体を構成する細胞の構造と仕組みを理解する.
・細胞小器官の働きを説明できる.
・蛋白質合成の仕組みを説明できる.
・幹細胞と再生医療について理解する.

1 生理学とは

- 生理学では生命活動のメカニズムについて学ぶ. 生理学の領域はとても広いが, 本書では基礎医学として, 人体の正常な機能について学ぶ.
- 医学的リハビリテーションは, 患者の心身機能の回復や機能維持を目的として行われる. 患者の病態を理解して適切に対応するためには, 身体の正常な機能とその仕組みを正しく理解する必要がある.
- 私たちの身体は膨大な数の細胞でできており, 細胞は生命の最小単位である. 生命活動にはエネルギーが必要であり, 1つひとつの細胞が常に代謝を行ってエネルギーを産生している.
- 生体には, 安静時の体内の状態を安定に保つ仕組みが備わっている. 例えば, 水をたくさん飲むと, 自然に尿量が増えて, 体液量が安定に保たれる. これは私たちの身体に, 体液(体液量, pH, 浸透圧, 電解質組成など)や体温, 血圧などのセンサーが備わっていて, 体内の状態を常にチェックし, 変化が生じると元の状態に戻すように調節機構が働くからである. このように体内環境を安定に保つ仕組みをホメオスタシスという. ホメオスタシスは生物に備わっている基本的な仕組みで, これが破綻すると身体機能が障害され, 生命を維持できなくなる.
- 身体を構成する細胞は, 受精卵という1つの細胞に由来する. 発生の過程で細胞は増殖・分化して特殊な形態や機能をもつようになり, 同じタイプのもの同士が集まって組織や器官を形成し, 様々な機能を担う. ホルモンや神経の作用

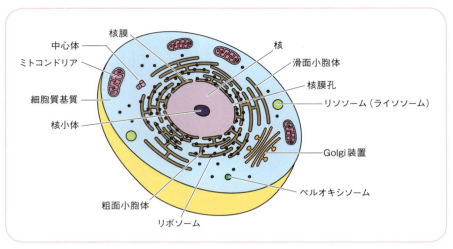

図 1-1 細胞の構造

によって組織・器官は協調して働き，1つの個体として活動できる．

2 細胞——生命の最小単位

- 身体を構成する細胞の種類は200～300もあるといわれている．ほとんどの細胞は小さく（直径：10 μm～100 μm），光学顕微鏡で観察できる．
- 細胞の形態は機能と深く関係していて，それぞれの組織には特徴的な形の細胞がみられる．例えば，骨格筋細胞は細い線維状の形をしており，直径は他の細胞と同じぐらい（10 μm～100 μm）であるが，長さは短いものは数mm，長いものは数10 cmもある．
- 細胞は細胞膜で覆われている．内部には核，ミトコンドリア，小胞体などの細胞小器官があり，それらの隙間はゼリー状の液体で満たされている．この液体は細胞質基質（サイトゾル）と呼ばれ，電解質や蛋白質，グルコースなどの有機物が溶けている（図1-1）．核を除く細胞小器官と細胞質基質，つまり細胞内の核以外の領域を細胞質という．
- 大部分の細胞小器官は膜で覆われている．細胞膜と細胞小器官の膜の構造は似ていて，これらをまとめて生体膜という．

3 細胞の構造と働き

1．細胞膜

- 細胞膜は基本的にリン脂質の二重層（脂質二重層）からなり，蛋白質や糖の分子も含む（図1-2）．

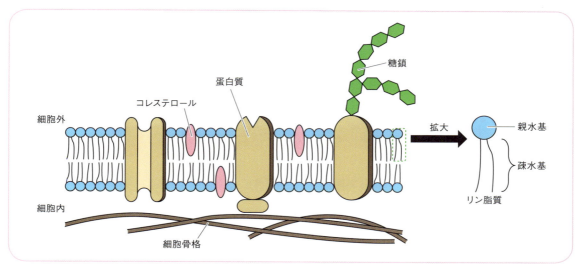

図 1-2 細胞膜の構造

- リン脂質分子は親水性の（水と混じりやすい）親水基と疎水性の（水と混じりにくい）疎水基からなる．細胞内も細胞外も水分が多く存在するため，リン脂質分子は親水基を外側に，疎水基を内側にして，二重層の膜を形成する．細胞膜に埋まっている蛋白質分子は，情報伝達や膜の物質透過などに重要な役割を果たす．細胞膜の外側表面に出ている糖鎖は，細胞の目印となって細胞を認識するのにかかわる．
- 細胞の周囲は間質液（組織液）という液体で満たされている．細胞は細胞膜を介して間質液からO_2や栄養素を受け取り，CO_2や老廃物を間質液に排出する（→SIDE MEMO）．細胞膜は脂質二重層であるので，脂溶性の分子，O_2やCO_2などの小分子のガスは細胞膜を透過しやすい．大きな分子，あるいは小分子であっても水溶性でイオンのように電荷をもったものは，細胞膜に存在するチャネルや輸送体という蛋白質分子を介して透過する．水は分子が小さいので，そのままでも細胞膜を通れるが，少し時間がかかる．多くの組織では細胞膜に水チャネル（アクアポリン）が存在しており，水はここを通って非常に速く透過できる．細胞膜のように物質の透過性に選択性がみられる膜を半透膜という．
- 細胞膜を介する物質輸送の仕組みを以下にまとめる．

1）細胞膜をそのまま透過する

- O_2やCO_2などは，細胞内と細胞外の濃度勾配（濃度の差）に従って，細胞膜を透過して濃度差が小さくなるように移動する（図1-3A）．この移動は単純拡散と呼ばれ，エネルギーを必要としない．細胞はO_2を消費して代謝を行っているので，細胞内のO_2は少なく，単純拡散によってO_2が移動し，細胞に供給される．一方，細胞内で代謝によって生じたCO_2は，単純拡散によって細胞外に排出される．

SIDE MEMO

血液と間質液：呼吸器系や消化器系によって体内に取り込まれたO_2や栄養素は，血液によって全身の組織に運ばれ，間質液を介して細胞に供給される．細胞で生じたCO_2や老廃物は，間質液を介して血液に移行して運び去られる．

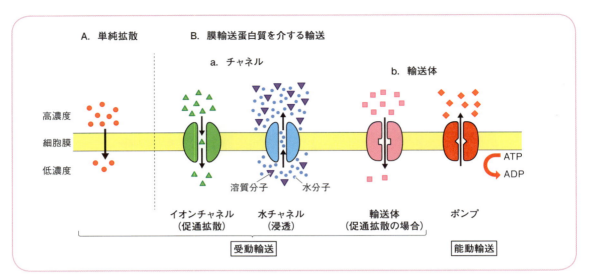

図1-3 細胞膜を介する物質輸送
ATP：アデノシン三リン酸，ADP：アデノシン二リン酸．

2) 膜輸送蛋白質を介して輸送される
- そのままでは細胞膜を透過できない分子も，細胞膜に存在する膜輸送蛋白質によって膜を透過できる．膜輸送蛋白質には**チャネル**や輸送体がある．

3) チャネル
- イオンチャネルは特定のイオンだけを通す．多くのイオンチャネルはゲートのような役割をもっており，ある状態になると開いて特定のイオンを通す．イオンは細胞内外の濃度勾配や電気勾配（イオンの電荷の差）が小さくなるように，特定のイオンがチャネルを通って移動する（**図1-3Ba**）．この移動も拡散であるが，膜輸送蛋白質を介すると速く拡散できるので，促通拡散と呼ばれる．例えば，運動神経が働くと骨格筋細胞膜のNa^+チャネルが開いて，Na^+が細胞の外から内に流入する．
- 水チャネルは水だけを通す小孔のようなもので，常に開いている．細胞内と細胞外の液体に溶けている物質（溶質）に差があると浸透圧が生じる．水は浸透圧勾配に従って，溶質濃度の差が小さくなる方向へ，すなわち溶質濃度が低いほうから高いほうへ移動する（**図1-3Ba**）．

4) 輸送体
- 輸送体（トランスポーター）は特定の分子と結合すると立体構造が変化して，その分子を細胞膜の反対側へ移動させる．輸送体には，促通拡散で分子を輸送するものもあるが，エネルギーを使って濃度や電気の勾配に逆らって分子を運ぶものも多い．エネルギーを使う輸送は能動輸送と呼ばれる．
- グルコーストランスポーターの一種であるGLUTは，促通拡散でグルコースを輸送する．細胞は常にグルコースを利用して代謝を行っているが，グルコー

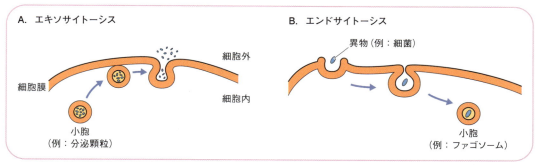

図1-4 サイトーシス

スはGLUTを介して速やかに細胞内に取り込まれる（図1-3Bb）．
- **ポンプ**はATP分解酵素（ATPase）をもっていて，ATP（アデノシン三リン酸，→10頁参照）を分解するときのエネルギーを使って分子を輸送する（図1-3Bb）．例えば，Na^+-K^+ポンプは細胞内のNa^+を外に汲み出すと同時に，外のK^+を細胞内に運ぶ．このため，Na^+は細胞外に多く，K^+は細胞内に多い．

5) サイトーシス（小胞輸送あるいは膜動輸送）

- 生体膜で形成された小胞によって物質が輸送される仕組みをサイトーシスという．例えば，細胞内で産生されたホルモンは小胞に詰められ，この小胞（分泌顆粒）と細胞膜が融合して，ホルモンが細胞外に放出される（分泌される）．これをエキソサイトーシス（開口放出あるいは開口分泌）という（図1-4A）．また，組織に細菌などの異物が侵入すると，ある種の白血球は異物の周囲に細胞膜を伸ばして小胞（ファゴソーム）に閉じ込め，細胞内に取り込んで処理する（図1-4B）．これを食作用（ファゴサイトーシス）という．細胞間質液などの液体を取り込む場合は飲作用（ピノサイトーシス）といい，食作用と飲作用をまとめてエンドサイトーシスという．

2. 細胞小器官

1) 核

✏️ **国試に出る**
細胞小器官に関する問題は頻出である．それぞれの器官の働きや構造を覚えておこう．

- 基本的に1つの細胞は1つの核をもつ．ただし，赤血球のように核をもたない細胞や骨格筋細胞のように多数の核をもつ細胞もある．
- 核を覆っている核膜は，内側と外側の2枚の膜でできている．核膜には多数の孔（核膜孔）があり，核内と細胞質基質をつなぐ．核内にはDNAとヒストン（蛋白質の一種）が結合したものが全体に広がっていて，これを染色質（クロマチン）という．核小体は核内にある小さな球状の構造で，リボソームRNA（rRNA，→8頁参照）を合成する．
- DNAは2本の鎖が結合してできた縄ばしごが周期的にねじれたような二重らせん構造をとる（図1-5A）．

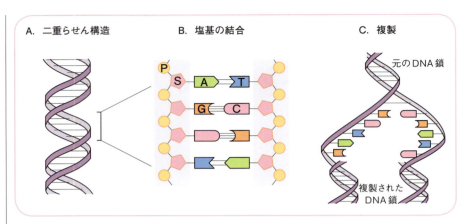

図1-5 DNA
P：リン酸，S：糖（デオキシリボース），塩基：A（アデニン），G（グアニン），C（シトシン），T（チミン）．

国試に出る
DNAの構成要素をおさえておこう．

- 1本のDNA鎖は，糖とリン酸，塩基からなるヌクレオチドがつながった長い鎖である．DNAのヌクレオチドを構成する糖はデオキシリボース，塩基はアデニン（A），グアニン（G），シトシン（C），チミン（T）のうちのどれか1つである．
- 2本のDNA鎖は塩基の部分で結合して，二重らせんを形成する．塩基の結合（塩基対）はアデニンとチミンあるいはシトシンとグアニンの間で形成される．これを相補的塩基対という（図1-5B）．
- 細胞が分裂するときには，分裂に先立ってDNAが複製されて2倍になる．このとき，DNAの二重らせんがほどけて，それぞれのDNA一本鎖のヌクレオチドに相補的塩基対が形成され，元と同じ塩基配列をもつ二重らせんDNA鎖が正確に複製される（図1-5C）．
- 細胞が分裂するとき，核内の染色質は規則正しく折り畳まれて凝集し，染色体（クロモゾーム）が形成される．染色体は同じものが2つずつ対になっており，一対の染色体を相同染色体という．ヒトの染色体数は46本（23対）である（→ SIDE MEMO）．
- ヒトの染色体のうち，44本（22対）は常染色体と呼ばれ，大きい順に1から22の番号がついている．残りの2本（1対）は性染色体と呼ばれ，女性はXX，男性はXYである（図1-6）．Y染色体はX染色体よりもずっと小さいが，性を決定する遺伝情報を含む．

(1) 細胞分裂

- 身体を構成する細胞を体細胞という．1つの体細胞が分裂すると，元の細胞と同じ染色体をもつ細胞が2つ生じる．これを体細胞分裂という（図1-7A）．
- 卵子や精子を生殖細胞という．生殖細胞が生じるときには，細胞分裂が続けて2回起こり，1つの元になる細胞から4つの生殖細胞が生じる．これを減数分裂という（図1-7B）．このとき，染色体の数は半分になるので，精子と卵子の染

SIDE MEMO
染色体数の異常：同じ染色体が3本あるものをトリソミーという．Down症候群は21番染色体が3本ある（21トリソミー）．ある染色体が1本しかないものをモノソミーという．Turner症候群の性染色体は1本のX染色体だけである（Xモノソミー）．

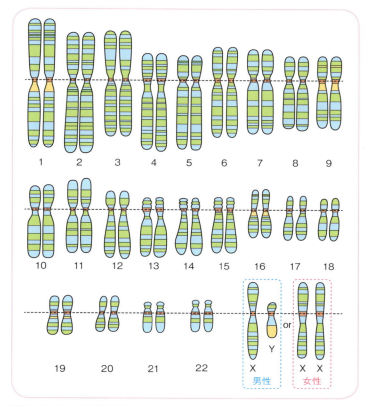

図1-6 ヒトの染色体

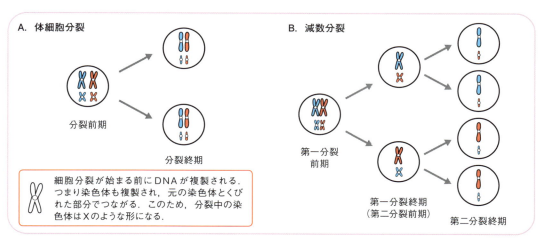

図1-7 細胞分裂
青は父,赤は母に由来する染色体.減数分裂(B)の第一分裂前期に相同染色体が対合し,両者の間で組換えが起こる.

色体数は23本である.

- 減数分裂の際には，父および母由来の相同染色体が対合し，両者の間で組換え（相同組換え）が起こるため，生殖細胞の遺伝情報は多様になり得る.

- 受精して卵子と精子が融合すると染色体数は46本（23対）に戻り，両親からのDNAを受け継いだ新しい個体となる.

- ある生物に必要な遺伝情報の1組（つまり1組の染色体のこと）をゲノムという．ヒトのゲノムに含まれる遺伝子の数は2万2千個ぐらいであると推定されている（2004年10月21日，*Nature*）.

(2) 蛋白質合成

- 人体には約10万種類の蛋白質がある．蛋白質は細胞や身体を構成し，酵素として化学反応を調節したり，ホルモンや受容体のように情報伝達にかかわったり，筋収縮蛋白として運動を起こしたり，様々な重要な働きを担う.

- DNAの遺伝情報は，蛋白質合成を介して発現する．蛋白質合成の際には，RNAも重要な役割を果たす．RNAもDNAと同様にヌクレオチドがつながった鎖で，これらを核酸という．DNAは非常に長い2本鎖の巨大分子であるが，RNAは短い1本鎖の小分子である．DNAを構成する糖がデオキシリボースであるのに対し，RNAを構成する糖はリボースである．RNAを構成する塩基も4種類であり，そのうちの3種類（アデニン，グアニン，シトシン）はDNAと同じであるが，DNAと異なりチミンをもたず，代わりにウラシル（U）をもつ．RNAはDNAとの間でアデニンとウラシルあるいはシトシンとグアニンの塩基対を形成し，DNAの遺伝情報を受け取る（転写，後述）.

✏ 国試に出る

蛋白質合成の仕組みを理解しよう.

- RNAにはいくつかの種類があるが，蛋白質合成では主にmRNA（伝令RNA），rRNA（リボソームRNA），tRNA（転移RNA）が働く．蛋白質が合成される過程を以下にまとめる（**図1-8**）.

①核内のDNA二重らせんの一部（合成する蛋白質に対応している部分）がほどけ，ほどけた部位の塩基配列を写し取るようにしてmRNAが合成される．この過程を転写という.

②転写で生じたmRNAは未成熟な状態（mRNA前駆体）で，プロセシングという修飾を受けて成熟したmRNAになり，核膜孔を通って細胞質基質に出てリボソーム（後述）と結合する.

DNAの塩基配列には蛋白質合成に必要な部分（エキソン）と不要な部分（イントロン）が混じっており，mRNA前駆体にもエキソンとイントロンがある．プロセシングの過程のうち，mRNA前駆体のイントロンが除去されてエキソンだけがつながる過程をスプライシングという.

📝 SIDE MEMO

コドン：1つのコドンは1つのアミノ酸を決定するが，1つのアミノ酸には複数のコドンが存在することが多い．一部のコドンはアミノ酸に対応せず，蛋白質合成を終了させる役割をもつ（終止コドン）.

③mRNA鎖を構成する塩基は，隣り合わせに並ぶ3つで1つのアミノ酸を表す．この3塩基の配列を遺伝暗号あるいはコドン（→ SIDE MEMO）という．リボソームと結合したmRNAにtRNAがアミノ酸を運ぶ．このとき，tRNAの端に存在する3塩基（アンチコドン）がmRNAのコドンと相補的な塩基対を形

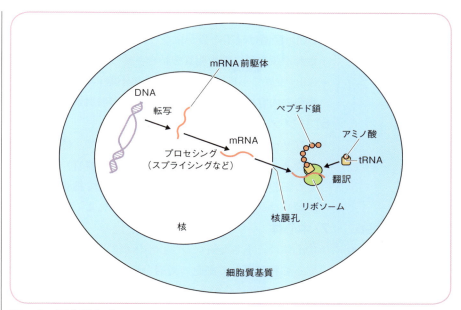

図 1-8　蛋白質合成

成するため，コドンで指定された特定のアミノ酸が運ばれてくる．こうして運搬されたアミノ酸同士が連結し，蛋白質が合成される過程を翻訳という．

2) ミトコンドリア

- ミトコンドリアはATPの産生に主要な役割を担う．
- 細胞はグルコースなどの栄養素を代謝してエネルギーを産生し，そのエネルギーの一部は熱となり，一部はATPとして貯蔵される．ATPは生命活動の維持に必須で，細胞の様々な活動に用いられる．
- 細胞質基質で行われる代謝の過程は酸素を消費せず，わずかなATPしか産生されない．これに対して，ミトコンドリアでは酸素を消費して多量のATPが産生される（酸化的リン酸化）．

3) リボソーム

- リボソームは小さな粒子で，rRNAと蛋白質の複合体である．核膜や小胞体の膜の表面に結合しているものと，細胞質基質に浮遊しているものがあり，蛋白質合成に重要な役割を果たす．

4) 小胞体

- 小胞体は扁平な袋あるいは管がつながった膜構造で，核膜の外側の膜とつながる．小胞体は細胞内に網のように広がってネットワークを形成する．
- 小胞体の膜の表面にリボソームが付着したものを粗面小胞体という．粗面小胞体は蛋白質の合成や輸送にかかわる．
- リボソームが付着していない小胞体を滑面小胞体という．脂質の合成やCa^{2+}の貯蔵など，細胞によって様々な働きを担っている．

5) Golgi装置

- Golgi装置は扁平な袋が重なったような構造をしている．粗面小胞体から輸送された蛋白質に糖や脂質を結合させて修飾し，小胞を形成する．
- Golgi装置で形成された小胞（分泌小胞）は細胞膜に移動して細胞膜と融合し，小胞の内容物が細胞外へ放出される（開口放出）．

6) リソソーム（ライソソーム）

- リソソームは加水分解酵素を含んだ小胞で，酵素の作用によって細胞内で不要になったもの（例えば，蛋白質や細胞小器官）を分解して処理する．食作用をもつ細胞は，異物をエンドサイトーシスで細胞内に取り込み，異物の入った小胞はリソソームと融合し，酵素の働きによって異物は分解される．

7) 中心体

- 中心体は，小さな筒状の中心小体が2つ対になったものである．細胞分裂に先立って複製されて細胞の両端（両極）に移動し，細胞が分裂するときに染色体が2つの細胞に分配されるのにかかわる．

8) 細胞骨格

- 細胞骨格は線維状の構造で，細胞の形を維持する．また，細胞小器官の移動や，細胞の運動（例えば繊毛運動）にも関与する．

ADVANCED

ペルオキシソーム：酸化酵素を含む小胞状の細胞小器官である．脂質の代謝や体内で生じた有害な過酸化水素の分解など，様々な酸化反応に関与する．

---

4 細胞内での代謝

- あらゆる生命活動はエネルギーを必要とする．ヒトは植物のように光合成を行って自分でエネルギーを作ることができないため，食物を食べて栄養素として吸収し，これを代謝してエネルギーを得る．エネルギー源になる栄養素は，糖質，脂質，蛋白質で，これらを三大栄養素という．栄養素のうち，通常のエネルギー源として最も重要なのは糖質（特にグルコース）である．代謝で得られたエネルギーの一部は熱（体温）になり，一部はATPとして蓄えられる．ATPに蓄えたエネルギーは，必要に応じて様々な用途で使うことができる．
- ATPはアデノシンと3つのリン酸基からなる化合物で，リン酸基同士は高エネルギー結合となってエネルギーを蓄えている．ATPの高エネルギー結合が切れてリン酸基が離れるとADP（アデノシン二リン酸）になり，このときエネルギーが放出される（→ SIDE MEMO）．逆にADPにリン酸基を結合させてATPを産生するときにはエネルギーが消費される．
- ここではグルコースの代謝について説明する（→ 13章，237頁参照）．
- グルコースは細胞質基質とミトコンドリア内で代謝される．細胞質基質での代謝過程は解糖と呼ばれ，1分子のグルコースから2分子のピルビン酸と2分子のATPが生じる．この過程は酸素を必要としない．
- 解糖で生じたピルビン酸はミトコンドリアに入ってアセチルCoAに変換される．アセチルCoAはクエン酸回路（TCA回路ともいう）に入り，電子伝達系を

SIDE MEMO

ATPの分解：ATPは以下のように加水分解され，約7kcal/molのエネルギーを放出する．
$ATP + H_2O \rightarrow ADP + Pi$
（リン酸）

経て，酸素を使ってADPがリン酸化され，ATPが産生される．この過程を酸化的リン酸化という．1分子のグルコースが代謝されたときにミトコンドリアで産生されるATPの数は条件によって異なるが，32分子ぐらいである．

5 幹細胞と再生医学

1. 細胞の分化能と幹細胞

- ヒトの発生は受精卵から始まる．受精卵はたった1個の細胞であるが，発生の過程で細胞分裂を繰り返して増殖し，各細胞が分化して特定の働きを担うようになり，様々な組織・器官が形成される．
- 身体の組織や器官を構成する細胞の多くは，増殖能も分化能も失っている．例えば，ニューロンや筋細胞は分裂も増殖もしないし，他の組織に分化することもない．
- 一部の細胞は，分裂を繰り返すことができ，様々な細胞に分化する能力も保持している．このように自己を複製する能力（自己複製能）と分化能が保たれている細胞を幹細胞という．
- 受精卵のように，増殖・分化して完全な個体を形成する能力を「全能性」という．受精卵が卵割を始めた初期の細胞も全能性をもつ．例えば，受精卵が卵割して生じた2つの細胞が分離した場合，それぞれの細胞から完全な個体が生じる（一卵性双生児）．
- 受精卵の卵割が進んで生じた初期胚の細胞を胚性幹細胞（ES細胞）という．ES細胞は様々な組織に分化することができるが，完全な個体を形成することはできない．このような細胞を多能性幹細胞という．
- 特定の組織だけに分化できる幹細胞もあり，体性幹細胞（あるいは成体幹細胞）と呼ばれる．例えば，皮膚の深い部分にある幹細胞は，分裂して新しい皮膚上皮細胞を生み出す．新しく生まれた細胞は徐々に皮膚の表面に移動し，最終的には垢となって剥がれ落ちる．皮膚の幹細胞は1種類の細胞（皮膚上皮細胞）だけに分化できるが，骨髄の造血幹細胞のように赤血球や白血球など複数の種類の細胞に分化できる幹細胞もある．

2. iPS細胞 (induced pluripotent stem cell)

- iPS細胞は人工的に作製された多能性幹細胞である．通常の細胞（分化能をもたない細胞）に特定の4つの遺伝子（発見者にちなんで「山中ファクター」と呼ばれる）を導入して，細胞を未分化な状態に戻したものである（図1-9）．iPS細胞は様々な組織細胞に分化できるので，体細胞から様々な組織を人工的に作製できる可能性があり，現在，世界中で研究が進められている．

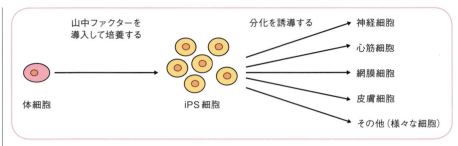

図 1-9 iPS細胞

3. 再生医療

● 幹細胞から作製した細胞（組織・臓器）を移植することによって，損傷された組織・臓器の機能を改善する治療を再生医療という．例えば，火傷で皮膚が損傷された場合，体性幹細胞を培養・増殖して作製した皮膚組織を移植する治療がすでに行われている．また，iPS細胞から作製した網膜細胞を移植する臨床試験も開始された．いずれの場合も患者自身の細胞を利用することで，拒絶反応が起こりにくいというメリットがある．

mini test

次の文章で，正しいものには〇を，誤っているものには×を付けなさい.

Q1 イオンは細胞膜を自由に透過する.

Q2 RNAは2本鎖のヌクレオチドからなる.

Q3 RNAの塩基のうち，アデニンと相補的関係にあるのはチミンである.

Q4 DNAから遺伝情報を受け取る転写にはtRNAが関与する.

Q5 能動的なNa^+-K^+ポンプにより，細胞内はK^+が多い.

Q6 粗面小胞体は蛋白質合成に関与する.

Q7 ATPからリン酸基が離れてADPになるときに，エネルギーが放出される.

Q8 半透膜を介して，溶質濃度が高いほうへ水が移動する現象を浸透という.

Q9 ミトコンドリアは無酸素的にATPを合成する.

Q10 Na^+は細胞内より細胞外に多い.

[解答]

Q 1.	×	イオンは細胞膜を選択的に透過する.
Q 2.	×	RNAは1本鎖のヌクレオチドからなる.
Q 3.	×	相補的関係にあるのはウラシルである.
Q 4.	×	転写にはmRNAが関与する.
Q 5.	〇	
Q 6.	〇	
Q 7.	〇	
Q 8.	〇	
Q 9.	×	有酸素的にATPを合成する.
Q 10.	〇	

2章

神経

学習のねらい

・神経細胞（ニューロン）の構造を説明できる．
・静止膜電位と活動電位を説明できる．
・活動電位が軸索を伝導する仕組みと，シナプス伝達の特徴を説明できる．
・末梢神経系と中枢神経系の主な神経伝達物質を説明できる．
・末梢神経系と中枢神経系の分類と機能を理解する．
・基本的な神経回路を理解する．
・脳の機能局在や高次神経機能を理解する．

1 神経系の概要

- 神経系は身体中の各器官から情報を受け取って統合・処理し，各器官へ情報を伝えて身体機能を調節する．神経系は非常に速く情報を伝えるので，私たちは素早く動いたり考えたりすることができる．

- 神経系は中枢神経系と末梢神経系からなる（図2-1）．中枢神経系は脳と脊髄からなり，硬い骨（頭蓋骨と脊柱）で守られている．中枢神経系は，様々な情報を受け取って統合・処理する司令塔として働く．また，記憶・学習・思考・意思決定・創造性のような高次神経機能をつかさどる．末梢神経系は中枢神経と末梢の組織（骨格筋，感覚器，内臓など）をつなぎ，末梢からの情報を中枢神経に伝え（求心性），中枢神経からの指令を末梢の組織に伝える（遠心性）．

- 末梢神経系は解剖学的あるいは機能的に分類される．解剖学的には脳神経と脊髄神経に分類され，脳神経は脳と末梢の組織を，脊髄神経は脊髄と末梢の組織をつなぐ（図2-1A）．機能的には体性神経系と自律神経系に分類される（図2-1B）．体性神経は皮膚・骨格筋・関節などに分布し，感覚機能や運動機能をつかさどる．自律神経は内臓・血管・腺などに分布し，これらの機能を無意識のうちに調節する．

- 神経組織はニューロン（神経細胞）と支持細胞からなる．ニューロンは情報を伝え，統合・処理する役割を担う．支持細胞はニューロンの周囲に存在し，ニューロンをサポートする．

14

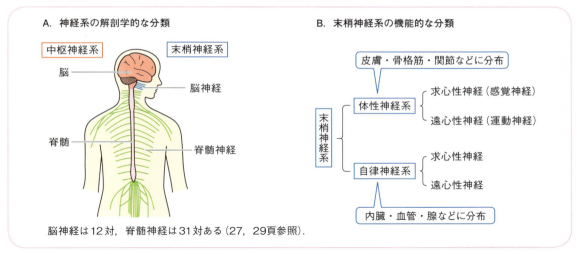

図 2-1　神経系の分類

2 ニューロンと支持細胞

1. ニューロンの構造

- ニューロンは細胞体，樹状突起，軸索からなり特徴的な形をしている．ニューロンによって樹状突起や軸索の形態は様々であるが，典型的なものを図2-2Aに示す．

- 細胞体には核，粗面小胞体などが存在し，蛋白質はここで合成される．樹状突起は細胞体から出ている比較的短い多数の突起で，それぞれの突起は細かく枝分かれしている．樹状突起は他のニューロンからの情報を受け取る．軸索は細胞体から出ている比較的長い突起で，他の細胞に情報を伝える．軸索は細胞体から出るときには1本であるが，途中で枝分かれし，特に軸索の終末では多数の分枝がみられる．軸索の末端を神経終末という．

- 神経細胞の細胞骨格は，細胞の形を保つだけではなく，細胞体と神経終末の間の軸索における物質輸送（軸索輸送）にもかかわる．軸索内には，細胞骨格の一種である微小管がレールのように伸びていて，このレールに沿って様々な物質が輸送される．細胞体で合成された蛋白質などは神経終末へ輸送され（順行性軸索輸送），神経終末で取り込まれた物質（例：神経栄養因子，→ SIDE MEMO）は細胞体へ輸送される（逆行性軸索輸送）．

SIDE MEMO

神経栄養因子 neurotrophic factor：ニューロンの生存，軸索の伸長などの作用をもつ物質で，神経成長因子（nerve growth factor：NGF）や脳由来神経栄養因子（brain-derived neurotrophic factor：BDNF）などがある．

2. 支持細胞

- ニューロンは支持細胞に取り巻かれていて，ニューロン同士は直接接触していない．支持細胞は神経組織の構造の維持，ニューロンへの酸素や栄養の供給，ニューロンの代謝産物の除去，ニューロンの機能の調節など，様々な働きで

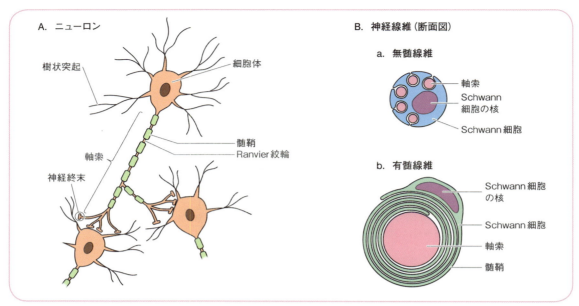

図2-2 ニューロンと神経線維
A：ニューロン（軸索が髄鞘で覆われているもの）．
B：神経線維（軸索と軸索を覆う支持細胞）の断面を示す．

ニューロンをサポートしている．生後，ニューロンは分裂能を失っているが，支持細胞は分裂・増殖できる．

- 末梢神経系の支持細胞をSchwann（シュワン）細胞，中枢神経系の支持細胞をグリア細胞（神経膠細胞）と呼ぶことが多い（ただし，Schwann細胞も含めた支持細胞をグリア細胞と呼ぶこともある）．
- 末梢神経系では，Schwann細胞がニューロンの軸索を覆っている．軸索とSchwann細胞を合わせて神経線維（あるいは単に線維）という．
- Schwann細胞が軸索を取り巻く様式は2種類ある．1つはSchwann細胞がそのまま（髄鞘を形成しないで）数本の軸索を取り巻くもので，これを無髄線維という（図2-2Ba）．もう1つの様式はSchwann細胞の細胞膜が特殊化して薄く伸びたものが何重にも1本の軸索を取り巻いて髄鞘（ミエリン）を形成するもので，髄鞘で覆われた軸索を有髄線維という（図2-2A，2-2Bb）．髄鞘にはRanvier（ランビエ）絞輪と呼ばれる切れ目がある．
- 中枢神経系の主なグリア細胞はアストロサイト（星状膠細胞），オリゴデンドロサイト（希突起膠細胞），ミクログリア（小膠細胞）である．アストロサイトは主にニューロンと毛細血管の間の物質交換や血液脳関門（→8章，147頁参照）にかかわる．オリゴデンドロサイトは髄鞘を形成する．ミクログリアは損傷された細胞などを食作用により除去する（→SIDE MEMO）．

SIDE MEMO
ミクログリア：神経組織は外胚葉由来であるが，ミクログリアは例外でマクロファージと同じ中胚葉由来である．起源および働き（食作用）の共通性から，ミクログリアは組織マクロファージ（→9章，168頁参照）の仲間とされる．

3. ニューロンの新生

- ニューロンは生後，分裂も増殖もしない．しかし，神経幹細胞（ニューロンに分化する能力をもつ細胞）が脳の海馬などで見出され，成人でも新たなニューロンが生じることがあると分かってきている．

4. ニューロンの変性と軸索の再生

- ニューロンの構造や機能が徐々に失われていく現象を変性という．例えば，腕の外傷によって手の筋を支配する運動神経（運動ニューロンの軸索）が切断されると，切断部よりも末梢側（神経終末側）の軸索は変性して消失する．
- このように，軸索の損傷部よりも末梢側に生じる変性をWaller（ワーラー）変性（あるいは順行性変性）という．末梢神経系でWaller変性が起こった場合，切断部の中枢側から末梢側に向かって軸索が伸び，再生することが多い．しかし，中枢神経系では軸索の再生が阻害され，回復しにくい．
- Waller変性とは逆に切断部よりも中枢側（細胞体側）に起こる変性を逆行性変性という．逆行性変性ではしばしば細胞体にも影響が及び，細胞体の膨潤や核の位置の変化などが起こる．これらの変化は軸索が再生されると回復する．

3 興奮と伝導

- 細胞は細胞膜で覆われているが，細胞内と細胞外ではイオンの分布が偏っており，細胞内は細胞外よりも負の電位を示す．このように細胞膜で隔てられた内側と外側の間に生じる電位差を膜電位という．
- ニューロンや筋細胞は，活動時に膜電位が急激に変化し，一時的に細胞内の電位が上昇して正の電位になる．この膜電位の変化を活動電位といい，細胞に活動電位が生じることを「興奮する」と表現する．ニューロンや筋細胞は活動電位を発生するので，興奮性細胞と呼ばれる．細胞が興奮していない状態を「安静」といい，安静時の膜電位を静止膜電位（静止電位）という．

1. 静止膜電位

- 安静状態のとき，ニューロンの細胞膜の内側は負の電位を示す．細胞膜の外側を0mVとすると，内側の電位（静止膜電位）は$-70 \sim -90$mVぐらいである．このように細胞膜を隔てて電位差が保たれている状態を分極という．
- 静止膜電位が生じるメカニズムは複雑であるが，ここでは単純化して概略を説明する（図2-3）．まず，Na^+-K^+ポンプについて考えよう．細胞膜のNa^+-K^+ポンプはエネルギー（ATP）を消費しながらNa^+を細胞外に汲み出し，K^+を細胞内に運ぶ．このため，Na^+は細胞外に多く存在し，K^+は細胞内に多く存在する．
- 細胞膜には常に開いているK^+チャネル（漏洩性K^+チャネルあるいはK^+リー

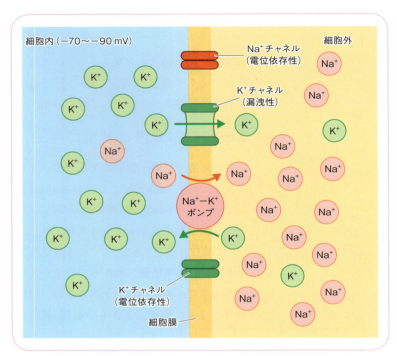

図2-3 静止膜電位
電位勾配によるK⁺の細胞外流出の抑制は本図には示さない．

クチャネル）が存在する．このためK⁺は濃度勾配によって細胞内から細胞外へ流出するが，その一方で電位勾配によって（細胞内の負の電位に引き寄せられて）その流出は抑えられている．安静時は濃度勾配と電位勾配のバランスがとれた状態（細胞内外のK⁺濃度の平衡状態）になっており，負の静止膜電位が生じている．

2. 活動電位

- ニューロンにある程度強い電気刺激を加えると，膜電位が急激に変化して活動電位が生じる（図2-4）．活動電位の主要な部分は1〜2ミリ秒（ms）ぐらいで，非常に短い．活動電位が発生するとき，まず電位が上昇して0に近づく．この時期は分極の状態でなくなっていくので，脱分極と呼ばれる．膜電位が0を超えた部分をオーバーシュートといい，ピークは＋30〜＋50 mVに達する．その後，静止膜電位に戻る過程は，再び分極するので再分極という．再分極に続いて現れる緩やかな電位変化を後電位という．
- 活動電位が発生するときには，ニューロンの細胞膜に存在するイオンチャネルが開閉して，細胞内外のイオンが細胞膜を横切って移動する．
- ニューロンが他のニューロンからの入力を受けて膜電位が上昇する場合を考えよう．膜電位があるレベル（閾膜電位）に達すると細胞膜の電位依存性Na⁺

> 📝 国試に出る
> 活動電位が発生する仕組みを理解しておこう．

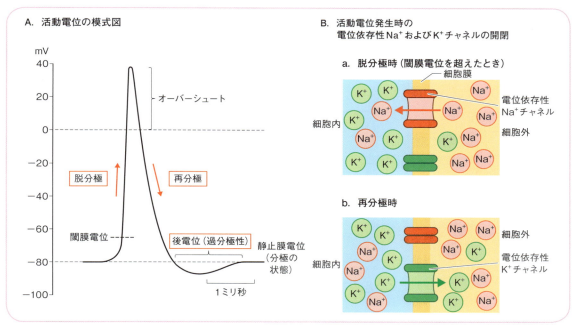

図2-4 活動電位
活動電位発生時の電位依存性Na⁺チャネルおよび電位依存性K⁺チャネルの動態をBに示す．
電位依存性Na⁺チャネルが開いてNa⁺が細胞内に流入して脱分極が起こる．
活動電位が発生してオーバーシュートに至ると，電位依存性Na⁺チャネルは閉じ，電位依存性K⁺チャネルが開き，K⁺が細胞外へ流出し，再分極に移行する．Na⁺-K⁺ポンプも働いているが，本図には示さない．

> **SIDE MEMO**
> Na⁺チャネル：Na⁺チャネルは，チャネルが開く条件が異なるタイプのものがある．例えば，①膜電位の上昇，②神経伝達物質やホルモンの作用，③機械的な刺激，などによってチャネルが開く．

チャネルが開き，細胞外のNa⁺が細胞内に流入して急激に膜電位が上昇して活動電位が発生する（→SIDE MEMO）．
- 膜電位が上昇して＋になると，電位依存性Na⁺チャネルは閉じ，一方，電位依存性K⁺チャネルが開く．さらにNa⁺-K⁺ポンプの作用もあって，細胞内外のイオン分布は安静状態に戻っていく．ただし，電位依存性K⁺チャネルはゆっくりと閉じるので，再分極に続いて過分極性（静止膜電位よりも電位が低くなる）の後電位がみられることが多い．
- 1つのニューロンにおいては，発生する活動電位の大きさと形は一定で，活動電位は発生するか，しないかのどちらかである（図2-5A）．これを全か無の法則という．

3. 不応期

- 活動電位が発生しているときに次の入力（刺激）を受けても，ニューロンは新たに活動電位を発生することができない（あるいは発生しにくい）．このような時期を不応期という．不応期が生じるのは，活動電位が発生するときに開いたNa⁺チャネルが一時的に不活性な状態になるからである．不応期は，新たな活動電位が全く発生できない絶対不応期と，閾膜電位が上昇して活動電位が発

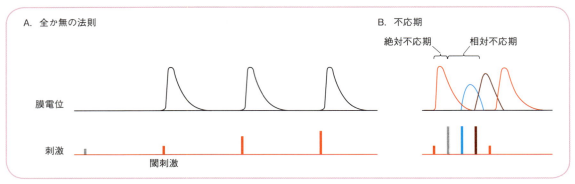

図 2-5　全か無の法則と不応期
A：閾刺激は活動電位を発生させる最小の刺激である（刺激の閾値）．
B：絶対不応期には，強い刺激を加えても活動電位が発生しない．相対不応期には，強い刺激に反応して不完全な（小さな）活動電位が発生する．

生しにくい相対不応期に区別される（図2-5B）．

4. 興奮の伝導

- 活動電位（興奮）が軸索上を移動する現象を伝導といい，その仕組みは無髄線維と有髄線維で異なる．
- まず，無髄線維における伝導について考えよう．安静時に細胞内の電位は負であるが，軸索の1か所で活動電位が発生すると，その部位では細胞内の電位が一時的に＋になる．このため，活動電位が発生している部位と隣接部位の間に電流が流れ，隣接部位で細胞膜が脱分極して活動電位が生じる．このようにして，活動電位が隣接部に移動していく（図2-6A）．
- 次に有髄線維における伝導について考えよう．軸索を覆っている髄鞘は絶縁性が高い（電流が流れにくい）．また，電位依存性 Na^+ チャネルは Ranvier 絞輪の部位だけに存在する．このため，有髄線維では，活動電位は Ranvier 絞輪で生じ，髄鞘を飛び越えて隣の Ranvier 絞輪へと伝導する（図2-6B）．これを跳躍伝導といい，無髄線維よりもずっと速く伝導する（→ SIDE MEMO）．
- 伝導の性質には次の三つの原則がある．①軸索上を伝導している間，活動電位の大きさは変化しない（不減衰伝導）．②1本の軸索で生じた活動電位は，隣接する軸索に伝わらない（絶縁伝導）．例えば，坐骨神経は多数の神経線維の束で運動神経も感覚神経も含むが，軸索同士は絶縁されているので個々の軸索は独立して働くことができる．③軸索の1か所で活動電位が発生すると，活動電位は両方向に伝導することができる（両方向性伝導）．ただし，身体内では通常，伝導は一方向に（運動神経では中枢神経から骨格筋に向かって，感覚神経では感覚器から中枢神経に向かって）起こる．

国試に出る
興奮伝導の特徴をおさえておこう．

SIDE MEMO
脱髄性疾患：有髄神経線維の髄鞘が変性し，伝導機能が障害される．中枢神経で脱髄が生じる多発性硬化症や，末梢神経で脱髄が生じる Guillain-Barré（ギラン・バレー）症候群などがある．

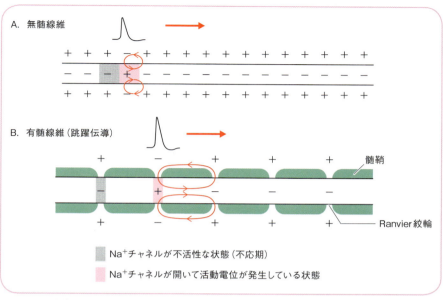

図2-6 活動電位の伝導

5. 伝導速度

- 有髄線維は無髄線維よりも直径が大きく，伝導速度が速いが，有髄線維同士あるいは無髄線維同士でも，神経線維の直径が大きいほど伝導速度は速い．また，伝導速度は温度の影響を受け，温度が低くなると遅くなる．
- 神経線維は伝導速度が速い順にA線維，B線維，C線維に分類され，A線維はさらにAα，Aβ，Aγ，Aδ線維に分類される．A線維とB線維は有髄線維，C線維は無髄線維である．
- 神経線維の分類は，アルファベット式に加えて数字式（ローマ数字表記）のものもあり，Ⅰ～Ⅳ群線維に分類され，Ⅰ群線維はさらにⅠa群，Ⅰb群線維に分類される．数字式の分類は感覚神経の機能に基づいているが，アルファベット式の分類との対応を**表2-1**に示す．Ⅰ～Ⅲ群線維は有髄線維，Ⅳ群線維は無髄線維である．
- 骨格筋を支配する神経の場合，運動神経はアルファベット式の分類（Aα線維など），感覚神経は数字式の分類（Ⅰa群線維など），というように使い分けられている．皮膚の感覚神経では，数字式とアルファベット式のどちらの分類も用いられる．

表2-1 伝導速度と神経線維の分類

伝導速度 (m/秒)	アルファベット式 (主に遠心性神経)		数字式 (感覚神経)		髄鞘
	線維	機能 (分布する効果器)	群	分布する感覚受容器	
70〜120	Aα	運動神経線維 (錘外筋)	Ia	筋紡錘 (一次終末)	有髄
			Ib	腱受容器	
30〜70	Aβ		II	皮膚 (触圧覚), 筋紡錘 (二次終末)	
15〜30	Aγ	運動神経線維 (錘内筋)			
12〜30	Aδ		III	皮膚 (温度覚, 痛覚)	
3〜15	B	自律神経節前線維			
0.5〜2.0	C	自律神経節後線維	IV	皮膚 (温度覚, 痛覚)	無髄

✏ 国試に出る

神経線維が分布する効果器や感覚受容器, 髄鞘の有無は国試で狙われるポイントである.

④ シナプス伝達

1. シナプスの構造とシナプス伝達

📝 SIDE MEMO

電気シナプス:古くは無脊椎動物に特有の構造とされていたが, 哺乳動物にも存在する. シナプス前細胞と後細胞の細胞膜がギャップ結合で電気的につながっており, 高頻度の情報を伝えることができる.

📝 SIDE MEMO

ナノメートル(nm):ナノは国際単位系で用いられる接頭語で, 10^{-9}を表す. 長さの基本単位はメートル(m)で, 1 nm $= 10^{-9}$ m $= 10^{-6}$ mm $= 10^{-3}\mu$mである.

- 軸索の終末(神経終末)は枝分かれして, 次の細胞に連絡する. この連絡部をシナプスという. シナプスには化学シナプスと電気シナプス(➡ SIDE MEMO)があるが, ほとんどのシナプスは化学シナプスであり, 一般にシナプスは化学シナプスの意味で用いられる. ここでは化学シナプス(以降, シナプスと表現する)について説明する.

- 神経終末と次の細胞の間には, 20〜40 nmのわずかな隙間(シナプス間隙)がある(➡ SIDE MEMO). 神経終末から放出された化学物質(神経伝達物質)は, シナプス間隙を拡散して次の細胞に情報を伝える(図2-7). 軸索における興奮伝導は両方向に伝わり得るが, シナプス伝達は神経終末から次の細胞(シナプス後細胞)へ一方向に伝わる(一方向性伝達).

- 神経終末は膨らんでおり, ここに神経伝達物質が詰まったシナプス小胞(小さな袋状の構造)が多数存在する. シナプス小胞の中には神経伝達物質が詰まっている. 神経伝達物質は細胞体で合成されて軸索輸送で神経終末に運ばれるものと, 神経終末で合成されるものがある.

- ニューロンが興奮して活動電位が神経終末に達すると, 細胞膜にある電位依存性Ca^{2+}チャネルが開いてCa^{2+}が細胞内に流入し, シナプス小胞が細胞膜と融合して神経伝達物質がシナプス間隙に放出される(開口放出, ➡ 1章, 5頁参照). シナプス後細胞の細胞膜には, その神経伝達物質が特異的に結合する受容体が存在する. 神経伝達物質が受容体に結合すると, 様々な反応が生じる. 例え

2章 神経

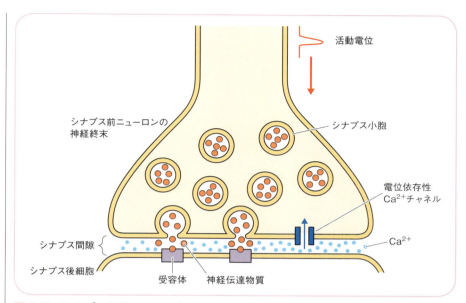

図2-7 シナプス伝達

> **国試に出る**
> 神経終末の構造とシナプス伝達の仕組みを理解しよう．4章の神経筋接合部についてもあわせてチェックしよう．

> **SIDE MEMO**
> コリンエステラーゼ（ChE）：アセチルコリン（ACh）分解酵素であるChEの阻害薬は，AChのシナプス伝達機能が低下する疾患〔重症筋無力症（→4章，60頁参照）やAlzheimer型認知症など〕の治療に応用されている．

> **SIDE MEMO**
> シナプス伝達と薬物：薬物には，シナプスの受容体に作用するものがある．受容体を活性化するもの（神経伝達物質と類似の作用をもつもの）を作動薬といい，阻害するものを拮抗薬という．

ば，運動ニューロンの神経終末から放出されたアセチルコリンが骨格筋細胞膜の受容体に結合すると，骨格筋細胞に活動電位が発生して筋収縮が起こる．
- 神経伝達物質は受容体に結合した後，シナプスに存在する酵素の作用で分解されたり，シナプス前ニューロンの神経終末に取り込まれたりして，速やかに除去される（→ SIDE MEMO）．
- シナプス伝達は，軸索での興奮伝導と比べると，少し時間がかかり（シナプス遅延），疲れやすい．また，シナプス伝達は薬物の影響を受けやすい（→ SIDE MEMO）．

2. 神経伝達物質と受容体

1) 神経伝達物質
- 神経伝達物質は60種類以上もあり，低分子量（小分子）のものと神経ペプチドに大別される（表2-2）．
- 低分子量の神経伝達物質には，アセチルコリン，モノアミン，アミノ酸などがある．
- 神経ペプチドには，オピオイドペプチド，サブスタンスP（P物質），VIP（血管作動性腸ペプチド）などがある．
- 末梢神経では，運動神経からはアセチルコリン，自律神経からは主にアセチルコリンあるいはノルアドレナリンが神経伝達物質として放出される．
- 中枢神経系では様々な神経伝達物質が働いているが，特にグルタミン酸とGABA（γアミノ酪酸）は広い領域に存在している．グルタミン酸はシナプス後ニューロンを興奮させ，GABAは抑制する．

表2-2　主な神経伝達物質

	神経伝達物質	作用の例
A. 低分子量のもの		
	アセチルコリン	骨格筋の収縮 心機能の抑制 消化管機能の促進
	モノアミン	
	ノルアドレナリン	血管平滑筋の収縮 心機能の促進
	ドパミン	身体運動の制御 快情動
	セロトニン	気分の調節
	アミノ酸	
	グルタミン酸	ニューロンの興奮
	GABA (gamma amino butyric acid, γアミノ酪酸)	ニューロンの抑制
B. 神経ペプチド		
	オピオイドペプチド	
	エンケファリン	痛覚の抑制 (鎮痛)
	エンドルフィン	痛覚の抑制 (鎮痛)
	サブスタンス P (substance P, P物質)	痛覚の伝達
	VIP (vasoactive intestinal peptide, 血管作動性腸ペプチド)	血管平滑筋の弛緩 (血管拡張)

2) 受容体

- シナプス後細胞の細胞膜には，シナプス前ニューロンから放出される神経伝達物質が結合する受容体が存在する．
- アセチルコリンが結合するアセチルコリン受容体は，ニコチン受容体とムスカリン受容体に大別される．骨格筋細胞にはニコチン受容体，心筋や内臓平滑筋にはムスカリン受容体が存在する．
- ノルアドレナリン，アドレナリン，ドパミンなどは類似した化学構造をもち，カテコールアミンと総称される．カテコールアミン受容体（アドレナリン受容体ということもある）はα受容体とβ受容体に大別され，臓器によって分布する受容体のタイプが異なる．例えば，血管平滑筋には主にα受容体が，心筋にはβ受容体が存在する．
- 受容体はその作用機序からイオンチャネル型と代謝調節型に大別される．イオンチャネル型の受容体は，神経伝達物質が結合する部分とイオンチャネルの部

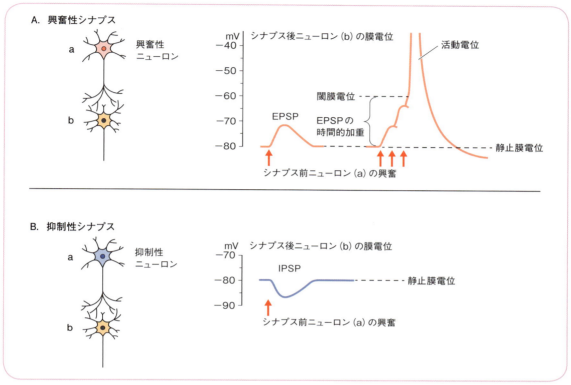

図 2-8 興奮性シナプスと抑制性シナプス
シナプス前ニューロン (a) の興奮 (矢印) によってシナプス後ニューロン (b) に発生する膜電位の変化を右に示す．

SIDE MEMO
G蛋白質（グアニンヌクレオチド結合蛋白質）：代謝調節型受容体と結合したG蛋白質が活性化すると，細胞内の酵素活性が変化してセカンドメッセンジャーが生成され，その作用によって細胞機能が調節される．

SIDE MEMO
細胞内情報伝達：受容体の活性化により細胞内で情報伝達物質が生成される．受容体に結合する物質をファーストメッセンジャー，それによって細胞内で生成される物質（cAMP, iP$_3$など）をセカンドメッセンジャーという．

分をもち，神経伝達物質が結合するとイオンチャネルが開く．この型の受容体には，骨格筋のニコチン受容体などがある（→4章，60頁参照）．代謝調節型受容体は細胞膜の内側でG蛋白質（→ SIDE MEMO）と結合しており，神経伝達物質が結合するとG蛋白質が活性化して細胞内情報伝達系が作動して反応が起こる（→ SIDE MEMO）．心臓のβ受容体やムスカリン受容体などは代謝調節型である．

3. シナプス後電位

- シナプス前ニューロンの活動によって，シナプス後細胞に生じる膜電位の変化を**シナプス後電位**という．シナプス後電位には興奮性（脱分極性）の**EPSP**（excitatory postsynaptic potential, 興奮性シナプス後電位）と抑制性（過分極性）の**IPSP**（inhibitory postsynaptic potential, 抑制性シナプス後電位）がある（図2-8）．
- EPSPが生じるシナプスを**興奮性シナプス**，EPSPを誘発するシナプス前ニューロンを**興奮性ニューロン**といい，IPSPが生じるシナプスを**抑制性シナプス**，IPSPを誘発するシナプス前ニューロンを**抑制性ニューロン**という．
- 運動ニューロンから骨格筋細胞へのシナプスでは大きなEPSPがみられ，単独

のEPSPによって骨格筋細胞は活動電位を発生する．しかし，中枢神経系など多くのシナプスで生じるEPSPの振幅は小さく，単独では閾膜電位に達しない．同時にあるいは短い時間間隔で複数のEPSPが生じると，EPSPは重なって大きくなり（加重），それが閾膜電位を超えると活動電位が生じる（図2-8A）．

- EPSPの加重は，複数のシナプス前ニューロンが同時に活動すること（空間的加重）によって，あるいは1つのシナプス前ニューロンが高頻度で（短い時間間隔で）複数回活動すること（時間的加重）によって生じる．
- IPSPが生じて膜電位が低下すると，活動電位が発生しにくくなる（図2-8B）．IPSPもEPSPと同じように加重が起こる．

4. シナプスの可塑性

- 生後，ニューロンは分裂・増殖しないが，シナプスの機能（伝達の効率）や構造（数や形態）は変化する．これをシナプスの可塑性といい，記憶や学習にかかわると考えられている．
- 動物での研究により，海馬のシナプス前ニューロンを高頻度で短時間刺激すると，シナプス伝達効率が数時間から数日にわたって増加することが明らかにされている．この現象は長期増強（long-term potentiation：LTP）と呼ばれ，大脳皮質などのニューロンにおいてもみられる．これとは逆に，小脳のあるニューロンは同時に2種類の入力を受けると，シナプス伝達機能が長期にわたって抑制される．この現象は長期抑圧（long-term depression：LTD）と呼ばれ，運動学習（不適切な運動記憶の消去）にかかわると考えられている．海馬においても，あるニューロンの低頻度刺激によって長期抑圧が誘発されることが示されている．

5 中枢神経系と末梢神経系

- 中枢神経系は身体内外の情報を末梢神経系を介して受け取り，それらの情報を統合し，身体の各部に末梢神経系を介して様々な指令を出している．
- 受容器からの情報を中枢神経系に伝える末梢神経を求心性神経，その経路を求心路という．中枢神経からの指令を身体各部に伝える末梢神経を遠心性神経，その経路を遠心路という．
- 中枢神経系内において，下位から上位に情報を伝える経路（脊髄から脳への経路など）を上行路，上位から下位に情報を伝える経路（脳から脊髄への経路など）を下行路という．

1. 脊髄と脊髄神経

- 椎骨は連なって脊柱を構成する．脊髄は椎骨の椎孔が連なった脊柱管の中にある．成人の脊髄の太さは約1cm，長さは約40cmである．上方は延髄とつなが

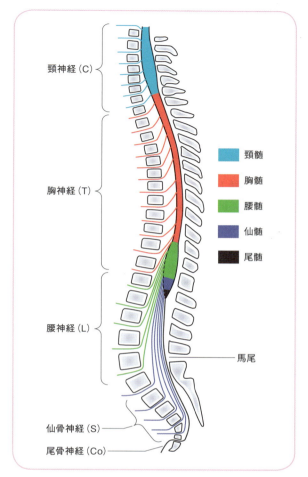

図2-9 脊髄と脊髄神経

り，下端は第1〜2腰椎のレベルで終わる（図2-9）．これよりも下方の脊柱管では脊髄神経が束になって下行して椎間孔に至る．この束を馬尾という．

- 脊髄は上から頸髄，胸髄，腰髄，仙髄，尾髄に区分される．さらに頸髄は8，胸髄は12，腰髄は5，仙髄は5，尾髄は1の髄節からなる．脊髄に出入りする脊髄神経は，それぞれの髄節に対応して左右対になっている．つまり，脊髄神経は頸神経8対，胸神経12対，腰神経5対，仙骨神経5対，尾骨神経1対で合計31対である．脊髄神経は椎間孔を通って脊柱管に出入りする．
- 図2-10Aに脊髄の断面を示す．周辺部は白く見える白質で，中心部は灰色がかった蝶のような形（H字のような形）の灰白質である．白質は神経線維が通り，灰白質はニューロンの細胞体が集まっている．
- 灰白質は，腹側に伸びる前角と背側に伸びる後角，および両者の間の中間質に区分される（図2-10A）．運動ニューロンの細胞体は前角に存在する．後角には感覚神経から入力を受け取って脳に情報を伝えるニューロンが存在する．中

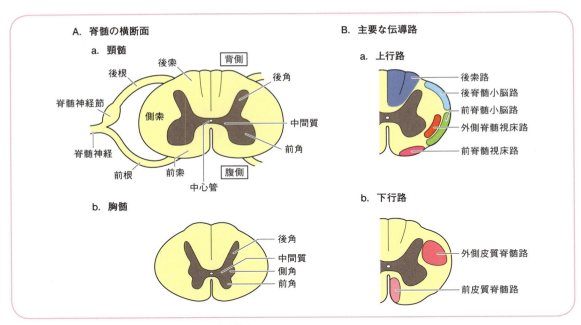

図 2-10　脊髄の横断面と白質の主要な伝導路
灰白質の形は脊髄のレベルによって異なり、側角は胸髄および腰髄上部でみられる.

表 2-3　脊髄の主要な上行路と下行路

	主な経路	主な働き
上行路	後索路	皮膚の細かい触覚、筋や関節の感覚（固有感覚、位置感覚など）
	外側脊髄視床路	皮膚の温度覚や痛覚
	前脊髄視床路	皮膚の粗い触覚
	脊髄小脳路	下肢の筋、関節、腱などからの情報（意識できない感覚）を小脳（脊髄小脳）に伝える
下行路	外側皮質脊髄路	大脳皮質から脊髄へ、手足の運動指令を伝える（錐体路）
	前皮質脊髄路	大脳皮質から脊髄へ、体幹の運動指令を伝える（錐体路）

国試に出る
図や表を活用して伝導路の経路と働きを整理しておこう．

間質が側方に張り出した部分を側角といい，ここには自律神経系のニューロン（交感神経の節前ニューロン，→6章，103頁参照）の細胞体が存在する（図2-10Ab）．灰白質の中心部には中心管（細い管状の腔所）がある．

- 白質には脊髄と脳をつなぐ神経線維，つまり上行路と下行路が通っている．白質の腹側を前索，背側を後索，側方を側索という．主要な上行路と下行路を図2-10Bと表2-3に示す．上行路については感覚の章（→5章，84頁），下行路については運動の章（→4章，71頁）も参照してほしい．
- 脊髄に感覚を伝える神経は脊髄の背側に入力する．この背側に入力する神経線維の束を後根という（図2-10Aa）．感覚ニューロンの細胞体は脊髄の近くに

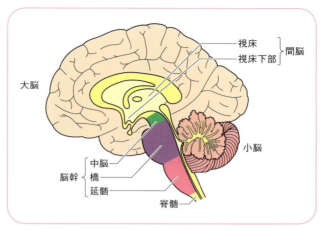

図2-11　右脳の正中面

集まっていて，膨らんだ節のような形の脊髄神経節（後根神経節）を形成する．一方，脊髄から出て末梢組織に情報を伝える神経線維（運動神経など）は脊髄の腹側から出力し，この束を前根という．内臓運動や腺分泌などを調節する自律神経も前根を通って出力する．

- このように感覚性（求心性）の神経線維は後根を通り，運動性（遠心性）の神経線維は前根を通ることをBell-Magendie（ベル-マジャンディー）の法則という．前根と後根は脊髄近傍で一緒になって，1つの束の脊髄神経として椎間孔を通り抜ける．

- 脊髄が損傷されると，損傷部位よりも下の脊髄は一時的に機能が麻痺して，脊髄反射も消失する．この現象は脊髄ショックと呼ばれ，受傷後1日〜3週間ぐらい続く．脊髄ショックから回復した後，損傷の部位や程度に応じて運動機能・感覚機能・自律機能の障害がみられる．頸髄が損傷されると，手足の運動機能や感覚機能および血圧調節・体温調節・排泄などの自律機能が障害される．

2. 脳と脳神経

- 脳は脳幹（中脳，橋，延髄），間脳（視床，視床下部），小脳，大脳に区分される（図2-11）．

1）脳神経

- 脳に出入りする脳神経は左右対称に12対存在する（図2-12）．ローマ数字でⅠ〜Ⅻの番号がつけられているが，漢字表記の名称もある．表2-4に脳神経の名称と主な働きを示す．第Ⅰ脳神経（嗅神経）は嗅脳（大脳の一部）に，第Ⅱ脳神経（視神経）は視床に入る．第Ⅲ〜Ⅻ脳神経は脳幹に出入りする．

> 国試に出る
> 脳神経の機能は様々な分野で問われる．図や表を活用して理解を深めよう．

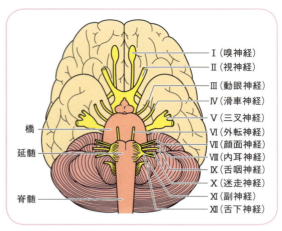

図 2-12　脳神経
脳底からみた図.

表 2-4　脳神経

脳神経の名称		含まれる神経の種類と主な機能		
		感覚神経	運動神経	自律神経*
I	嗅神経	嗅覚		
II	視神経	視覚		
III	動眼神経		眼瞼・眼球の運動	縮瞳, 遠近調節 (毛様体筋の収縮)
IV	滑車神経		眼球運動	
V	三叉神経	顔面・前頭部の皮膚感覚, 鼻腔・口腔の粘膜の感覚	咀嚼運動	
VI	外転神経		眼球運動	
VII	顔面神経	味覚 (舌の前方 2/3)	表情筋の運動	唾液・涙液の分泌
VIII	内耳神経	聴覚, 平衡感覚		
IX	舌咽神経	味覚 (舌の後方 1/3)	嚥下運動	唾液分泌, 内臓感覚 (動脈の圧受容器・化学受容器)
X	迷走神経	咽頭・喉頭粘膜の感覚	嚥下運動, 発声	胸部・腹部の内臓運動と腺分泌, 胸部・腹部の内臓感覚
XI	副神経		頸の運動	
XII	舌下神経		舌の運動	

*脳神経に含まれる自律神経は, すべて副交感神経である.

2章 神経

2) 脳幹

- 脳幹は上から順に中脳，橋，延髄からなり，多様な機能にかかわる．
- 脳幹には脳と脊髄をつなぐ神経線維が通っていて，上行路あるいは下行路の一部になっている．
- 脊髄の灰白質は中心部に集まっているが，脳幹の灰白質は白質の中に様々な大きさの塊を作っている．このような灰白質の塊（＝ニューロンの細胞体の集まり）を神経核という．脳幹には，第Ⅲ～Ⅻ脳神経の神経核が存在する．
- 脳幹には，網状に広がった神経線維の間にニューロンの細胞体が散在している脳幹網様体という領域がある．脳幹網様体は様々な感覚情報を受け取り，その情報を直接あるいは視床を介して大脳皮質の広い領域に送り，大脳皮質を活性化（賦活）して意識レベル（覚醒レベル）を維持するのに役立つ．この上行性の経路を上行性脳幹網様体賦活系（あるいは上行性賦活系）という．
- 脳幹には自律機能や運動機能の調節に重要な中枢が存在する．延髄には呼吸中枢，循環中枢，嚥下中枢などが存在し，生命維持に重要である．橋は呼吸の調節や運動の調節にかかわる他，排尿中枢が存在する．中脳には眼球運動や対光反射（光に対する瞳孔の反射）の中枢，姿勢の維持や歩行運動にかかわる中枢が存在する．

3) 間脳

- 間脳は脳幹と大脳の間で左右の大脳半球に挟まれている部位で，主に視床と視床下部からなる．視床の下に視床下部があり，視床下部には下垂体がぶら下がっている．視床は感覚の中継所で，嗅覚以外の感覚はすべて視床で中継されてから大脳皮質に伝えられる．視床下部には多くの神経核が存在し，自律機能を統合的に調節している．体温調節中枢や下垂体ホルモン分泌調節中枢などが存在する他，摂食・飲水行動や性行動などの本能行動，情動（➡ SIDE MEMO）などにも大きな役割を担っている．

4) 小脳

- 小脳は延髄と橋の背側（大脳の後下方）に位置し，にぎりこぶしぐらいの大きさである（図2-11）．小脳の表面は厚さ約1mmの灰白質で覆われており，これを小脳皮質という．小脳皮質には皺があり，灰白質の容積を大きくしている．表面を皮質というのに対して内部を髄質という．小脳の髄質は白質（神経線維の集まり）であるが，その深部には小脳核と呼ばれる神経核（灰白質の塊）が存在する．
- 小脳は運動調節にかかわる（➡ 4章, 72頁参照）．特に姿勢の維持，円滑な身体の動き，運動の記憶・学習などに重要な役割を担う．

📝 SIDE MEMO

情動：恐れ，怒り，喜び，悲しみ，快，不快，などの一時的な強い感情の変化のことである．情動は，顔色，心拍数，呼吸の変化，発汗や鳥肌など，不随意的な自律機能の反応を伴う．

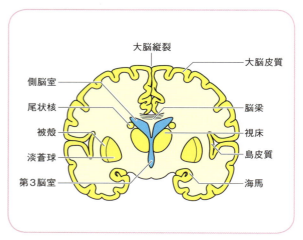

図2-13　大脳の前頭面

5) 大脳

- 大脳は正中の深い溝（大脳縦裂）によって左右の半球（大脳半球）に分かれている（図2-13）．左右の大脳半球をつなぐ神経線維の束を交連線維（→SIDE MEMO）といい，これらによって左右の半球は協調して働くことができる．大脳縦裂のすぐ下にある脳梁は最も太い交連線維で，ヒトで非常によく発達している．
- 小脳と同じように大脳の表面も灰白質（厚さ，2～4mm）で覆われている．表面の灰白質の部分を大脳皮質，内部を大脳髄質という．

(1) 大脳髄質

- 大脳髄質は多数の神経線維からなる白質である．交連線維の他，同側の半球内で皮質の各部位をつなぐ連合線維，大脳皮質と下位の中枢神経系（大脳基底核，間脳，脳幹，小脳，脊髄）をつなぐ投射線維がある．
- 大脳の深部（基底部）には尾状核，被殻，淡蒼球という神経核が存在し，これらをまとめて大脳基底核という．大脳基底核は運動調節に重要な役割を担う（→4章，73頁参照）．

(2) 大脳皮質

- 大脳の表面を覆っている大脳皮質は，系統発生的に古い皮質（嗅葉および辺縁葉）と新しい皮質（新皮質）が区別される（→SIDE MEMO）．ヒトでは新皮質が著しく発達している．

①古い皮質（嗅葉および辺縁葉）

- 嗅葉は大脳の下面に位置し，嗅覚をつかさどる．ヒトではあまり発達していない．
- 辺縁葉は，新皮質が発達する過程で古い皮質が辺縁に押し込められたものと考えられている．大脳の正中面をみると，辺縁葉は脳梁を取り囲んでおり，帯状回，海馬傍回，海馬などが含まれる（図2-14）．辺縁葉は扁桃体などの皮質下

SIDE MEMO

交連線維：脳梁の他に，左右の側頭葉（および左右の嗅球）をつなぐ前交連，左右の脳弓をつなぐ脳弓交連がある．

SIDE MEMO

島皮質：外側溝の奥の領域で，古い皮質から新皮質への移行部である．前頭葉・頭頂葉・側頭葉の皮質に覆われており，表面からはみえない．内臓感覚や痛覚など様々な感覚の受容と統合や，情動にかかわる．

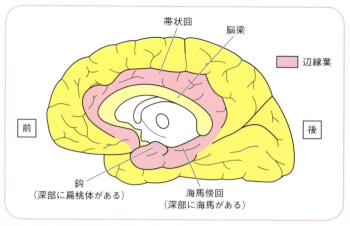

図 2-14 辺縁葉（右大脳半球の内側面）

の神経核とともに，情動，動機づけ，本能行動などを統合しており，これらの領域を合わせて大脳辺縁系という．

- 大脳辺縁系は感覚情報を統合して，快・不快などの情動を起こす．また，自分にとって対象物が危険であるかを認識する働きも担う．特に扁桃体は不快や危険の認識，恐れや怒りなどに重要な役割をもつ．
- 情動の発現には間脳も関与する．Papez（1937）が提唱した情動の神経回路「海馬→乳頭体（視床下部の一部）→視床前核→帯状回→海馬傍回→海馬」はPapez（パペッツ）回路として知られているが，これらに加えて，扁桃体，前頭葉眼窩皮質，側坐核（大脳基底核の線条体の一部）なども重要である．
- Papez回路は記憶の形成にもかかわる（→記憶の項，36頁参照）．

②新皮質

- 新皮質は大脳皮質の大部分（約90％）を占める．新皮質は構成するニューロンの特徴に基づいて6層に区別され，各層の厚さは部位によって異なる．
- Brodmann（ブロードマン）は新皮質を構成する細胞の種類や密度などの特性から，新皮質を52の領野に区分した．この特性は機能と関係する．例えば，Brodmannの4野には皮質から脊髄の運動ニューロンに運動の指令を出す大型のニューロン〔Betz（ベッツ）巨大錐体細胞〕が多数存在する．
- 新皮質の表面には多数の皺があり，これによって新皮質の容積が大きくなっている．皺の凹部を脳溝といい，脳溝と脳溝の間の膨らんだ部分（凸部）を脳回という．
- 新皮質は前頭葉，頭頂葉，側頭葉，後頭葉に区分される（図2-15A）．前頭葉と頭頂葉の間の脳溝を中心溝という．中心溝の前方の脳回を中心前回，後方の脳回を中心後回という．
- 大脳新皮質の特定の領域は特定の機能（運動機能，感覚機能，言語機能など）を担っている．これを機能局在という（図2-15B）．

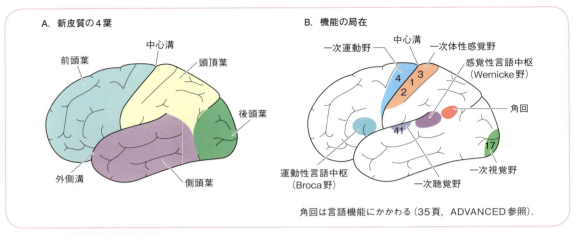

図2-15 大脳新皮質（左外側面）

国試に出る

図2-15を参考に，大脳新皮質の代表的な領域と機能をおさえておこう．

SIDE MEMO

連合野の定義：連合野の定義は明確でない．本書では「一次運動野と一次感覚野以外」としているが，「一次および二次運動野と一次および二次感覚野以外」の新皮質とする考え方もある．

- 一次運動野（単に運動野ということもある）は運動機能をつかさどる．一次運動野は前頭葉の中心前回（Brodmannの4野）に存在し，この領域の特定のニューロンが活動すると，それに対応した特定の骨格筋が収縮する．
- 一次感覚野（単に感覚野ということもある）は，感覚情報が大脳皮質に最初に到達する領域である．皮膚や運動器などの感覚をつかさどる体性感覚野は頭頂葉の中心後回にある（Brodmannの3野，1野，2野に相当する）．聴覚野は側頭葉に，視覚野は後頭葉に存在する．
- 一次運動野と一次体性感覚野は両側（左右対称）に存在し，身体の各部位の運動あるいは感覚に対応するニューロンが規則正しく配列していて，体部位局在（体部位再現）がみられる（図2-16）．大脳縦裂内側のニューロンは足，頭頂部は体幹，側面は手と顔に対応する．手や顔に対応する領域が広いことは，これらの部位をつかさどるニューロンの数が多いことを意味する．このため手や顔は細かく複雑な動きをすることができ，感覚も繊細である．
- 一次運動野と一次感覚野以外の新皮質を連合野（→ SIDE MEMO）といい，前頭連合野，頭頂連合野，側頭連合野に区分される．連合野はヒトで特に発達し，広い領域を占めている．連合野は様々な情報を統合して，言語，記憶と学習，知能，判断，思考，創造などの高次神経機能にかかわる（→ 連合野と高次神経機能の項，35頁参照）．
- 一次運動野と一次感覚野の近傍には運動連合野と感覚連合野があり，それぞれ運動機能と感覚機能を統合する．一次運動野の前方にある運動前野と補足運動野という運動連合野は，適切な行動を遂行するのに重要である．視覚野の前方にある視覚連合野は，見たものが何であるかを認知するのにかかわる．
- 言語中枢は一般に左側の連合野に存在する．言語中枢が存在する左半球を優位半球と呼ぶことがあるが，これは言語機能において優位であるという意味であ

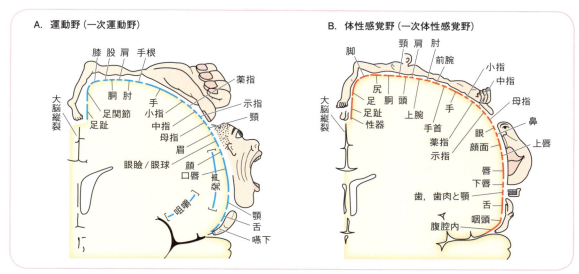

図2-16　運動野および体性感覚野における体部位局在　　　　（Penfield, W. & Rasmussen, T, 1950. をもとに作図）

る．
- 言語中枢として，運動性言語中枢〔Broca（ブローカ）野〕と感覚性言語中枢〔Wernicke（ウェルニッケ）野〕がよく知られている（→言語機能の項，35頁）．運動性言語中枢は前頭葉（運動野の近傍）に，感覚性言語中枢は側頭葉（聴覚野の近傍）にある（図2-15B）．

(3) 高次神経機能

①連合野と高次神経機能
- 連合野は前述のように一次感覚野や一次運動野と連絡して感覚機能や運動機能を統合するが，他にも様々な高次神経機能に重要な働きを担っている．
- 前頭連合野は様々な情報を統合して判断し，適切な行動を遂行するのにかかわる．また感情や理性のコントロール，性格や社会性にもかかわる．
- 頭頂連合野は空間の知覚や，自分の身体の部位の位置や動きの知覚（身体知覚）にかかわる．
- 側頭連合野は物体の色や形などから見た物を識別するのにかかわる．

②言語機能
- 言語機能はヒトに特有の高次神経機能である．前述した運動性言語中枢と感覚性言語中枢の他に，感覚性言語中枢に隣接する角回（頭頂葉の下部後方）も言語機能，特に読み書きに重要である（図2-15B）．
- 脳梗塞などで言語中枢が損傷され，獲得されていた言語機能が障害された状態を失語症という．運動性言語中枢が障害されると，話を聞いたり，本を読んだりすると理解できるのに，うまく話せなくなる（運動性失語，Broca失語）．一方，感覚性言語中枢が障害されると，話を聞いても，本を読んでも理解できなくなる（感覚性失語，Wernicke失語）．感覚性失語の患者は滑らかに話せるが，

ADVANCED

Gerstmann（ゲルストマン）症候群：手指失認，左右失認，失算，失書という4つの症候がみられる（一部の症候だけがみられる不全型もある）．主に優位半球の角回の損傷で生じ，失読を伴うこともある．

言い誤りや意味のない言葉が多いため，話す内容が意味不明になる．

③記憶

- 記憶には，記銘（覚える），保持（覚えたことを保持する），再生（覚えたことを思い出す，想起ともいう）の3つの過程がある．

- 私たちは経験したことのすべてを記憶することはできない．記憶は保持する時間によって，感覚記憶，短期記憶，長期記憶に分類される．それぞれの記憶の保持時間は明確に定義されていないが，感覚記憶は0.1〜0.5秒ぐらい，短期記憶は1分以内あるいは数分とされることが多い．長期記憶はもっと長く保持され，自分の名前や出身地のように生涯続くものもある．短期記憶が長期記憶に変換されることを「固定」という．

- 長期記憶はその内容に基づいて陳述記憶と非陳述記憶に大別される．陳述記憶は言語で述べることができるような記憶で，意味記憶とエピソード記憶がある．意味記憶は知識（例：イチゴは赤い）の記憶で，エピソード記憶は経験した出来事（状況）の記憶である．非陳述記憶は意識に上らない記憶で，スポーツや楽器演奏のように習得した知覚や運動の技能などである．

- 記憶には脳の様々な部位がかかわる．海馬や海馬傍回を含むPapez回路は陳述記憶（エピソード記憶）の固定に重要で，損傷されると損傷後の出来事を記憶できなくなるが，損傷前の記憶は障害されない．固定された記憶は，その形成にかかわった広い脳領域に長期間貯蔵されると考えられている（→ SIDE MEMO）．

④学習

- 生理学的な意味での学習は，経験に基づいて行動が変化する過程である．動物で刺激に対する行動（あるいは反応）の変化について調べられてきた．学習は非連合学習と連合学習に分類される．

- 非連合学習はある刺激に対して行動が変化して，刺激に対してある反応が起こるようになることである．非連合学習では慣れ（馴化）や鋭敏化が起こる．馴化は同じ刺激が繰り返されると慣れて反応しにくくなることで，鋭敏化は逆に同じ刺激に反応しやすくなる（過剰に反応するようになる）ことである．一般に無害な刺激に対しては馴化が，有害な刺激に対しては鋭敏化が起こりやすい．

- 連合学習には古典的条件付けとオペラント条件付けがある．

- 古典的条件付けは一般には条件反射と呼ばれ，2種類の刺激の関連を学習するものである．ロシアの生理学者のPavlov（パブロフ）は，イヌに餌を与えるのと同時にベルの音を聞かせることを繰り返すと，イヌはベルの音を聞いただけで餌がなくても唾液を分泌するようになることを見出した．

- オペラント条件付けは，ある行動をしたときに報酬あるいは罰を与えられることによって行動が変化する学習で，アメリカの心理学者のSkinnerによるスキナー箱を用いた研究がよく知られている．スキナー箱は，動物がレバーを押すと報酬か罰を与えられるようになっている．動物が偶然レバーを押して，報酬

SIDE MEMO

認知症：脳疾患によって認知機能が慢性的に低下し，生活に支障が生じる病態．記憶障害は共通してみられる症状で，それに加えて見当識，理解・判断，遂行機能，言語機能，感情表現など，複数の障害がみられる．

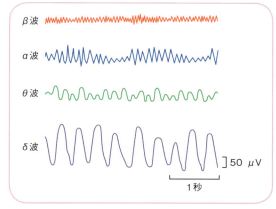

図2-17 主な脳波

表2-5 主な脳波とその特徴（成人）

名称	周波数（Hz）	特徴
β波	14〜30（速波）	感覚刺激を受けたときや，精神的に活動しているときに出現する．
α波	8〜13	覚醒状態で安静閉眼時（リラックスした状態のとき）によく出現し，後頭葉で記録されやすい．振幅は漸増と漸減を繰り返す．
θ波	4〜7（徐波）	入眠時に出現し，睡眠中も観察される．
δ波	0.5〜3（徐波）	深い睡眠時に出現する．

を与えられると，その後は自発的に頻回にレバーを押すようになる．逆に罰を与えられるとレバーを押す回数が減る．

(4) 脳波と睡眠

- 脳波は大脳皮質ニューロンの電気活動で，頭皮に装着した電極から記録される．脳波には様々な振幅と周波数の波がみられるが，健康な成人で記録される主要な波は，周波数が高い順にβ波，α波，θ波，δ波である（図2-17，表2-5）．これらの波の出現に左右差はほとんどみられない．α波よりも周波数が高い波（β波）を速波といい，周波数が低い波（θ波とδ波）を徐波という．周波数が低いほど，振幅は大きい．脳波はてんかんの診断や意識障害の評価などに用いられる．大脳皮質ニューロンの活動が停止すると脳波は平坦化する．平坦な脳波は脳死判定の基準の1つになっている（→ SIDE MEMO）．

- 成人では覚醒時にα波やβ波がみられ，睡眠中は徐波（θ波やδ波）が多くなる．α波は静かに眼を閉じてリラックスした状態（安静閉眼時）のときに出現しやすい．眼を開いたり声をかけられたりすると，α波は抑制され，β波が出現する．β波は精神活動中に出現しやすい．θ波は浅い睡眠時に，δ波は深い睡眠時にみられる．乳幼児や小児の脳波では，明瞭な左右差や，覚醒状態で徐波がみられることがある．

- 一晩の睡眠中，脳波には周期的な変化がみられる．眠りにつくと次第に徐波が増えて，深い睡眠になる．その後，徐波は少しずつ減り，覚醒時に近い高周波の脳波が現れる．この時期をレム（rapid eye movement：REM）睡眠という．レム睡眠中は，閉じた眼瞼の下で急速な眼球運動がみられる一方，ほとんどの骨格筋は弛緩して身体を動かせない．レム睡眠以外の睡眠をノンレム（non-REM）睡眠という．成人においてレム睡眠はおよそ90分周期でみられ，睡眠全体の約20%を占める．

SIDE MEMO

脳死：脳全体の機能が失われた状態．成人における脳死の判定基準は，①深昏睡，②自発呼吸の消失，③瞳孔の固定と散大，④脳幹反射の消失，⑤平坦脳波の5項目が6時間以上続くことである．

3. 体性神経系と自律神経系

- 末梢神経系は機能に基づいて体性神経系と自律神経系に分類される。どちらも中枢神経に感覚性情報を伝える神経（感覚神経あるいは求心性神経）と中枢神経から効果器に指令を伝える神経（運動神経あるいは遠心性神経）を含む。
- 体性神経は皮膚や運動器に分布し、これらの感覚を中枢神経に伝え、身体運動を随意的に制御する。
- 自律神経は血管や内臓、腺などに分布して自律機能（循環、呼吸、消化、排泄など）を調節し、ホメオスタシスに重要な役割を担う。

4. 神経回路

1) 神経回路の発達

- 生後、ニューロンは分裂して増殖しないが、発達の過程で樹状突起が枝分かれして多数のシナプスが形成され、神経回路が構築されていく。このとき、シナプスの数は常に増加するのではない。発達の段階で一度形成されたシナプスは選択され、不要なシナプスは除去されて最終的に効率のよい神経回路が形成される。
- 大脳半球の神経線維の多くは有髄線維である。出生時には髄鞘がほとんど形成されていないが、発達の過程で髄鞘が形成され、伝導機能が高まる。髄鞘化の時期は部位によって異なる。感覚野では生後数か月で完成するが、前頭葉の連合野では思春期ころまで続く。
- このようなシナプス形成と髄鞘化により、成人の脳の体積は出生時の約4倍に増加する。

2) 基本的な神経回路

- 中枢神経系の神経回路は複雑で、例えば、大脳皮質では1つのニューロンに数百個から数万個ものシナプスが形成されている。ここでは基本的な神経回路について簡単に説明する。

(1) 発散と収束

- 1つのニューロンの軸索が枝分かれして多数のニューロンにシナプスを形成することを発散という（図2-18A）。これにより、1つのニューロンが活動すると多数のニューロンに情報が伝わる。
- 多数のニューロンの軸索が1つのニューロンにシナプスを形成することを収束という（図2-18B）。1つのニューロンに興奮性ニューロンと抑制性ニューロンが収束している場合、シナプス後ニューロンが興奮するか抑制されるかは、同時に活動する興奮性シナプスと抑制性シナプスの活動のどちらが強いか（相対的な活動の程度）によって決まる。

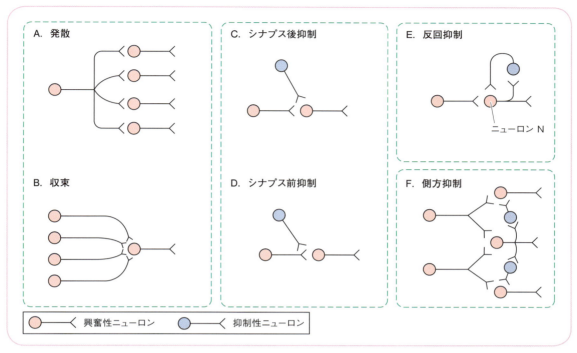

図2-18 神経回路の例

(2) 抑制性の神経回路

①シナプス後抑制とシナプス前抑制

- 抑制性ニューロンが形成するシナプスの様式には，シナプス後ニューロンを直接抑制する**シナプス後抑制**（**図2-18C**）と，興奮性ニューロンの神経終末にシナプスを形成し，そこからの伝達物質放出を抑制する**シナプス前抑制**（**図2-18D**）がある．

②反回抑制と側方抑制

- **反回抑制**は，あるニューロン（仮にニューロンNとする）の軸索側枝が抑制性ニューロンにシナプスを形成し，その抑制性ニューロンがニューロンNを抑制するものである（**図2-18E**）．この仕組みは脊髄の運動ニューロンでよく知られている．脊髄の運動ニューロンの軸索側枝が脊髄内で抑制性ニューロン〔Renshaw（レンショウ）細胞〕にシナプスを形成し，Renshaw細胞の活動によってその運動ニューロンを抑制して，過剰な活動を防ぐ（→ SIDE MEMO）．
- **側方抑制**（あるいは周辺抑制）は，あるニューロンの軸索側枝が抑制性ニューロンを介して隣接するニューロン活動を抑制するものである（**図2-18F**）．この仕組みは感覚系でよく知られている．感覚神経からの情報が脳に伝えられる途中で，シナプスにおいて発散が起こって情報が広がるが，このときに周辺のニューロン活動が抑制され，感覚刺激を強く受けたニューロンからの情報が際立つようになり，感覚が鋭敏になる．

SIDE MEMO

脊髄の介在ニューロン：Renshaw細胞のように，細胞体も軸索も脊髄内に存在するニューロンを脊髄の介在ニューロンという．

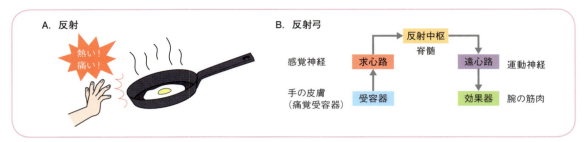

図 2-19 反射弓の例
1つの例として，熱いフライパンに触れた手を引っ込める反射を示す．

3) 反射と反射弓

- 熱いフライパンに手が触れると，思わず手を引っ込める（図2-19A）．このようにある刺激に対して無意識に起こる反応を反射といい，誰でも同じような反応がみられる．
- 反射には，①刺激を受容する受容器，②刺激を中枢神経に伝える求心路，③反射中枢，④効果器に指令を伝える遠心路，⑤反応を起こす効果器，の5つの要素がある．このような反射の経路を反射弓という（図2-19B）．
- 効果器が骨格筋であるものを運動反射，内臓であるものを内臓反射あるいは自律神経反射という．反射中枢は脊髄や脳幹に存在することが多い．反射中枢が脊髄にあるものを脊髄反射，脳幹にあるものを脳幹反射という．例えば，座った状態で膝のすぐ下（膝蓋腱）を軽く叩くと，下腿が持ち上がる反射（膝蓋腱反射）が起こるが，これは運動反射でもあり，脊髄反射でもある（→ 4章，61頁参照）．

5. 髄膜と脳脊髄液

- 脳と脊髄の表面は髄膜という結合組織性の膜で覆われて保護されている．髄膜は外側から順に硬膜，クモ膜，軟膜の3層からなる．クモ膜と軟膜の間にはクモ膜下腔という腔所がある．
- 脳内には脳室と呼ばれる4つの腔所，つまり左右1対の側脳室，正中にある第3脳室（左右の間脳に挟まれた部位）と第4脳室（脳幹の背側部）がある．側脳室と第3脳室は室間孔で，第3脳室と第4脳室は中脳水道でつながり，第4脳室は下方で脊髄の中心管につながる．第4脳室はクモ膜下腔ともつながっている（図2-20A）．これらの腔所は無色透明な脳脊髄液で満たされている．
- 脳脊髄液は主に脳室の脈絡叢から分泌されて循環し，クモ膜下腔のクモ膜顆粒から静脈洞に吸収されて静脈血に入る（図2-20B）．脳脊髄液は浮力によって脳と脊髄を支え，クッションのように脳と脊髄を機械的な衝撃から守る．また脳と脊髄を取り巻く細胞外液として内部環境を安定に維持するのに役立つ．

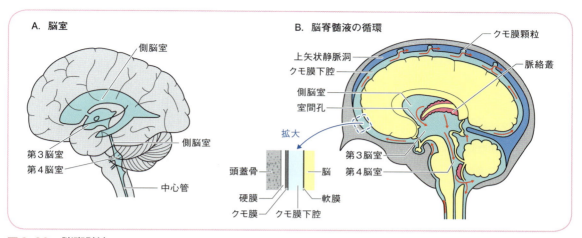

図2-20　脳脊髄液

mini test

次の文章で，正しいものには○を，誤っているものには×を付けなさい．

Q1 神経線維の直径が大きいほうが，伝導速度は速い．

Q2 有髄神経では跳躍伝導がみられる．

Q3 ニューロン細胞膜の静止膜電位は正の電位である．

Q4 細胞膜を介してK^+が細胞内に流入すると，脱分極が起こる．

Q5 Ranvier 絞輪には絶縁作用がある．

Q6 シナプス伝達は薬物の影響を受けやすい．

Q7 シナプスには可塑性があり，機能や構造が変化する．

Q8 中枢神経は脳神経と脊髄神経で構成される．

Q9 一次運動野は中心後回にある．

Q10 運動性言語中枢は側頭葉にある．

[解答]

Q 1.	○	
Q 2.	○	
Q 3.	×	−70～−90mVで，負の電位である．
Q 4.	×	Na^+が細胞内に流入すると脱分極が起こる．
Q 5.	×	髄鞘 (ミエリン) には絶縁作用がある．
Q 6.	○	
Q 7.	○	
Q 8.	×	末梢神経は脳神経と脊髄神経で構成される．
Q 9.	×	前頭葉の中心前回にある．
Q 10.	×	感覚性言語中枢 (Wernicke野) は側頭葉にある．

3章

筋

学習のねらい

・骨格筋細胞の微細構造と収縮の仕組みを説明できる.

・骨格筋収縮のパターンを説明できる.

・骨格筋細胞の代謝系を説明できる.

・骨格筋線維のタイプを説明できる.

・骨格筋, 心筋, 平滑筋の特徴を説明できる.

1 筋組織

- 筋組織は主に筋細胞と結合組織からなる. 筋細胞(筋線維ともいう)は収縮機能をもち, 収縮によって発生する力を張力という.

- 筋は, 骨格筋, 心筋, 平滑筋の3種類に分類される. 骨格筋は骨に付着していて身体運動をつかさどる. 心筋は心臓の壁を構成する. 平滑筋は消化管, 血管, 気道などの壁を構成する(図3-1).

- 顕微鏡で観察すると, 骨格筋と心筋には横紋構造がみられるので, 横紋筋と呼ばれる. 平滑筋には横紋構造はみられない.

- 骨格筋は自分の意志で自由に動かすことができる. このような筋を随意筋という. 一方, 心筋と平滑筋は自分の意志で調節できない不随意筋である.

- 本章ではまず骨格筋について詳しく学び, その後, 心筋と平滑筋の特徴を骨格筋と比較して学ぶ.

2 骨格筋

- 骨格筋の表面は筋膜(筋上皮膜)という薄い結合組織の膜で覆われている. 基本的に骨格筋の両端は腱となって骨に付着しており, 筋が収縮して短くなると骨を引っ張って関節を動かす. 腱は丈夫な結合組織の線維束である.

- 筋は収縮しても長さが変わらない場合がある. 例えば, 姿勢を維持しているとき, 筋は一定の長さを保つように収縮している.

- 表情筋のように, 一端が皮膚に付着している骨格筋もある. このような筋を皮

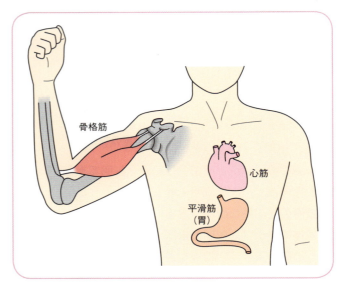

図3-1　筋の種類

筋という．

- 成人の骨格筋量は体重の30～40％もある．一般に男性のほうが女性よりも骨格筋量が多く，男女とも加齢に伴って減少する．骨格筋は身体組織に占める割合が大きく，代謝に伴う熱産生は体温維持に重要である（→14章，249頁参照）．

1. 骨格筋細胞の微細構造

- 骨格筋細胞は細長く，直径は10～100μm，長さは数mm～30cmである．
- 1つの骨格筋は多数の筋細胞からなる．数十本～数百本の筋細胞（筋線維）が結合組織の被膜（筋周膜）で覆われて1つの筋線維束となり，筋線維束と筋線維束の間には結合組織がある（図3-2A）．
- 骨格筋細胞は多核細胞で，1つの細胞は数百個以上の核をもつ（図3-2B）．これは発生の過程で，骨格筋の幹細胞が多数集まって融合して1つの細胞になったからである（→SIDE MEMO）．
- 骨格筋細胞の中には多数の筋原線維（直径1～2μmの線維構造）がぎっしりと詰まっている．筋原線維の中には，筋フィラメントと呼ばれる細い線維状構造が規則正しく並んでいる．筋フィラメントは2種類あり，太いものをミオシンフィラメント，細いものをアクチンフィラメントという（図3-2B，C）．
- 骨格筋細胞を顕微鏡で観察すると横紋構造（縞模様）がみえる（横紋筋）．暗くみえる部位（ミオシンフィラメントが存在する部位）を暗帯（A帯），明るくみえる部位（ミオシンフィラメントが存在しない部位）を明帯（I帯）という（図3-2C）．
- I帯の中央には網状のZ帯（Z膜あるいはZ線ともいう）がみられる．アクチンフィラメントはZ帯からミオシンフィラメントの中央に向かって突き出してい

SIDE MEMO

衛星細胞（satellite cell）：骨格筋の幹細胞で，筋細胞の細胞膜とその周囲の基底膜の間に存在する．筋細胞は分裂も増殖もできないが，損傷されると衛星細胞が筋芽細胞（筋線維の前駆体）に増殖・分化して筋細胞になる．

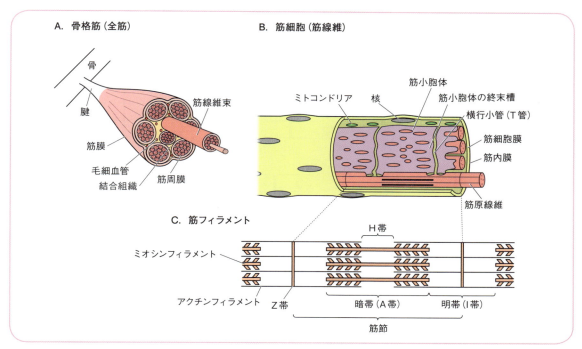

図3-2 骨格筋の構造
骨格筋の表面は筋膜（筋上皮膜）で，筋線維束は筋周膜で，筋細胞は筋内膜で覆われている．

> **国試に出る**
> 骨格筋の構造については解剖学分野でも問われる．得点アップのために確実に理解しておこう．

> **SIDE MEMO**
> 三つ組(triad)：横行小管の両側は筋小胞体の終末槽と接している．1つの横行小管とこれを挟む2つの終末槽を三つ組（あるいは三連構造）といい，筋収縮の興奮収縮連関で重要な働きを担う（→図3-5B参照）．

る．
- Z帯とZ帯の間を筋節という（図3-2C）．筋節は構造および機能（収縮）の最小単位である．
- 筋が弛緩しているとき，アクチンフィラメントの一部はミオシンフィラメントと重なっている．ミオシンフィラメントの中央のやや明るい部分をH帯という．ここにはアクチンフィラメントはなく，ミオシンフィラメントだけが存在する．H帯の中央にはM線と呼ばれる線状構造があり，ミオシンフィラメント同士をつないでいる（→図3-4参照）．
- 筋原線維の周囲には，筋小胞体と横行小管（T管）という2種類の膜構造がある（図3-2B）．これらの構造は筋収縮に重要な役割を担っている（→興奮収縮連関の項，46頁参照）．
- 横行小管は細胞膜がA帯とI帯の境界部で細胞内に陥入して管状になったものである．筋が収縮するとき，筋細胞の膜電位が変化して活動電位が生じるが，横行小管は膜電位の変化（活動電位の発生）を細胞内部に素早く伝える．
- 筋小胞体は滑面小胞体の一種で，筋原線維を網状に取り巻く．筋小胞体の両端は膨らんだ袋状の終末槽を形成して横行小管と接する（→SIDE MEMO）．筋小胞体はCa^{2+}を貯蔵しており，筋収縮に重要な役割を担う．

45

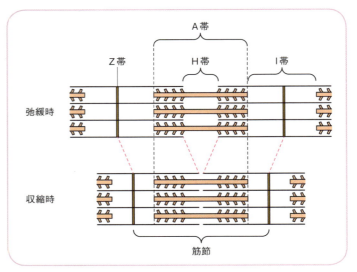

図3-3 筋収縮の滑り説

2. 骨格筋の収縮機構

1) 筋収縮の滑り説

- 筋が収縮して短くなるときには，筋節およびI帯とH帯が短くなるが，A帯（ミオシンフィラメント）とアクチンフィラメントの長さは変わらない（図3-3）．筋収縮はアクチンフィラメントがミオシンフィラメントの中央に向かって滑り込んで起こると考えられる．これを筋収縮の滑り説（sliding theory）という．
- 骨格筋のミオシン分子は，2匹のオタマジャクシが尾の部分でより合わさったような形をしている（図3-4Aa）．ミオシンフィラメントは多数のミオシン分子が尾部を中央，頭部を両端に向けた状態で束になったもので，ミオシン分子の頭部はフィラメントから周期的に規則正しく突き出ている（図3-4Ab）．
- アクチンフィラメントは，アクチン，トロポミオシン，トロポニンからなる（図3-4Bb）．アクチンの単量体である球状のアクチン（Gアクチン）は，重合して線維状のFアクチン（二重らせん構造）になる（図3-4Ba）．トロポミオシンは細長いひも状でFアクチンのらせんに沿って結合し，トロポニンはトロポミオシンとアクチンに結合している．

2) 興奮収縮連関

- 骨格筋が収縮するときには，まず骨格筋細胞に活動電位が生じ，それに続いて筋が収縮する（図3-5A）．活動電位（興奮）が生じてから筋が収縮するまでの過程を興奮収縮連関という．
- 筋が弛緩しているときは細胞内のCa^{2+}濃度が低く，トロポミオシンがアクチンの表面にあるミオシン結合部位を覆って，ミオシンとアクチンが結合できな

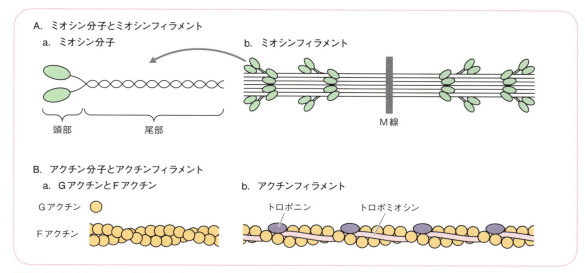

図3-4 ミオシンフィラメントとアクチンフィラメント
トロポニンは3つのサブユニットから構成されるが，図には示さない．

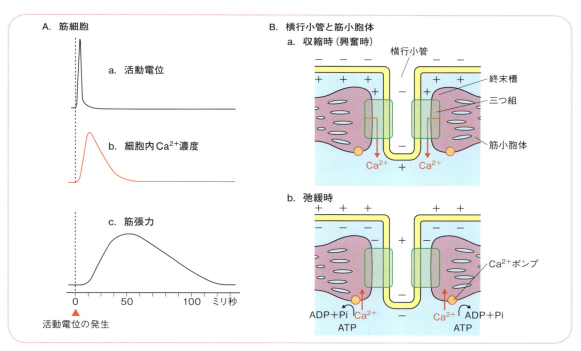

図3-5 興奮収縮連関の概要
B：筋小胞体からのCa²⁺放出(a)とCa²⁺の取り込み(b)．ADP：アデノシン二リン酸，Pi：無機リン酸，ATP：アデノシン三リン酸．

いようにしている（図3-6Aa）．
- 骨格筋細胞で活動電位が生じると，膜電位の変化が横行小管によって細胞内部に素早く伝わり，筋小胞体からCa²⁺が放出されて細胞内のCa²⁺濃度が上昇する（図3-5Ab，Ba）．

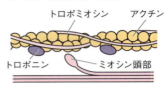
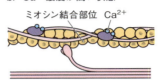
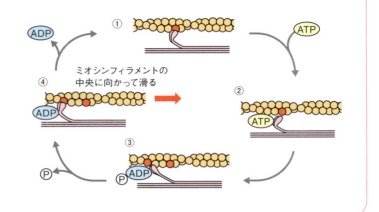

図3-6 ミオシン頭部とアクチンフィラメントの相互作用
A：Ca²⁺濃度が上昇すると，ミオシン頭部がアクチンフィラメントに結合する．
B：Ca²⁺濃度が高い状態で，ATPを利用してアクチンフィラメントがミオシン頭部の動きによって滑る仕組みを示す．筋が収縮するときにはこのサイクルが何回も繰り返される（Bの図ではトロポニンとトロポミオシンを省略している）．ADP：アデノシン二リン酸，ATP：アデノシン三リン酸，P：リン．

SIDE MEMO

死後硬直：死後にはATPが産生されない．筋小胞体がCa²⁺を取り込めず細胞内Ca²⁺濃度が高い状態が続くため，ミオシン頭部とアクチンが結合したままになり，筋が弛緩できず硬くなる．これを死後硬直という．

SIDE MEMO

*in vivo*と*in vitro*：*in vivo*は「生体内での」，*in vitro*は「ガラス（試験管）の中での」という意味のラテン語である．生きている動物を用いる実験は*in vivo*の，動物から取り出した組織を用いる実験は*in vitro*の実験である．

- 細胞内のCa²⁺濃度が上昇するとCa²⁺がトロポニンに結合してトロポミオシンの位置が変化し，アクチンのミオシン結合部位が露出し，ミオシン頭部がアクチンに結合する（図3-6Ab）．

- ミオシン頭部はATP分解酵素（ATPase）活性をもつ．細胞内Ca²⁺濃度が高く，ATPがミオシン頭部に結合していないときには，ミオシン頭部はアクチンと結合している（図3-6B①）．このときミオシン頭部にATPが結合すると，ミオシン頭部はアクチンから離れ（図3-6B②），ATPを分解したエネルギーを使ってZ帯の方向に移動して新たにアクチンと結合し（図3-6B③），ミオシン頭部の角度が変化してアクチンフィラメントをミオシン中央に向かって滑らせる（図3-6B④）．このようにミオシン頭部とアクチンの間で結合と解離のサイクルが繰り返され，筋が収縮する．

- 筋細胞の興奮が終わると，細胞内のCa²⁺はCa²⁺ポンプ（ATP分解のエネルギーを利用する能動輸送）によって筋小胞体に取り込まれ（図3-5Bb），ミオシン頭部がアクチンと結合できなくなって筋は弛緩する．

- このように筋は収縮すときにも，弛緩するときにもATPを必要とする（→SIDE MEMO）．

3. 骨格筋収縮のパターンと収縮の力学

- 骨格筋収縮の力学的な特性は，古くはカエルの骨格筋を用いた*in vitro*の実験（→SIDE MEMO）で調べられた．哺乳動物においても類似した性質がみられるこ

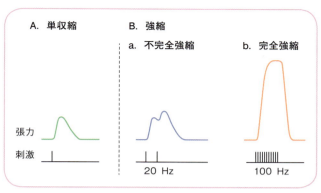

図3-7 単収縮と強縮（哺乳動物）

とが明らかにされている．

1）単収縮と強縮

- 骨格筋に電気刺激を加えて筋収縮を観察したとしよう．1回刺激を加えると活動電位が1回生じ，筋も1回だけ収縮する（図3-7A）．この1回だけの収縮を<u>単収縮</u>という．

- 低頻度（例えば1Hz）で繰り返し刺激を加えると，筋は各々の刺激に反応して単収縮を繰り返す．このとき，刺激を始めてから少しの間，収縮が徐々に大きくなる．これを<u>階段現象</u>という．さらに刺激を続けると筋は疲労して収縮が徐々に小さくなり，やがて収縮できなくなる．

- 骨格筋細胞の活動電位の持続時間は1～5ミリ秒（ms）ぐらいであるのに対して，単収縮の持続時間は10～200ミリ秒ぐらいでずっと長い．単収縮の途中で次の活動電位が生じると，個々の単収縮が重なって大きな収縮になる．このように収縮が重なる現象を<u>加重</u>といい，加重によって生じた大きな収縮を<u>強縮</u>（→SIDE MEMO）という（図3-7B）．

- 強縮は不完全強縮と完全強縮に区別される．単収縮のピークが過ぎた後に次の収縮が重なる場合は，個々の収縮のピークを判別できる．このような収縮を不完全強縮という（図3-7Ba）．単収縮がピークに達する前に次の収縮が重なると，収縮は滑らかに融合して重なり，非常に大きな収縮になる．これを完全強縮という（図3-7Bb）．

- 哺乳類で調べた結果によると，完全強縮を起こすために必要な刺激頻度は筋のタイプ（後述）によって異なるが，おおよそ100Hz（30Hz～300Hz）である．私たちが身体を動かすときの筋収縮は基本的に強縮である．

2）等尺性収縮と等張性収縮

- 等尺性収縮と等張性収縮の力学的特性は，歴史的に，*in vitro* の実験で解析されてきた（図3-8）．
- <u>等尺性収縮</u>は，筋長が一定の状態で収縮するパターンである（図3-8A）．等尺

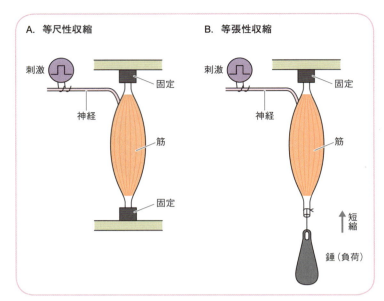

図3-8　等尺性収縮と等張性収縮

SIDE MEMO
求心性収縮と遠心性収縮：「運動学」では，肘を曲げるときの上腕二頭筋のように短縮しながら収縮するパターンを求心性収縮，椅子に座るときの大腿四頭筋のように引き伸ばされながら収縮するパターンを遠心性収縮という．

SIDE MEMO
等速性収縮：筋が一定速度で収縮するパターンである．日常動作ではみられないが，等速運動用の機器を用いて，トレーニングやリハビリテーションとして行われる．

SIDE MEMO
筋節の静止長：動物種によって異なり，ヒトでは2.5～3.0 μmぐらいである．図3-9AはHuxley AFらの研究グループが行ったカエルの実験データに基づく模式図なので，静止長はヒトよりも短い．

性収縮によって発生する張力は，収縮中に変化する．日常動作の例として，直立してじっとしているときの足の筋の収縮は，ほぼ等尺性収縮である．

- これに対して，筋が一定の張力を発生しながら短縮する収縮パターンを等張性収縮という（図3-8B）．日常動作では，ダンベルを持ち上げる運動や歩行運動のように関節運動を伴う筋収縮が等張性収縮に近い．しかし，関節の動きに伴って関節角度など，様々な要因も変化するため，日常動作では純粋な等張性収縮はみられない（運動学では等張性収縮ではなく，求心性収縮あるいは遠心性収縮という．→SIDE MEMO）．

3）等尺性収縮における長さと張力の関係
(1) 1つの筋節の場合（図3-9A）
- 実験的にin vitroで，1つの筋節における等尺性収縮時の筋節長と張力の関係を調べると，安静状態（自然な状態）の長さのときに最も大きな張力が発生する（図3-9Ab）．この長さを静止長（自然長）という（→SIDE MEMO）．
- 安静状態よりも筋節が短くなっても長くなっても，ミオシンの頭部がアクチンと結合できる領域が減少し，張力が小さくなる（図3-9Aa, c）．

(2) 全筋の場合（図3-9B）
- 私たちが運動するときに，筋〔全筋という（例：上腕二頭筋）〕が等尺性に収縮するときを考えてみよう．
- 筋自体によって生じる張力を活動張力というが，活動張力は，1つの筋節の場合と同様に，静止長において最も大きい．
- 全筋の場合は，結合組織などの弾性組織があるため，筋長が長くなると静止張

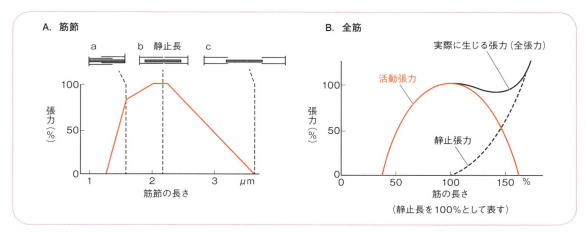

図3-9 等尺性収縮における長さと張力の関係

（Aは，Gordon AM, Huxley AF, Julian FJ. J Physiol, 184：170-92, 1966. をもとに作図）

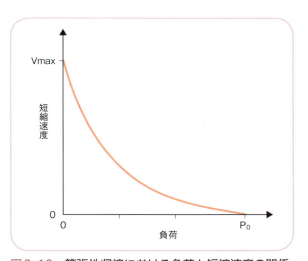

図3-10 等張性収縮における負荷と短縮速度の関係

力が生じる．静止張力というのは，全筋が安静状態よりも長くなったときに，引き伸ばされた弾性組織が元に戻ろうとして生じる力である．
- 実際に生じる張力は活動張力と静止張力を足したものになり，これを全張力という．全筋の場合，筋が短い状態よりも筋が引き伸ばされて長い状態のほうが全張力は大きくなり，より大きな力を出すことができる．

4) 等張性収縮における負荷と短縮速度の関係

- カエルの腓腹筋を坐骨神経がつながった状態で取り出し，神経を刺激して筋を収縮させ，錘（負荷）を持ち上げさせる実験を考えよう（**図3-8B**）．このときの筋収縮は等張性収縮である．

- 錘の重さ（負荷の程度）を変化させて短縮速度との関係を調べると，**図3-10**のような曲線が得られる．錘が軽い（負荷が小さい）と短縮速度は速いが，重くなると遅くなり，さらに重くなると短縮できなくなる．
- これは，荷物を持ち上げるときを考えると分かりやすい．荷物が軽ければ，素早く持ち上げることができる．しかし，重い荷物を持ち上げるときは動作がゆっくりになり，非常に重ければ持ち上げることはできない．

4. 骨格筋の代謝

- 骨格筋細胞の代謝も基本的には他の細胞と同様である（➡1章，10頁参照）．ただし，筋細胞はクレアチンリン酸やグリコーゲン（➡SIDE MEMO），ミオグロビンをもつという特徴があり，ATPを素早く大量に供給できるようになっている．
- クレアチンリン酸はATPと同じようにエネルギーを貯蔵する．グリコーゲンはグルコースが重合したもので，グルコースよりも多量に細胞内に貯蔵できる．ミオグロビンはヘモグロビンと似た赤い色素蛋白質で，ヘモグロビンよりもO_2と結合しやすい．ミオグロビンは筋が活動して細胞内O_2が減少し始めるとヘモグロビンからO_2を受け取って保持し，さらにO_2が減少すると筋細胞にO_2を供給する．

1）骨格筋におけるATP供給系

(1) ATP-クレアチンリン酸系

- 細胞内のATPの量は少なく，激しい運動をすると2～3秒で消費される程度の量しかない．しかし，ATPが分解されて生じたADPは，すぐにクレアチンリン酸からエネルギーとリン酸を受け取って再びATPになる．この反応をローマン反応といい，次の式で表される．

$$ADP + クレアチンリン酸（CrP）\rightleftharpoons ATP + クレアチン（Cr）$$

- 細胞内のクレアチンリン酸の量はATPよりは多いが，激しい運動を続けると8～10秒で消費されてしまう．しかし，クレアチンリン酸がなくならないうちに，解糖系によってATPが供給されるようになる．

(2) 解糖系

- 解糖系では，酸素を使わずに（無酸素的にあるいは嫌気的に）グリコーゲンが分解され，ピルビン酸を経て乳酸が生じる．この過程は細胞質基質で行われる．ATPを産生するスピードは比較的速いが，わずかな量しか産生できない．激しい運動を続けると，解糖系だけでは1～2分ぐらいでATPがなくなってしまうが，その前に有酸素系によってATPが供給されるようになる．

(3) 有酸素系

- 有酸素系では，解糖系で生じたピルビン酸がミトコンドリアに入って，酸素を使って好気的にATPが産生される（酸化的リン酸化，➡1章，9頁参照）．血液か

SIDE MEMO

グリコーゲン：肝臓や骨格筋は余分なグルコースからグリコーゲンを合成し貯蔵する．肝臓のグリコーゲンは血糖値が低下するとグルコースとして血中に放出されるが，筋のグリコーゲンは筋収縮のエネルギー基質として利用される．

表3-1　ATP供給系の特徴

ATP供給系	ATPの供給速度 (有酸素系を1とした相対値)	ATPの供給が可能な時間
ATP-クレアチンリン酸系	3.5〜4	8〜10秒
解糖系	2〜2.5	1〜2分
有酸素系	1	無限（O_2と基質が十分にある場合）

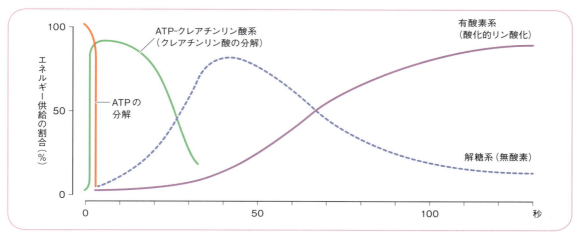

図3-11　骨格筋のATP供給系　　　　　　　　　　　　　　　　　（Keul J, et al. Muskelstoffwechsel. 1969. をもとに作図）
激しい運動時のエネルギー供給源の変化を模式的に示す.

ら供給されるグルコースや脂肪酸も有酸素系のエネルギー基質として利用される.
- 有酸素系は，スピードは少し遅いがATPを大量に産生することができ，酸素およびグリコーゲン（グルコース）や脂肪酸などが十分に供給されれば，無限にATPを供給できる.
- 運動時の骨格筋における3つのATP供給系の特徴を**表3-1**にまとめる．運動中，各系の重要度は，時間経過に伴って変化する．運動開始直後は主にATP-クレアチンリン酸系，次いで解糖系，少し遅れて有酸素系の役割が大きくなる（**図3-11**）.
- 持続的に歩行やジョギングのような軽度の有酸素運動をする場合を考えよう．運動の初期には主に細胞内のグリコーゲンや血液から供給されるグルコースをエネルギー基質としてATPが供給されるが，運動時間が長くなると，脂肪酸もエネルギー基質として使われるようになる.

表3-2　骨格筋を構成する筋線維の特徴

Type	収縮速度	張力	疲労	ミオグロビン	ミトコンドリア	解糖系 酵素活性	酸化系 酵素活性
TypeⅠ	遅い	小さい	しにくい	多い	多い	低い	高い
TypeⅡA	速い	中間	中間	中間〜多い	中間	高い	中間〜高い
TypeⅡB	速い	大きい	しやすい	少ない	少ない	高い	低い

5. 骨格筋のタイプ

1) 赤筋と白筋

- ミオグロビンを多く含む筋は赤く見えるので赤筋，少ししか含まないものは白筋と呼ばれる．
- 赤筋は細胞内にミトコンドリアを多く含み，毛細血管に富んでいる．主に血液から供給されるグルコースを有酸素的（好気的）に代謝する．赤筋は姿勢の保持のような持続的運動に適していて，疲労しにくい．収縮速度が遅いので遅筋と呼ばれる．例えば，ヒラメ筋は赤筋である．
- 白筋は細胞内のミトコンドリアは少ないがグリコーゲンを多く含み，解糖系酵素の活性が高いため主にグリコーゲンを無酸素的（嫌気的）に代謝する．収縮速度が速いので速筋と呼ばれる．短時間の瞬発的な運動に適していて，大きな張力を発生するが，疲労しやすい．例えば，腓腹筋は白筋である．

2) 筋線維のタイプ

- 多くの場合，個々の筋には，これらの筋線維タイプが混在しているが，その割合は筋によって異なる．赤筋はTypeⅠ線維を多く含み，白筋はTypeⅡB線維を多く含む．
- TypeⅠ線維は小型の運動ニューロンの支配を受け，TypeⅡB線維は大型の運動ニューロンの支配を受ける（→ 4章，60頁参照）．
- 骨格筋を構成する筋線維は，収縮が遅いTypeⅠ（遅筋線維）と速く収縮できるTypeⅡ（速筋線維）に分類される．さらに生化学的な特徴に基づいてTypeⅡはTypeⅡAとTypeⅡBに分類される（表3-2）．

(1) TypeⅠ線維

- 細い筋線維でミトコンドリアやミオグロビンを多く含み，酸化系（有酸素系）の酵素活性が高い．赤筋線維に相当する．

(2) TypeⅡA線維

- TypeⅠ線維とTypeⅡB線維の中間の性質をもつ．

国試に出る

筋線維のタイプとその特徴は様々な分野で求められる知識である．表3-2を参考に正確に理解しよう．

(3) TypeⅡB線維

- 太い筋線維でグリコーゲンを多く含み，解糖系の酵素活性が高い．ミトコンドリアやミオグロビンは少ししか含まない．白筋線維に相当する．

6. 筋肥大と筋萎縮

- 筋が大きくなることを筋肥大といい，個々の筋細胞が太くなる．ボディビルダーのようにレジスタンストレーニング（→ SIDE MEMO）を続けると筋が肥大する．
- 筋が小さくなることを筋萎縮という．寝たきりになって身体を動かさないと筋が萎縮するが，このように筋を使わないために生じる萎縮を廃用性筋萎縮という．また，高齢になると筋萎縮が起こりやすくなる．加齢に伴う筋萎縮をサルコペニアという（→ 16章，277頁参照）．

SIDE MEMO

レジスタンストレーニング：筋力トレーニングともいう．ダンベル，スクワット，腕立て伏せなど，筋肉に負荷（抵抗）をかける動作を繰り返すトレーニングのことで，筋量，筋力，筋持久力の向上に役立つ．

3 心筋と平滑筋

- 心筋は固有心筋と特殊心筋に分類される（→ 8章，130頁参照）．
- 心筋の大部分は固有心筋で，収縮することで心臓から血液を送り出すポンプの原動力を生み出す．心筋という用語は，しばしば固有心筋の意味で使われる．固有心筋は骨格筋と同じように横紋筋である．心筋細胞は基本的に単核細胞で，短い線維状で枝分かれがみられる．隣り合う細胞同士の膜は密接して介在板を形成しており，ギャップ結合などの細胞同士を結合する構造がみられる．ギャップ結合は細胞間をつなぐ通路で，イオンのような小分子を通す．1つの細胞が興奮して細胞内イオン濃度が変化すると，その変化はギャップ結合を介して素早く周囲の細胞に伝わる．このため，多数の細胞で構成される心房筋あるいは心室筋は，ほぼ同時に興奮して収縮する．
- 特殊心筋は刺激伝導系を構成する特殊な心筋で，心臓の拍動リズムの形成および拍動を起こす興奮を伝える働きを担う．筋フィラメントをもたず，収縮しない．
- 平滑筋は紡錘形の単核細胞である．平滑筋細胞もアクチンフィラメントとミオシンフィラメントをもつが，その構造は骨格筋と異なっており，フィラメントの向きはバラバラで規則性はない．また，筋フィラメントの量も少ない．
- 骨格筋，心筋，平滑筋の特徴を**表3-3**にまとめる．

国試に出る

骨格筋，心筋，平滑筋の特徴について**表3-3**を参考に整理しておこう．

表3-3　骨格筋，心筋，平滑筋の特徴

	骨格筋	心筋	平滑筋
横紋構造	ある	ある	ない
細胞の形状	細長い円筒状	分岐がみられる	紡錘形
細胞核の数	多核	主に単核	単核
細胞間の結合	ない	ある〔介在板（ギャップ結合など）〕	ある（ギャップ結合）
神経支配	体性運動神経	自律神経	自律神経
収縮の調節	随意	不随意	不随意
自動性	ない	結節組織にある	一部の平滑筋にある
活動電位の絶対不応期	1〜2ミリ秒	200〜300ミリ秒	50〜100ミリ秒
単収縮の持続時間	0.03〜0.1秒	0.5秒	数秒
収縮の加重	主に強縮する	常に単収縮する	主に強縮する
疲労	しやすい	しにくい	しにくい
筋小胞体	よく発達している	中等度に発達している	ほとんどない

mini test

次の文章で，正しいものには〇を，誤っているものには×を付けなさい.

Q1 筋原線維の暗帯はアクチンフィラメントで構成される.

Q2 筋収縮において，A帯は長さが変わらない.

Q3 筋収縮時に，筋小胞体からCa^{2+}が細胞質に放出される.

Q4 日常生活における骨格筋の収縮は，基本的に単収縮である.

Q5 心筋は主に強縮を繰り返している.

Q6 筋が引き伸ばされると，静止張力は増大する.

Q7 骨格筋内のATP合成にクレアチンリン酸が利用される.

Q8 有酸素運動では，筋は血液が供給する物質を利用して代謝を行う.

Q9 骨格筋線維のTypeⅠは，TypeⅡBよりミオグロビンが少ない.

Q10 心筋と骨格筋にはギャップ結合がある.

[解答]

Q 1.	×	太いミオシンフィラメントで構成される.
Q 2.	○	
Q 3.	○	
Q 4.	×	基本的に強縮である.
Q 5.	×	心筋は常に単収縮を繰り返している.
Q 6.	○	
Q 7.	○	
Q 8.	○	
Q 9.	×	TypeⅠは血管やミオグロビンが多い.
Q 10.	×	心筋と平滑筋にギャップ結合がある.

4章

運動

学習のねらい

- 運動ニューロンと運動単位について説明できる.
- 主要な運動反射について説明できる.
- 伸張反射の反射弓を説明できる.
- 筋電図について説明できる.
- 随意運動には様々な神経系がかかわっていることを理解する.
- 皮質脊髄路を説明できる.
- 歩行パターンが形成される仕組みを理解する.

1 運動の概要

- 私たちは,「喉が渇いたので水を飲む」「ボールが飛んできたので避ける」というように, 自分の意思で身体を動かして目的に沿った行動をしている. このためには, 様々な感覚や記憶などを統合して状況を認識し, どの筋をどのような順序でどれぐらい収縮(弛緩)させるかを瞬時に決めて実行する必要がある.

- 目的に沿った運動を遂行するときには, 脳の様々な領域が働いて運動の計画・プログラムが作成され, 最終的に運動ニューロンを介して個々の骨格筋に指令が出る.

- 呼吸のように意識しなくても骨格筋運動が行われる場合もある. 呼吸筋は脳幹の呼吸中枢から絶えず指令を受け, 呼吸運動を行っている.

- 咀嚼や歩行は自動性が高い運動で運動の開始と停止は自分の意思で行われるが, 運動中は意識しなくても自動的に行われる. 自動的な運動のパターンは, 中枢神経内の神経回路で形成されて実行される.

- 姿勢調節も無意識に行われるが, これは固有感覚, 平衡感覚, 視覚などの感覚入力による反射性調節である.

- 練習によって獲得された(熟練した)運動プログラムは, 意識しなくても作動することがある. 例えば, テニスの初心者はラケットの振り方やボールを打つときの体重移動などをその都度, 意識しないとできないが, 上達すると考えなくても(無意識のうちに)自然に身体が動いてボールを打てるようになる.

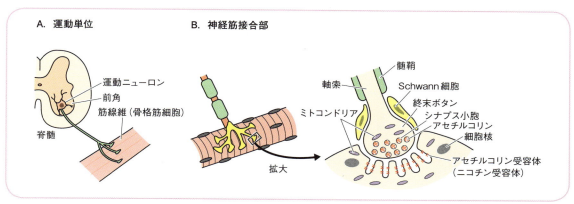

図 4-1 運動単位と神経筋接合部

- 本章では運動にかかわる中枢神経系の働きを中心として，運動機能が調節される仕組みを学ぶ.

2 運動単位

1. 運動単位と神経支配比

国試に出る
運動単位と神経支配比について，正確に理解しておこう.

1) 運動ニューロンと運動単位

- 骨格筋は運動ニューロンによって支配されている．大多数の骨格筋線維は，収縮・弛緩によって身体を動かしている錘外筋線維で，α運動ニューロンによって支配されている．一部の特殊な骨格筋線維（筋紡錘内の錘内筋線維）は筋の伸張受容器として働いており，γ運動ニューロンによって支配されている．特に断りがない限り "筋線維" という用語は錘外筋線維，"運動ニューロン" という用語はα運動ニューロンの意味で用いられる.
- 1つの運動ニューロンの軸索は，筋線維の近くで枝分かれして複数の筋線維にシナプスを形成する（図4-1A）．1つの運動ニューロンと，それによって支配される筋線維群を運動単位という．1つの運動単位に属する筋線維群は，その運動ニューロンが活動すると，同時に活動電位を発生し，収縮する.

2) 神経支配比

- 1つの運動ニューロンが支配する筋線維の数を神経支配比という．神経支配比が大きければ1つの運動ニューロンが活動したときに多数の筋線維が同時に収縮する．神経支配比は，外眼筋や手指の筋（虫様筋など）のように細かい動きをする筋では小さく，体幹や上肢・下肢など大きな力を発揮する筋では大きい（表4-1）.

表4-1 神経支配比（ヒト）

筋	神経支配比	運動ニューロンの軸索数	筋線維数
側頭筋	936	1,331	1,247,000
外側直筋	5	4,150	22,000
上腕二頭筋	750	774	580,000
第一虫様筋	108	96	10,269
前脛骨筋	562	445	250,000
内側腓腹筋	1,800	579	1,120,000

(Enoka, R.M., Neuromechanics of Human Movement 5th ed., Human Kinetics, 2015のデータに基づく)

3) 神経筋接合部

- 運動ニューロン（神経終末）と骨格筋細胞の間のシナプスを神経筋接合部という．ここで神経終末は終末ボタン（シナプスボタン）と呼ばれる膨らみを形成する（図4-1B）．終末ボタンには，アセチルコリンの入った多数のシナプス小胞がみられる．
- 神経筋接合部の骨格筋細胞膜にはアセチルコリン受容体（ニコチン受容体）が存在する（➡ SIDE MEMO）．ニコチン受容体はイオンチャネル型で，アセチルコリンが結合するとチャネルが開いてNa$^+$が細胞内に流入し，筋細胞に活動電位が発生する（➡ 2章，18頁参照）．

2. 運動単位の種類

- 運動単位は，構成する運動ニューロンと筋線維の性質に基づいて，S型（slow-twitch type）とF型（fast-twitch type）に大別され，F型はさらにFF型（fast-twitch fatigable type）とFR型（fast-twitch fatigue resistant type）に分類される．
- S型運動単位の運動ニューロンは小型で，筋線維はType Ⅰ（➡ 3章，54頁参照）である．FF型運動単位の運動ニューロンは大型で，筋線維はType ⅡBである．FR型運動単位はS型とFF型の中間的な性質をもち，筋線維はTypeⅡAである．
- 1つの筋は多数の運動単位で構成される．ある筋が収縮するとき，収縮に参加する（動員される）運動単位の数が多いほど大きな張力が生じる．
- 随意運動のとき，運動単位が動員される順番には規則性がみられ，最初に小型の運動ニューロンが動員され，その後に大型のニューロンが動員される．これをサイズの原理（Hennemanのサイズの原理）という．

SIDE MEMO

重症筋無力症：自己免疫疾患（➡ 9章，173頁参照）の1つである．筋細胞のニコチン受容体に対する自己抗体が産生されることで神経筋接合部の興奮伝達が障害され，筋の疲労や脱力が起こりやすくなる．

3 運動反射

- 運動反射は，運動神経が遠心路となって骨格筋の収縮あるいは弛緩が起こる反射である．

1. 脊髄反射

1）伸張反射と拮抗抑制

- 腱を軽く叩くと，その腱につながっている筋が一瞬急速に引き伸ばされる．この刺激によって筋紡錘が興奮し，その筋（同名筋）が短縮する伸張反射と，拮抗筋が弛緩する拮抗抑制という2種類の反射が起こる．

（1）筋紡錘

- 筋紡錘は筋伸張受容器で，筋長や筋長の変化速度を検知する．筋組織の大部分は錘外筋線維で，筋紡錘の密度は低い．抗重力筋（→ SIDE MEMO）のように持続的に収縮する筋や手内筋のように繊細な動きをする筋においては，筋紡錘の密度が比較的高い．

①錘内筋線維

- 筋紡錘は，数本の特殊な短い筋線維（錘内筋線維）の束が被膜で覆われたもので，紡錘形をしている（図4-2A）．
- 錘内筋線維は錘外筋線維と平行に並んでいる（並列）．錘外筋線維の両端は腱に移行して骨に付着するが，筋紡錘の両端は錘外筋線維に付着する．
- 錘内筋線維には細長い核鎖線維と中央が膨らんで太い核袋線維がある（図4-2B）．どちらの錘内筋線維も中央付近には細胞核と求心性神経（感覚神経）がみられる．求心性神経はIa群線維とII群線維の2種類である（→ SIDE MEMO）．Ia群線維は核鎖線維と核袋線維の両方の中央部に終末し，一次終末と呼ばれる．II群線維は主に核鎖線維に終末し，二次終末と呼ばれる．
- 筋（錘外筋線維）の長さが変化すると，錘内筋線維の長さも変化する．錘内筋線維の中央部が長くなると（伸張すると），求心性神経（感覚神経）の活動が増え，短くなると活動が停止する（図4-3）．Ia群線維（一次終末）は主に筋長の変化速度によく反応し（動的応答），瞬間的な筋伸張にも応答する．II群線維（二次終末）は主に筋の長さの情報を伝える（静的応答）．

②γ運動ニューロン

- 錘内筋線維のアクチンフィラメントとミオシンフィラメントは両端にのみ存在する．γ運動ニューロンは錘内筋線維の両端に分布する（図4-2B）．γ運動ニューロンが活動して錘内筋線維の両端が収縮すると，錘内筋線維の中央部が引き伸ばされて求心性神経が興奮する．
- γ運動ニューロンが活動すると，錘外筋の長さが変わらなくても（静止長のままでも），あるいは短くなっても，筋紡錘からの求心性神経活動が亢進する（図4-4）．このようにしてγ運動ニューロンは筋紡錘の感度を調節している．

SIDE MEMO

抗重力筋：重力に対抗して働く筋肉の総称で，脊柱起立筋，腹直筋，大殿筋，大腿四頭筋，下腿三頭筋などがある．姿勢を維持するときには，常に抗重力筋のどれかが収縮している．

国試に出る

筋紡錘の構造と機能については，イラストを用いて，確実に把握しておきたい．

SIDE MEMO

筋紡錘の求心性神経：Ia群線維・II群線維と呼ぶことが多いが，Ia群神経線維・II群神経線維，Ia群求心性線維・II群求心性線維ということもある．

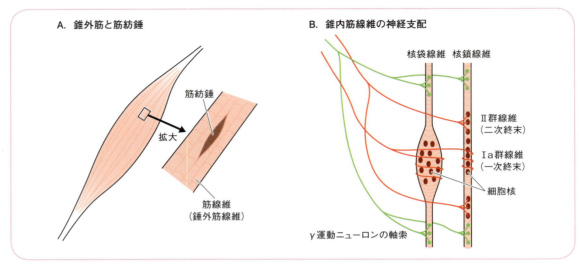

図4-2 筋紡錘と錘内筋線維

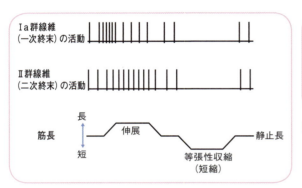

図4-3 筋長の変化に対するIa群およびⅡ群線維の応答

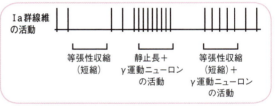

図4-4 γ運動ニューロンの活動がIa群線維の活動に及ぼす効果

③ α-γ連関
- 随意的に筋を収縮させるとき，その筋を支配するα運動ニューロンとγ運動ニューロンは上位中枢からの指令によって同時に活動する．これをα-γ連関（α-γ共活動）という．α運動ニューロンが興奮して筋が短縮すると，筋紡錘からの求心性神経の活動は停止するが，このときγ運動ニューロンが働くことによって，筋が短縮していても筋紡錘からの求心性神経の活動は維持されて，感度が適切に保たれる．

(2) 伸張反射
- 代表的な伸張反射として膝蓋腱反射を例にとって説明する．膝蓋腱を打腱器で軽く叩くと，腱につながる大腿四頭筋が瞬間的に引き伸ばされ，筋紡錘のIa群線維が興奮する．Ia群線維は脊髄で大腿四頭筋を支配するα運動ニューロンにシナプスを形成し，この運動ニューロンを興奮させる．これにより同名筋

4章　運動

国試に出る

伸張反射と自原抑制の反射弓は表や図を参考にしっかり理解しよう.

表4-2　伸張反射と自原抑制（Ib抑制）の反射弓

反射弓の構成要素	伸張反射	自原抑制（Ib抑制）
受容器	筋紡錘（錘内筋線維）	Golgi腱器官（腱受容器）
求心路	Ia群線維	Ib群線維
反射中枢	脊髄	脊髄
遠心路	α運動ニューロン	α運動ニューロン
効果器	同名筋（収縮）	同名筋（弛緩）

（この例では大腿四頭筋）が収縮し，下腿が挙上する（**図4-5**）.

- 筋が引き伸ばされたときに伸張反射が起こることによってその筋は収縮する. このように伸張反射は筋の長さを安定に保つように働く.

- 伸張反射は脊髄内で1つのシナプスを介する. このように反射弓で求心路が1つのシナプスを介して遠心路につながる反射を単シナプス反射という. 多くの反射は中枢神経内で複数のシナプスを介する多シナプス反射である.

- 伸張反射は膝蓋腱反射の他，上腕二頭筋反射，上腕三頭筋反射，アキレス腱反射などがある. いずれも腱を叩くことで誘発されるので"○○腱反射"と呼ばれるが，受容器は腱ではなく筋紡錘（錘内筋線維）であることに注意してほしい（**表4-2**）.

- 臨床では伸張反射を深部腱反射と呼び，運動障害の原因を調べる検査として応用されている. 伸張反射は，錐体路障害のように上位中枢が原因の運動障害では亢進し，脊髄の反射中枢やα運動ニューロンが原因の運動障害では減弱する.

(3)　拮抗抑制（相反性Ia抑制あるいはIa抑制）

- ある筋の筋紡錘（Ia群線維）が興奮すると，伸張反射が起こって同名筋（拮抗筋に対しては主動筋という）が収縮するのと同時に，拮抗筋は弛緩する（**図4-5**）. この拮抗筋でみられる反射を拮抗抑制（相反性Ia抑制あるいはIa抑制）という.

- 拮抗抑制の脊髄内経路には，Ia群線維から抑制性ニューロン，抑制性ニューロンから拮抗筋支配のα運動ニューロン，という2つのシナプスがみられる（2シナプス反射）.

2) 自原抑制

(1)　Golgi（ゴルジ）腱器官（腱受容器）

- Golgi腱器官（腱受容器）は腱に存在する（筋線維と直列に位置する）受容器で，求心性神経はIb群線維である.

- Golgi腱器官は，筋の収縮（張力の発生）によってわずかに腱が引き伸ばされる

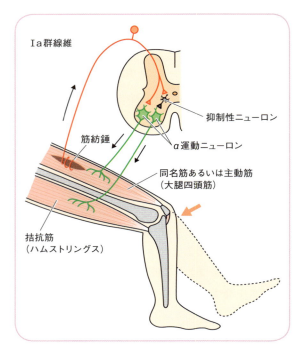

図4-5 伸張反射と拮抗抑制

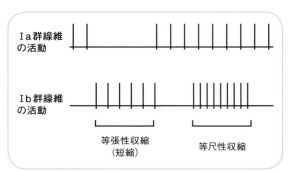

図4-6 筋収縮に対するIa群およびIb群線維の応答

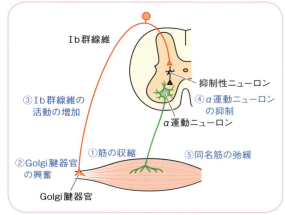

図4-7 自原抑制

のを検出する．

- 筋が静止長のとき，Golgi腱器官からのIb群線維はほとんど活動していないが，筋が収縮すると活動する（図4-6）．このようにGolgi腱器官は筋張力のセンサーとして働く．

(2) 自原抑制（Ib抑制）

- 筋の収縮によってGolgi腱器官が興奮すると，その情報はIb群線維を通って脊髄に伝えられる．Ib群線維は脊髄内で抑制性ニューロンにシナプスを形成し，この抑制性ニューロンが同名筋を支配するα運動ニューロンを抑制して，同名筋が弛緩する（図4-7，表4-2）．この反射を自原抑制（Ib抑制）という．自原抑制により，筋の収縮状態は安定に保たれる．

3) 屈曲反射と交叉性伸展反射

(1) 屈曲反射

- 画鋲を足で踏んだときのように，強い刺激が加わると，足を引っ込める反射が起こる．このような反射を屈曲反射という．

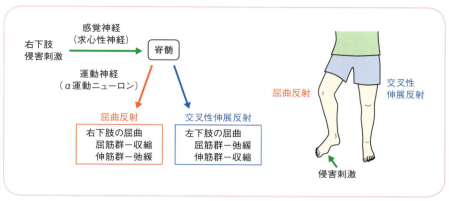

図4-8 屈曲反射と交叉性伸展反射

- 屈曲反射は基本的に皮膚の侵害刺激（組織を損傷するような刺激）によって誘発され，刺激された肢で屈筋の収縮と伸筋の弛緩が同時に起こる（図4-8）．
- 屈曲反射は危険から身体を遠ざける防御反射の1つである．

(2) 交叉性伸展反射

- 侵害刺激によって足を引っ込め屈曲反射が起こるとき，反対側の足は反射性に伸展して体重を支える．これを交叉性伸展反射という．この反射は，屈曲反射が起こったときに姿勢を維持するのに役立つ．
- 交叉性伸展反射では，刺激と反対側の肢で，伸筋の収縮と屈筋の弛緩が同時に起こる（図4-8）．

4) 表在反射

- 皮膚や粘膜の刺激によって誘発される運動反射を表在反射という．表在反射の反射経路は複雑で，脊髄を中枢とする反射弓に加えて上位中枢も関与している．
- 表在反射は弱い反射で，健常人でもみられないことがある．しかし，両側で反射を調べて一側だけで異常がみられる場合は，錐体路障害などの可能性がある（→ SIDE MEMO）．以下に代表的な表在反射を紹介する．
- 腹壁反射：腹壁の皮膚を外側から内側にこすると，刺激側の腹筋が収縮する．
- 挙睾筋反射：大腿内側の皮膚を上から下にこすると，刺激側の挙睾筋が収縮して精巣が挙上する．
- 足底反射：足底の皮膚を踵から前方にこすると，母趾が足底へ屈曲する．

2. 脳幹反射

- 脳幹には第Ⅲ～Ⅶ，Ⅸ～Ⅻ脳神経の運動ニューロンの起始核（ニューロンの細胞体の集まり）があり，頭部，顔面，咽頭・喉頭などの筋を支配している．ここでは脳幹に反射中枢がある主要な運動反射について説明する．

SIDE MEMO

Babinski（バビンスキー）反射：足底を強くこすると，（足底反射と逆に）母趾が背屈する反射．乳児でみられ1～2歳ころまでに消失する．成人でBabinski反射がみられるのは病的で，錐体路障害が強く疑われる（錐体路徴候）．

ADVANCED

陽性支持反応：足底の皮膚刺激によって，刺激された足が伸展する反射で，新生児を抱えて足底を床につけるとこの反応がみられる．歩行中や立位のときに姿勢を安定に保つのにかかわると考えられている．

1) 姿勢の保持にかかわる反射

(1) 緊張性頸反射

- 頸部の関節や筋の受容器（固有受容器, → 5章, 83頁参照）の刺激により，四肢の伸展や屈曲が起こる反射である．緊張性頸反射は乳児でみられる反射で，成人では通常はみられない（→ SIDE MEMO）．ただし，スポーツをしているときなどには，健常成人でもこの反射がみられることがある．

①対称性緊張性頸反射

- 乳児を腹臥位で抱えて頸を伸展（後屈）させると上肢の伸展と下肢の屈曲が，前屈させると上肢の屈曲と下肢の伸展が起こる．

②非対称性緊張性頸反射

- 乳児の頭を一側に（左右のどちらかに）回旋させると，回旋側の上肢と下肢が伸展し，反対側の上肢と下肢は屈曲する．
- 中枢神経系が障害されると，成長した後でもこの反射がみられることがある．また，健常成人においても，野球で側方の高い位置に来たボールを片手でキャッチするときや，フェンシングのときなどに，この反射がみられることがある．

(2) 緊張性迷路反射

- 頭が傾いて内耳の卵形嚢や球形嚢（→ 5章, 97頁参照）が刺激されると，四肢の伸展や屈曲が起こる反射である（→ SIDE MEMO）．例えば，頭が左右のどちらか一側に傾くと，傾いた側の肢が伸展し，反対側の肢は屈曲する．

(3) 立ち直り反射

- 姿勢が崩れたときに正しい位置（重力に対して正しい立位）に戻す反射である．この反射は頸部の関節や筋からの固有感覚，皮膚感覚，平衡感覚，視覚などによって誘発される．
- 視覚によって誘発される反射には大脳皮質（視覚野）がかかわるが，他の感覚で誘発される場合，反射中枢は脳幹である．

2) その他の脳幹反射

- 頭部の回旋により回旋と逆方向に眼球が動く前庭動眼反射，結膜や角膜の刺激で眼瞼が閉じる瞬目反射（眼瞼閉鎖反射，角膜反射），咽頭に触れた食物を飲み込む嚥下反射（→ 10章, 180頁参照），くしゃみ反射，咳反射（咳嗽反射）なども脳幹に反射中枢がある．

4 筋電図

- 筋電図は骨格筋の活動電位を，針電極や表面電極などを用いて記録したものである．

SIDE MEMO

原始反射：生まれてすぐみられる反射で，生後2～4か月で消失し始める．非対称性緊張性頸反射，陽性支持反応，吸啜反射（口に入った乳首や指を強く吸う），手掌把握反射（手掌に触れたものを握る）などがある．

SIDE MEMO

緊張性迷路反射と緊張性頸反射：頭頸部が傾くときには通常，頸部の固有受容器と内耳の前庭器官が同時に刺激される．動物で研究する際にはこれらの反射を純粋に分離できるが，ヒトでこれらを区別するのは難しい．

1. 針筋電図と表面筋電図

- 針筋電図は，筋に細い針電極を刺入して，局所の筋線維の活動を記録したものである．運動単位の活動を調べることができ，神経筋疾患の診断に役立つ．末梢運動ニューロン，神経筋接合部，筋線維が障害されると，障害部位によって筋電図の波形やパターン（活動電位の出現頻度など）に特徴的な変化が現れる．
- 表面筋電図は，被検筋上の皮膚に2つの電極（表面電極，電極間距離は2cm程度）を設置し，電極周囲の広い領域から筋の活動電位を記録する．表面筋電図は随意運動の動作解析や，患者が自分の筋電図をみながら筋活動をコントロールする治療（バイオフィードバック療法）などに用いられる．

2. 誘発筋電図

- 神経刺激によって誘発される筋電図を誘発筋電図という．

1) H波とM波

- 誘発筋電図の一例として，膝窩に設置した電極で皮膚直下の脛骨神経を電気刺激し，下腿三頭筋上の皮膚に設置した表面電極で記録する場合について説明する（図4-9）．
- 刺激を受けてから反応が現れるまでの時間を潜時という．電気刺激の強度を少

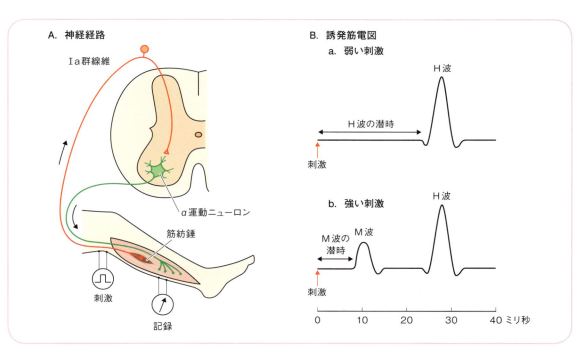

図4-9 誘発筋電図
脛骨神経を電気刺激し，下腿三頭筋で誘発筋電図を記録する場合を示す．

しずつ上げていくと，まず長い潜時〔20〜30ミリ秒（ms）〕のH波が出現し，さらに刺激を強くすると短い潜時（数ミリ秒）のM波も現れる（図4-9B）.

- H波は，脛骨神経に含まれるIa群線維が刺激され，その興奮が脊髄に伝わり，シナプスを介して反射性にα運動ニューロンを興奮させて生じる．つまりH波は伸張反射の誘発筋電図である．一方，M波は脛骨神経に含まれるα運動ニューロンの軸索（Aα線維）の刺激によって誘発される.

- H波とM波の波形，波高，潜時などは，運動障害の原因を解明するのに役立つ.

2) 運動神経伝導速度の検査

- 誘発筋電図を記録することによって運動神経の伝導速度を調べることができる．ここでは一例として，正中神経に含まれる運動神経の伝導速度を調べる場合について説明する.

- 手掌で短母指外転筋の筋電図（M波）を記録し，肘部と手関節部でそれぞれ正中神経へ電気刺激を加える．肘部と手関節部に設置した刺激電極間の距離と，それぞれの刺激で誘発されたM波の潜時の差から，正中神経に含まれる運動神経の伝導速度を以下の式で計算する.

$$伝導速度（m/s）= \frac{刺激電極間の距離（mm）}{〔肘刺激でのM波の潜時 - 手関節刺激でのM波の潜時（ms）〕}$$

5 随意運動にかかわる中枢神経系

- 自分の意思で目的に沿った運動を行うためには，身体内外の状況を認識・予測して適切に筋を動かす必要があり，運動の実行に先立って適切な運動の計画・プログラムが作成されている.

- 随意運動は中枢神経系の多くの領域によって階層的に制御されており（図4-10），複雑な過程であっても短時間で処理され，瞬時に身体を動かすことができる.

1. 運動皮質

SIDE MEMO

帯状皮質運動野：帯状皮質運動野も運動皮質（高次運動野）の1つである．帯状皮質運動野は帯状回（大脳辺縁系の一部）のすぐ上に位置しており，情動に関連した運動にかかわると考えられている.

- 大脳皮質で随意運動の制御にかかわる領域を運動皮質（あるいは運動関連領野）と呼ぶ．運動皮質としては，前頭葉（中心前回）の一次運動野（Brodmannの4野）と，その前方の運動前野と補足運動野（6野）がよく知られている（図4-11）（→SIDE MEMO）.

- 一次運動野に対して，運動前野や補足運動野などの運動皮質を高次運動野と呼ぶことがある．一次運動野は筋細胞に直接的に指令を出しており，損傷により運動麻痺が生じる．運動前野や補足運動野が損傷しても麻痺は起こらないが，動作がぎこちなくなったり，自分の意思で運動を開始することが難しくなった

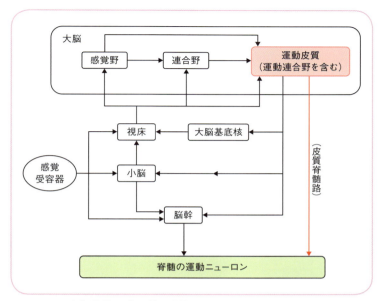

図4-10　随意運動の階層的な制御

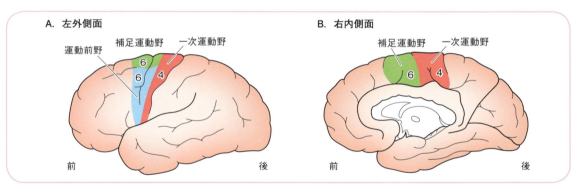

図4-11　主要な運動皮質
数字はBrodmannの脳地図の番号を示す．

りする．
- 随意運動は内的欲求や外的誘因などによって引き起こされる．適切な運動を行うためには，身体内外の感覚情報や記憶の情報に基づいて運動の計画・プログラムを作成し実行する必要がある．サルでの研究によると，運動前野は視覚などの感覚刺激に基づく運動の遂行に，補足運動野は記憶に基づく運動の遂行に重要な働きを担う．

2. 運動皮質からの下行路

- 運動皮質から脳幹あるいは脊髄の運動ニューロンに指令を伝える経路は，錐体路とそれ以外の経路（錐体外路）に大別される（図4-12）．

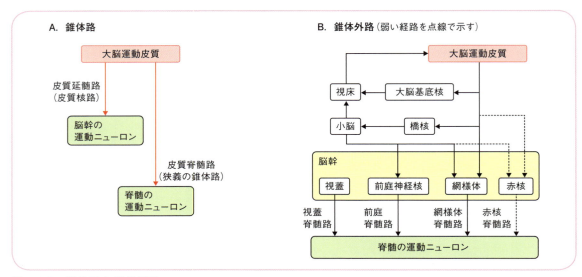

図4-12 錐体路と錐体外路

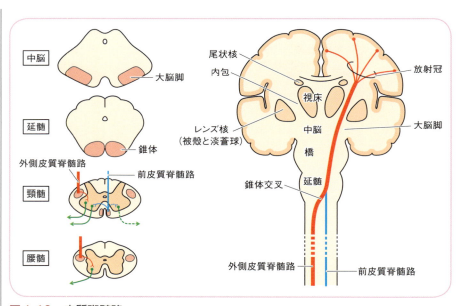

図4-13 皮質脊髄路

- 古くは錐体路が随意運動を，錐体外路が不随意運動を制御すると考えられていた．しかし，錐体路と錐体外路の間には神経線維連絡があり，それぞれが独立して働いているわけではない．

1) 錐体路

- 狭義の錐体路は大脳の運動皮質に存在するニューロン（錐体路ニューロン）の

📝 **国試に出る**

錐体路の経路は様々な分野で必要とされる知識なので，しっかり把握しておこう．

軸索が脊髄に直達性に下行する経路（皮質脊髄路）である（図4-13）.

- 錐体路ニューロンの軸索の大部分は延髄錐体で反対側に交叉し（錐体交叉），脊髄の側索を通って下行して手足の筋を支配する運動ニューロンに指令を伝える（外側皮質脊髄路）. 一部の軸索は同側の前索を下行，主に体幹の筋を支配する運動ニューロンに指令を伝える（前皮質脊髄路）.
- 広義の錐体路は皮質延髄路（皮質核路）も含む（図4-12A）. 皮質延髄路は運動皮質から脳幹の運動ニューロンに直達性に下行し，頭部・顔面の筋を支配する. 上部顔面筋（眼輪筋など）や咀嚼筋など多くの筋は両側性に支配されるが，下部顔面筋（口輪筋など）は対側性に支配される.

2) 錐体外路

- 錐体外路という用語は，大脳基底核から脊髄への運動性下行路，すなわち錐体路とは別の（独立した）下行路が存在すると想定して考案された. しかし，その後，大脳基底核からの脊髄への下行路はないことが明らかにされた. 現在，錐体外路は錐体路以外の運動にかかわる経路の総称とされている.
- 錐体外路には，大脳運動皮質や小脳から脳幹で中継されて脊髄に下行する経路，大脳基底核や小脳が運動皮質との間にループを形成する経路（脊髄に下行しない経路）などがある（図4-12B）.

(1) 脳幹から脊髄に下行する経路

- 脳幹の視蓋，前庭神経核，網様体，赤核から脊髄に下行する経路があり，それぞれ視蓋脊髄路，前庭脊髄路，網様体脊髄路，赤核脊髄路と呼ばれる（図4-12B）.
- 運動皮質から脊髄の運動ニューロンに指令を伝える主要な下行路は直達性の皮質脊髄路（錐体路）であるが，脳幹で中継されてから下行する皮質-網様体脊髄路もある. 皮質-網様体脊髄路は姿勢の調節や歩行運動などにかかわる.

(2) 大脳基底核

- 解剖学的には大脳の深部に存在する神経核群（尾状核，被殻，淡蒼球）を大脳基底核と呼ぶ（図4-14）. これらの神経核群は，間脳の視床下核および中脳の黒質と連絡して，状況に応じた適切な運動を発現するように働く. 生理学や臨床では一般に，尾状核，被殻，淡蒼球だけではなく，視床下核と黒質も含めて大脳基底核と呼ぶ.
- 大脳基底核は大脳皮質の広い領域から入力を受け，視床を介して大脳皮質（主に運動皮質）へ出力する（図4-12B）. この神経回路は主に随意運動プログラムの作成にかかわる.
- 大脳基底核の入力部は線条体（尾状核と被殻からなる），出力部は淡蒼球と黒質である. 線条体から直接あるいは視床下核を介して出力部に連絡する.
- 黒質のドパミンニューロンは線条体に投射し，線条体のニューロン活動を調節する.

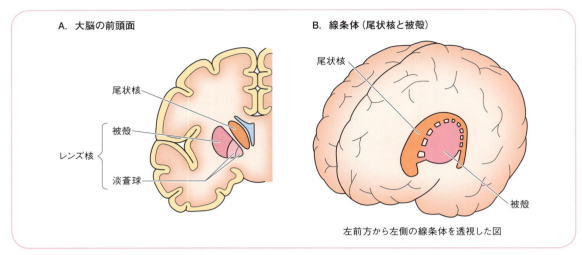

図4-14 大脳基底核（解剖学的） （Bは，坂井建雄：標準解剖学．医学書院，2017．p550，図10-37Aをもとに作図）

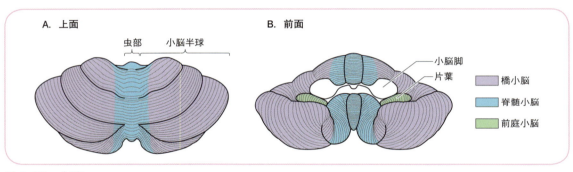

図4-15 小脳

(3) **小脳**

- 小脳はその機能から前庭小脳，脊髄小脳，橋小脳に区分される（**図4-15**）．系統発生学的には前庭小脳が最も古い．最も新しい橋小脳は，ヒトでよく発達している．
- 前庭小脳は前庭器官から入力を受け，身体の平衡の維持や眼球運動にかかわる．
- 脊髄小脳は主に脊髄からの入力（皮膚や筋の情報）を受ける．脳幹を介して脊髄に出力し，姿勢の調節や筋緊張，四肢（近位筋）の運動調節にかかわる．
- 橋小脳は大脳皮質の広い領域からの入力を脳幹の橋核を介して受け取り，視床を介して大脳皮質（主に運動皮質）に出力する．橋小脳は適切な随意運動のプログラムを作成し，協調的で複雑な動作（例：手指の細かい動き，滑らかな発話），熟練した運動を実行するように働く．

国試に出る

小脳の役割については幅広い分野で関連した出題がある．小脳障害で生じる症状もあわせて理解しておこう．

表4-3　小脳性運動失調の症状

小脳性運動失調	具体的な症状の例
筋緊張低下	受動的な関節運動の抵抗の減少
協調運動障害	運動の開始・停止の遅延，測定障害（推尺障害），企図振戦（意図振戦），拮抗運動反復不能，運動解離，構音障害
歩行・平衡障害	立位での体幹動揺，歩行障害（失調性歩行，酩酊歩行など），動揺視（眼振）

- 小脳が損傷されても運動麻痺は起こらないが，筋緊張低下，協調運動障害，歩行・平衡障害などの症状が現れる．これらの症状をまとめて小脳性運動失調と呼ぶ（**表4-3**）．

3) 錐体路症状と錐体外路症状

- 臨床的に，錐体路の障害では運動麻痺，伸張反射の亢進，病的反射などの症状（錐体路症状）が，錐体外路の障害では筋緊張の異常，姿勢の異常，寡動（無動），不随意運動（多動）などの症状（錐体外路症状）が現れる．
- 前述のように錐体外路には様々な神経回路が含まれるが，"錐体外路症状"のように臨床で用いる"錐体外路"は，一般に大脳基底核を指す．
- Parkinson（パーキンソン）病は大脳基底核の障害（錐体外路の障害）で生じる代表的な疾患で，中年以降に発症することが多い．安静時振戦，筋緊張亢進（固縮），無動（寡動），姿勢反射障害などの症状がみられる．Parkinson病の原因は，黒質から線条体に投射するドパミンニューロンの変性・脱落で，ドパミンの前駆体（L-ドパ）は治療薬の1つである．

6　筋緊張

1．筋緊張

- 筋の持続的で適度な収縮状態を筋緊張という．例えば，姿勢保持筋は様々な反射機構によって無意識のうちに持続的に収縮し，姿勢を保持している．

2．筋緊張の異常

- 筋緊張の異常には，痙縮，固縮などがある．痙縮は脳卒中などの錐体路障害でみられ，伸張反射が亢進した状態である．固縮はParkinson病などでみられ，筋が持続的に強く収縮してこわばった状態である．
- 動物での研究で中脳と橋の間で脳を離断（除脳）すると，抗重力筋の緊張が高まって四肢および頸が伸展することが知られている．この現象は1898年に英

国のSherrington（シェリントン）が見出したもので，除脳固縮（γ固縮）と呼ばれる．臨床で用いる"固縮"とは異なる現象である．

- 除脳固縮で筋緊張が亢進する理由は，除脳によって上位脳から脊髄（前角）γ運動ニューロンへの抑制経路が切断され，γ運動ニューロンの活動が過剰になって伸張反射が亢進するためだと考えられている．

- ヒトにおいても，脳出血や脳腫瘍などで中脳が障害されると，動物で見出された除脳固縮と類似した姿勢〔上肢と下肢の伸展と内転（内旋），足の底屈位〕がみられる．臨床ではこの異常姿勢を除脳硬直と呼ぶ．

7 運動学習

- 運動学習には大脳皮質をはじめとして，脳の広い領域が働く．ここでは運動学習における大脳基底核と小脳の働きを説明する．

- 大脳基底核は運動の強化学習（オペラント条件付け）にかかわる（➡ 2章，36頁参照）．これは運動の結果に対する評価（報酬）に基づいて，高い評価を得るようにしていく学習である．

- 小脳は，実行しようとした動きと実際の動きの誤差の情報を受け取っている．この誤差の情報を"教師"として適切な運動を学習していく（教師あり学習）．

- これらの運動学習にはシナプスの可塑性が関与すると考えられている．動物での研究によって，大脳基底核では長期増強と長期抑圧が，小脳では長期抑圧がみられることがわかっている（➡ 2章，26頁参照）．

8 歩行

- 歩行は左右の下肢を交互に動かして全身を移動させる運動である．単純な運動に思えるかもしれないが，直立姿勢を維持しながら身体のバランスを保った状態で下肢を適切に動かすという複雑な運動である．

- 私たちは自分の意思で歩行を開始するが，いったん歩き始めると意識しなくても歩き続けることができる．これは歩行パターンを発生する神経回路（central pattern generator：CPG）の働きによる．

- CPGは脊髄内に存在し，両足のリズミカルで協調的な運動（歩行）を起こす．CPGは上位中枢からの指令や，歩行中に足の感覚などのフィードバック入力を受けている．

- CPGに指令を送っている上位中枢は複数ある．最近のヒトにおける非侵襲的な画像検査によって，大脳運動皮質，大脳基底核，小脳，脳幹などが歩行中に活性化することが示されている．

- 動物での研究では，間脳（視床下核）および中脳のある領域を刺激すると歩行運動が誘発されることが示されている（歩行誘発野）．

9 運動の身体機能への影響

国試に出る

運動における生理学的変化についても幅広い分野で問われる。様々に関連する内容を確実に結びつけて理解しておきたい。

- 日常的に適度な運動を継続すると筋肥大や筋力の増加，心肺機能の向上などがみられる．また適度な運動は生活習慣病の予防に役立つことも，よく知られている．
- 運動中に呼吸，心拍数，血圧などが上昇したり，臓器の血流が変化したりする．これらについては，それぞれの章で説明する．
- 運動中には筋の活動に伴って代謝が高まり，体熱の産生が増える．このときには，体温調節の仕組みが働き，皮膚血流の増加や発汗により熱放散を増やし，体温の上昇を防ぐ（➡ 14章，250頁参照）．

mini test

次の文章で，正しいものには〇を，誤っているものには×を付けなさい．

Q1 運動単位に<u>錐体路</u>が含まれる．

Q2 細かい動きをする筋では<u>神経支配比が小さい</u>．

Q3 筋紡錘の核袋線維と核鎖線維の<u>伸展</u>により，求心性神経が興奮する．

Q4 <u>α運動ニューロン</u>は錘内筋を支配する．

Q5 伸張反射は<u>多シナプス反射</u>である．

Q6 伸張反射は<u>表在反射</u>である．

Q7 伸張反射と拮抗抑制の求心路は，<u>同じⅠa群線維</u>である．

Q8 Golgi腱器官が興奮すると，<u>Ⅱ群線維</u>が興奮する．

Q9 <u>外側皮質脊髄路</u>は，延髄の錐体で交叉して反対側の脊髄を下行する．

Q10 小脳は<u>熟練した運動</u>に関与する．

[解答]

Q 1.	×	運動単位に錐体路は含まれない．
Q 2.	○	
Q 3.	○	
Q 4.	×	γ運動ニューロンは錘内筋を支配する．
Q 5.	×	単シナプス反射である．単シナプス反射は伸長反射のみである．
Q 6.	×	伸張反射は深部腱反射である．
Q 7.	○	
Q 8.	×	Ⅰb群線維が興奮する．
Q 9.	○	
Q 10.	○	

5章

感覚

学習のねらい

- ・感覚の特性を理解する.
- ・感覚の種類を説明できる.
- ・様々な感覚の受容器とその特性を説明できる.
- ・各感覚の伝導路を説明できる.

1 感覚機能の概要

- 感覚は身体内外の状況を捉える機能で, 感覚受容器によって感受される. 感受された情報は感覚神経によって中枢神経系に入り, 大脳皮質の感覚野に伝えられて感覚が生じる. 私たちは様々な感覚情報に基づいて, 適切な行動をとったり, 体内環境を安定に保ったりすることができる.
- 感覚は体性感覚(皮膚や運動器の感覚), 内臓感覚, 特殊感覚(視覚, 聴覚, 平衡覚, 味覚, 嗅覚)に大別される(**表5-1**).
- 生理学や心理学では, 感覚, 知覚, 認知(認識)という用語が使われるが, 感覚と知覚は区別しにくい. 例えば, 目隠しをした状態で金属のスプーンに触れたとしよう. 手が冷たくて硬いものに触れていることを「感覚・知覚」する. 全体を触って, その大きさや形からスプーンであることを「認知」する.
- 感覚情報は感覚・知覚, 認知として意識されるだけではなく, しばしば無意識のうちに反射や情動を引き起こす.

2 感覚受容器と感覚神経

- 感覚受容器(受容器細胞)は, 特定の刺激に強く反応する性質をもつ. 例えば, 視覚の受容器(視細胞)は光に反応し, 味覚の受容器は化学物質に反応する. このような刺激を適刺激という(**表5-1**).
- 感覚受容器が持続的に同じ刺激を受け続けると, その感覚が次第に弱くなることがある. これを感覚の順応という. 例えば, 大勢の人がいる閉め切った部屋に入った瞬間ににおいを感じても, しばらくするとにおいを感じなくなる.
- 順応のしやすさは感覚によって異なる. 嗅覚は順応しやすいが, 痛覚は非常に

表5-1 感覚の種類

感覚の種類		感覚受容器	主な適刺激	感覚の例
体性感覚	皮膚感覚	機械受容器（Merkel盤など） 温度受容器（自由神経終末） 侵害受容器（自由神経終末）	触・圧 温度（温・冷） 組織の損傷（炎症）	触圧覚 温覚，冷覚 痛覚
	深部感覚	機械受容器（筋紡錘など） 侵害受容器（自由神経終末）	筋の収縮・伸展，関節の動き 組織の損傷（炎症）	位置感覚 痛覚
内臓感覚	臓器感覚	機械受容器 化学受容器	中空臓器壁の伸展 血糖値など	満腹感，尿意 満腹感，空腹感
	内臓痛覚	侵害受容器（自由神経終末）	虚血，過伸展，炎症	痛覚
特殊感覚	味覚	化学受容器（味細胞）	水溶性物質	甘味，苦味
	嗅覚	化学受容器（嗅細胞）	揮発性物質	花の香，刺激臭
	聴覚	機械受容器（有毛細胞）	音	音声，楽音
	平衡覚	機械受容器（有毛細胞）	傾き，加速度	頭の向き
	視覚	光受容器（視細胞）	光	明るさ，色

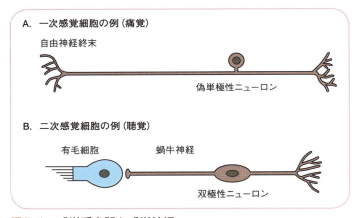

図5-1 感覚受容器と感覚神経

順応しにくい．痛覚は組織が損傷されるようなときに生じるので，この特性は異常に気づいて身体を守るのに都合がよい．

- 感覚受容器（受容器細胞）は適刺激によって受容器電位を発生する．多くの場合，受容器電位は脱分極性で，これによって感覚神経（求心性神経）に活動電位が発生し，その信号が脳や脊髄に伝えられる．このとき刺激の強さは感覚神経の活動電位の頻度に変換される．
- 感覚受容器細胞は，それ自体が感覚神経であるもの（一次感覚細胞，図5-1A）

と，感覚神経に情報を伝えるもの（二次感覚細胞，**図5-1B**）に大別される．

- 感覚神経のニューロンの形態は，2章で示した一般的なニューロン（➡2章，図 2-2A，16頁参照）とは異なる．体性感覚の場合は偽単極性ニューロン（**図5-1A**），嗅神経や内耳神経（蝸牛神経，前庭神経）は双極性ニューロンである（**図 5-1B**）．

- 感覚神経からの情報は，中枢神経系内で複数のシナプスを介して中継され，大脳皮質の一次感覚野に伝えられて感覚が生じる．さらに二次感覚野，連合野，大脳辺縁系など，脳の広範な領域に伝えられて，統合・処理され，認識される．

3 感覚の特性

1. 刺激の強さと感覚の強さの関係

- 刺激が非常に弱いと，それが適刺激であっても感覚受容器は反応しない（感覚が生じない）．感覚が生じるために必要な最小の刺激を刺激の閾値という．刺激を強くすると感覚も強くなり，刺激の大きさ（S）と感覚の大きさ（E）の間には$E＝k・S^n$（kは定数）という関係がみられる．これをStevens（スティーブンス）のべき関数の法則という（**図5-2**）．

- ある大きさの刺激（S）で感覚が生じているときに，刺激の強さを少しずつ大きくしていったとしよう．このとき，刺激が強くなったと気づく最小の刺激強度の差を弁別閾という．弁別閾（ΔS）は最初の刺激強度（S）に比例する［$ΔS/S＝C$（Cは定数）］．これをWeber（ウェーバー）の法則といい，中程度の刺激強度のときに当てはまる．Cの値は感覚によって異なり，視覚（明るさ）では0.02〜0.03（Sの2〜3％），聴覚（音の大きさ）では0.1（Sの10％）ぐらいである．

2. 感覚の投射

- 感覚は大脳皮質（感覚野）に感覚刺激の情報が伝わって，感覚野のニューロンが興奮することによって生じる．

- 肘の内側をぶつけたときに，前腕から手（小指側）の皮膚にしびれたような感覚が生じることがある（**図5-3**）．これは尺骨神経が上腕骨と当たって刺激されて興奮したことによって，支配領域である前腕や手の感覚として意識されたためである．このように感覚は受容器が存在する部位に投射される（感覚の投射の法則）．

3. 側方抑制

- 受容器で感受された感覚情報は，中枢神経系内で複数のシナプスを介して大脳皮質に伝えられるが，それぞれのシナプスで発散と収束がみられる（➡2章，38頁参照）．このため，中枢神経内で中継される間に，情報が広がりやすい．

⚠ ADVANCED

幻肢：手足を失った患者の多くは，失われた手足が存在するかのように感じ（幻肢），痛みを伴うことが多い（幻肢痛）．この機序は十分には解明されていないが，末梢神経の異常活動や脳内神経回路の作用が考えられる．

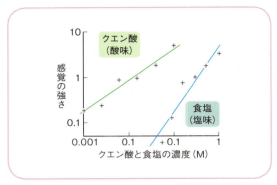

図5-2 刺激の強さと感覚の強さの関係
味覚について計測した一例.
（Borg G, et al. J Physiol, 192（1）：13-20, 1967より）

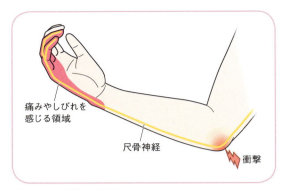

図5-3 感覚の投射
肘の内側に強い衝撃を受けた場合を示す.

- 感覚の伝導路では側方抑制がみられ，感覚刺激に強く反応したニューロンが抑制ニューロンを介して，周囲の弱く反応したニューロンを抑制する（→2章，図2-18F，39頁参照）．この仕組みにより，刺激情報のコントラストが増大し，明瞭になる．

4 感覚の種類

1．体性感覚

- 皮膚や運動器（骨格筋，関節など）の感覚を体性感覚という．体性感覚は皮膚感覚（表在感覚）と深部感覚（運動器の感覚）に大別される．

1）皮膚感覚

- 皮膚は身体の表面を覆って外界と接しており，外界の状況を感受する様々な感覚受容器を備えている（図5-4）．

(1) 感覚点

- 皮膚表面には触圧覚，温覚，冷覚，痛覚を感じやすい部位が点状に分布している（感覚点）．
- 感覚点の分布密度は身体の部位によっても，感覚点の種類によっても異なる（→SIDE MEMO）．感覚点の平均的な分布密度は，痛点＞触圧点＞冷点≧温点で，痛点が非常に多い．

(2) 触圧覚の受容器

- 皮膚の圧迫（皮膚の変形）に応答する機械受容器である．触覚と圧覚は連続していて明確には区別できない．触圧覚の受容器は，刺激に対する順応の特性から，以下の3つのグループ（a，b，c）に分類される（表5-2）．これらの受容

> **SIDE MEMO**
>
> **2点識別(弁別)閾**：皮膚の2点に触圧刺激を加えたとき，2点間の距離が短いと1点と感じる．2点識別閾は2点を識別できる最小の距離で，触圧点の密度が高い手指や口唇では小さく，密度が低い背部などでは大きい．

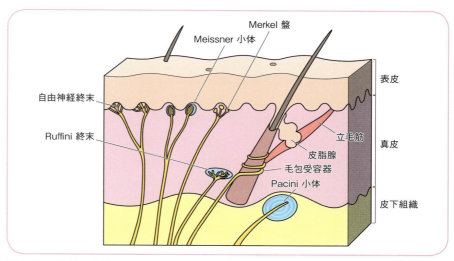

図5-4 皮膚の感覚受容器

Merkel 盤，Ruffini 終末，Meissner 小体，毛包受容器，Pacini 小体からの求心性神経はⅡ群（Aβ）線維，自由神経終末はⅢ群（Aδ）あるいはⅣ群（C）線維である．本図では髄鞘の有無を示さない．

表5-2 触圧覚受容器の刺激に対する順応の特性

順応速度	皮膚無毛部	皮膚有毛部	適刺激	圧刺激に対する求心性神経の反応
遅い	Merkel盤 Ruffini終末	Ruffini終末	持続的な圧（強度）	神経活動
速い	Meissner小体	毛包受容器	動き（速度）	
非常に速い	Pacini小体	Pacini小体	振動（加速度）	圧刺激

国試に出る

表5-2を参考に受容器と適刺激，順応速度の関係を整理しよう．

器からの感覚情報は，Ⅱ群（Aβ）線維を通り（→2章，表2-1，22頁参照），脊髄あるいは脳幹に伝えられる．

a. 刺激の強さを検出するもの〔Merkel（メルケル）盤，Ruffini（ルフィニ）終末〕
・順応しにくく，圧刺激が続いている間は反応し続ける．

b. 刺激の動きを検出するもの〔Meissner（マイスネル）小体，毛包受容器〕
・順応しやすく，圧刺激が続くと反応しなくなる．しかし，刺激が動いている間は反応し続ける．

c. 振動を検出するもの〔Pacini（パチニ）小体〕
・非常に順応しやすく，圧刺激のオンとオフのときにだけ反応し，振動を感受する．

（3） 温度受容器（温受容器と冷受容器）

- 皮膚の温度受容器は温覚あるいは冷覚を検出する（➡14章，250頁参照）．
- 温度受容器は感覚神経線維の末端が表皮の近く，あるいは表皮に侵入して終わったもので，特定の受容器構造はみられない．これを自由神経終末という．
- 感覚神経（＝温度受容器）はⅢ群（Aδ）あるいはⅣ群（C）線維であり，自由神経終末部の細胞膜に温度センサー（TRPチャネル，➡SIDE MEMO）をもっている．

（4） 侵害受容器

- 痛覚は組織を損傷するような刺激によって引き起こされる．組織を損傷する，あるいは損傷する可能性がある刺激を侵害刺激といい，これに応答する受容器を侵害受容器という．
- 侵害受容器は，温度受容器と同じようにⅢ群（Aδ）あるいはⅣ群（C）線維の自由神経終末である（**図5-1A**）．
- 侵害受容器が受容する侵害刺激の種類としては，機械刺激，温度刺激，化学刺激がある．侵害刺激となる機械刺激は強い圧迫など，温度刺激は43℃以上の高温あるいは17℃以下の低温，化学刺激は組織の損傷に伴って生じる化学物質（損傷組織から放出される物質や炎症物質）などである．
- 侵害受容器がどの刺激を受容するかは，自由神経終末の細胞膜に存在する侵害刺激のセンサー（チャネルや受容体などの膜蛋白質）に依存する．
- Ⅲ群（Aδ）線維の自由神経終末は侵害性の機械刺激だけに応答するもの（高閾値機械受容器）あるいは高温刺激（43℃以上の熱刺激）に応答するものがある．
- Ⅳ群（C）線維の自由神経終末は主にポリモーダル侵害受容器で，複数の種類（機械，温度，化学）の刺激に応答する．

①内因性発痛物質

- 損傷細胞から放出された物質および損傷・炎症に伴って産生される物質は，侵害受容器を興奮させたり，感受性を高めたりする．このような物質を内因性発痛物質という．
- 内因性発痛物質には，損傷細胞から放出されるK$^+$，損傷細胞で生成されるプロスタグランジン，組織の損傷がきっかけとなって血中で生成されるブラジキニン，血小板から放出されるセロトニン，肥満細胞から放出されるヒスタミン（➡SIDE MEMO）などがある．

②軸索反射

- 皮膚の侵害受容器の軸索は枝分かれして，その枝は近傍の皮膚に分布する．
- 侵害受容器が興奮すると，活動電位は中枢に伝導される一方，枝分かれした軸索にも逆行性に伝導され，末端から侵害受容器（侵害受容性ニューロン）の神経伝達物質〔サブスタンスP，CGRP（calcitonin gene-related peptide，カルシ

SIDE MEMO

TRP (transient receptor potential) チャネル：類似構造をもつチャネルのグループで，生理的な温度だけではなく，様々な侵害刺激（熱・機械・化学）に応答するものもある．刺激でチャネルが開くとNa$^+$が細胞内に流入し，細胞が興奮する．

SIDE MEMO

ヒスタミンと痒み：発痛物質であるヒスタミンは，量が少ないと痒みを引き起こす．痒みの神経機序の解明は不十分であるが，痛覚と共通する部分が多いと考えられている．

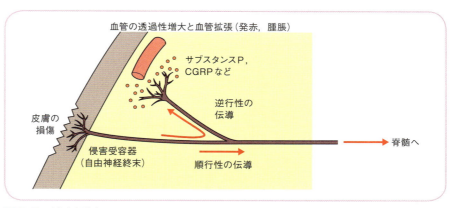

図5-5 軸索反射

トニン遺伝子関連ペプチド）など〕が放出される（図5-5）．サブスタンスPは血管透過性を高め，CGRPは血管を拡張させる．このため，損傷部周辺の皮膚が赤く腫れて痛みが強まる．

- この現象は中枢神経系を介さないので反射ではないが，見かけ上は反射に似ているため軸索反射と呼ばれる．

(5) 皮膚分節

- 皮膚の感覚神経が脊髄神経を通って脊髄に入力する場合，1つの脊髄神経根に含まれる感覚神経が分布する皮膚領域を皮膚分節（dermatome，デルマトーム）という（→SIDE MEMO）．座って手足を前方に伸ばした状態にすると，皮膚分節は脊髄に対応して上から下に規則正しく並ぶ（図5-6）．

2) 深部感覚

- 骨格筋，腱，関節，骨などの感覚を深部感覚といい，固有感覚と深部痛覚がある．固有感覚は身体固有の感覚で，手や足の位置感覚や動き感覚，手でものを持つときに必要な筋力や持ったものの重さの感覚（力・重さの感覚）がある．固有感覚の受容器は機械受容器，深部痛覚の受容器は侵害受容器である．

(1) 機械受容器（固有受容器）

- 固有感覚にかかわる受容器（固有受容器）は，主に骨格筋，腱，関節（関節包や関節靱帯）に存在する．固有受容器には以下のような種類があり，複数の種類の受容器が興奮することによって固有感覚が生じる．
- 骨格筋の筋紡錘と腱の腱受容器は，筋の状態（筋長や筋収縮の状態など）を検出する．関節のRuffini終末，Pacini小体，Golgi終末（腱受容器と類似した受容器）は，関節の角度（位置）や動きの感覚にかかわる．
- 筋紡錘や腱受容器の興奮は固有感覚を起こすだけではなく，運動反射を誘発し，無意識のうちに筋の状態を安定に保つ（→SIDE MEMO）．

SIDE MEMO

筋分節（ミオトーム）：筋でみられる脊髄神経支配の分節性のこと．1つの筋は複数の脊髄分節の神経によって支配され，筋分節の境界は皮膚分節よりも不明瞭である．

SIDE MEMO

緊張性振動反射（tonic vibration reflex：TVR）：筋紡錘は筋伸長だけではなく，振動にもよく反応する．100〜200 Hzの振動刺激は筋紡錘（Ia群線維）を興奮させ，反射性に刺激された筋の収縮と拮抗筋の抑制を起こす．これを緊張性振動反射という．

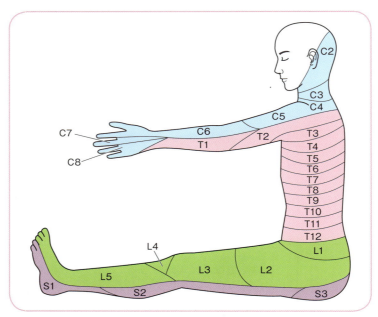

図5-6　皮膚分節

(2) 侵害受容器
- 骨格筋，腱，関節，骨（骨膜）の侵害受容器は自由神経終末で，主にⅣ群（C）線維である．深部痛覚は皮膚の痛覚よりも局在が不明瞭で，組織のどこに異常が生じているかを判別しにくい．

3) 体性感覚の伝導路

- 感覚受容器からの一次ニューロンは中枢内でシナプスを形成して，二次ニューロン，三次ニューロンと中継され，大脳皮質に至る．以下に大脳皮質（頭頂葉）の一次体性感覚野に至る主要な伝導路について説明する．感覚受容器からの情報はこれらの伝導路を通るだけではなく，脊髄・脳幹・間脳を介する反射や，脳幹網様体を介する覚醒（意識）の維持にもかかわる（→2章，31頁参照）．

(1) 体幹と体肢の感覚
- 体幹と体肢の受容器からの一次ニューロンは，脊髄後根を通って脊髄に入力し，その後，主に次の2種類の経路を通って視床に至る（図5-7，→SIDE MEMO）．どちらの経路も，脊髄あるいは延髄で反対側へ交叉するので，脊髄へ入力した感覚情報は反対側の視床および大脳皮質に伝わる．

①後索路-内側毛帯系
- 後索路-内側毛帯系は，皮膚の細かい触圧覚（識別性触覚）と深部感覚（固有感覚）の伝導路である．
- 脊髄に入力した一次ニューロンの軸索がそのまま同側の脊髄後索を上行し，延髄（後索核）でシナプスを形成する．後索核の二次ニューロンの軸索は反対側

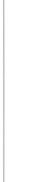

✏️ 国試に出る

体性感覚の伝導路については，解剖学でも問われる．図を活用するなどして整理しておこう．

💬 SIDE MEMO

Brown-Séquard（ブラウン・セカール）症候群：脊髄の半側が切断されると，それよりも下位の固有感覚は切断側で，痛覚と温度覚は反対側で消失し，触圧覚は両側で低下する．これらに加えて切断側の随意運動麻痺もみられる．

5章 感覚

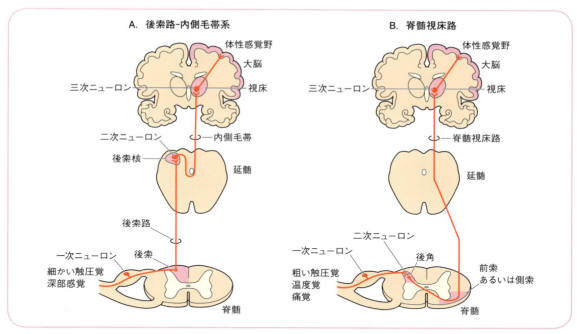

図5-7 体性感覚の伝導路

に交叉してから**内側毛帯**を上行し，**視床**で三次ニューロンとなって**体性感覚野**に至る（**図5-7A**）．

② 脊髄視床路

- **脊髄視床路**は，粗い触圧覚，温度覚と痛覚の伝導路である．
- 脊髄に入力した一次ニューロンは同側の**脊髄後角**でシナプスを形成し，二次ニューロンの軸索は反対側に交叉してから上行し，**視床**で三次ニューロンとなって**体性感覚野**に至る（**図5-7B**）．
- 粗い触圧覚を伝える神経線維は脊髄の前索を上行し（前脊髄視床路），温度覚・痛覚を伝える神経線維は側索を上行する（外側脊髄視床路）（➡SIDE MEMO）．

③ 痛覚の伝達を抑制する仕組み

- 身体には痛覚伝導路のシナプス伝達を抑制する仕組みも備わっている．エンケファリンやエンドルフィンなどの神経伝達物質は鎮痛作用をもち，これらは**オピオイドペプチド**（➡2章，表2-2，24頁参照）と呼ばれ，オピオイド受容体に結合する．モルヒネなどの鎮痛薬もオピオイド受容体に作用し，鎮痛効果をもたらす．（➡SIDE MEMO）
- オピオイド受容体は，脊髄後角や脳幹に，特に多く存在する．脳幹からは**下行性疼痛制御系**（あるいは下行性疼痛抑制系）が脊髄に下行し，脊髄後角における痛覚の一次ニューロンから二次ニューロンへのシナプス伝達を抑制する．
- 痛みを感じたとき，その部位にそっと触れると痛みが和らぐことがある．このような現象のメカニズムとして，Melzack（メルザック）とWall（ウォール）は

SIDE MEMO

侵害刺激による反応：
侵害刺激の情報は脳幹や視床下部，大脳の島皮質や帯状回皮質，内側側頭葉（扁桃体など）にも伝えられ，不快などの情動が生じる．また侵害刺激を避ける反射（屈曲反射など）や行動も起こる．

SIDE MEMO

プラセボ（偽薬）効果：
偽薬（薬としての有効成分を含まないもの）が疼痛を緩和することがある．偽薬の効果には，内因性オピオイドペプチドがかかわると考えられている．

85

1965年に**ゲートコントロール説**を提唱した．ゲートコントロール説では，触圧覚を伝える求心性神経が脊髄後角で痛覚の一次ニューロンから二次ニューロンへの伝達を抑制し，痛覚伝達のゲートを閉じると考えられた．現在，このような神経回路は否定されている．しかし，ゲートコントロール説は痛覚研究に大きな功績を残し，痛覚伝達機構および内因性抑制機構を解明する推進力となった．また，臨床的にも，電気刺激による除痛法〔経皮的神経電気刺激療法（TENS）など〕の開発と発展に寄与した．

(2) 顔面と頭部の感覚

- 顔面と前頭部からの一次ニューロンの軸索（三叉神経）は脳幹に入力し，三叉神経核でシナプスを形成する．三叉神経核の二次ニューロンの軸索は反対側に交叉してから上行し，視床で三次ニューロンとなって大脳皮質（体性感覚野）に至る．

2. 内臓感覚

- 内臓感覚は内臓の受容器からの情報が大脳皮質に伝えられて感覚として認識されるものを指す．臓器感覚（満腹感，空腹感，便意，尿意など）と内臓痛覚に大別される．
- 内臓感覚受容器からの情報は，自律神経の求心性神経（内臓求心性神経）によって中枢神経系に伝えられる．大脳皮質で感覚されるものは一部で，多くの内臓求心性情報は大脳皮質で感覚されずに（意識されずに）反射性調節にかかわる．例えば，動脈壁に存在する血圧の受容器からの情報は脳幹に伝えられ，反射性に血圧を調節する（→8章，144頁参照）．

1) 臓器感覚

- 臓器感覚は，それぞれの臓器に分布する機械受容器，化学受容器などによって感受される（→ SIDE MEMO）．例えば，膀胱に尿が溜まって膀胱壁が伸展されると，その情報は機械受容器（伸展受容器）によって検出され，求心性神経（副交感神経）を通って脊髄に入り，大脳皮質に伝えられて尿意を起こす．小腸や肝臓に存在するグルコース受容器（化学受容器）からの情報は空腹感や満腹感を起こし，食欲の調節にかかわる．

2) 内臓痛覚

- 内臓痛覚の侵害受容器は自由神経終末で，主にⅣ群（C）線維である．
- 内臓痛覚は，虚血，内臓壁（平滑筋）の過度の伸展・収縮，炎症などで起こる．例えば，狭心症（心筋の虚血）や腸閉塞（閉塞部より上部の腸管壁の過度の伸展・収縮）で強い痛みが生じる．
- 内臓痛覚も深部痛覚と同じように局在が不明瞭であるため，胆石症や膵炎の患者は胃痛を訴えることがある．

📝 **SIDE MEMO**

臓器感覚の受容器：臓器感覚の受容器（機械受容器も含む）の大多数は，内臓求心性神経の自由神経終末〔Ⅲ群（Aδ）あるいはⅣ群（C）線維〕である．

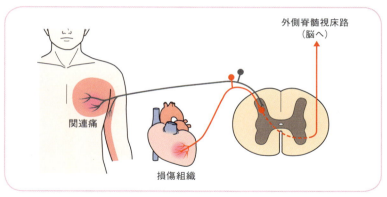

図5-8 関連痛

- 内臓に異常があるときに特定の領域の皮膚に知覚過敏や痛みを感じることがある．この現象は関連痛と呼ばれ，例えば，狭心症の患者はしばしば左胸部から左腕内側部の皮膚に痛みを感じる（図5-8）．この機序として，内臓の侵害受容器からの情報と皮膚の侵害受容器からの情報が脊髄内で共通の上行路を通るためという説がある．

3. 特殊感覚

- 視覚，聴覚，平衡覚，嗅覚，味覚を特殊感覚といい，それぞれの感覚を感受する特別な感覚器が備わっている．

1) 視覚

- 視覚は光によって引き起こされる．光は電磁波の一種で，ヒトが見ることができる波長の範囲（可視域）は380〜780 nmぐらいである．
- 視覚の受容器細胞は視細胞である．眼球の奥の網膜に存在し，光を感受する．
- 眼球をカメラに例えると，角膜と水晶体はレンズ，虹彩は絞り，網膜はフィルムに相当する（図5-9）．光が眼に入ると，角膜と水晶体で屈折して網膜に像が結ばれる（→SIDE MEMO）．眼に入る光の量は虹彩の作用（瞳孔の大きさ）によって調節される．
- 眼房（角膜と水晶体の間）は眼房水という液体で満たされている．眼房水は毛様体で産生され，角膜と虹彩の接合部〔Schlemm（シュレム）管〕から排出される（→SIDE MEMO）．角膜と水晶体には血管が分布していないが，眼房水が栄養や酸素を供給する．

(1) 網膜の構造

- 眼に入った光は角膜，水晶体，硝子体を経て網膜に至る．網膜は内側の神経層と外側の色素上皮層からなる．神経層には視細胞，双極細胞，水平細胞，アマクリン細胞，神経節細胞，ミュラー細胞が存在し，色素上皮層には色素上皮細胞が存在する（図5-10）．

SIDE MEMO

白内障：白内障は水晶体が白く濁って視力が低下した状態で，70歳代以上で好発する．加齢によるものが多いが，糖尿病やアトピー性皮膚炎などに合併することもある．

SIDE MEMO

緑内障：眼房水の産生と排出のバランスが崩れて眼圧が上昇すると，視神経の損傷により視野が障害され，失明に至ることもある．これを緑内障といい，40歳代以降に好発する．わが国では正常眼圧緑内障の患者が多い．

> **国試に出る**
> 視覚については満遍なく問われる．構造と機能の理解は必須である．

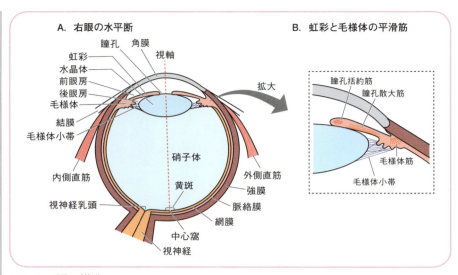

図5-9 眼の構造

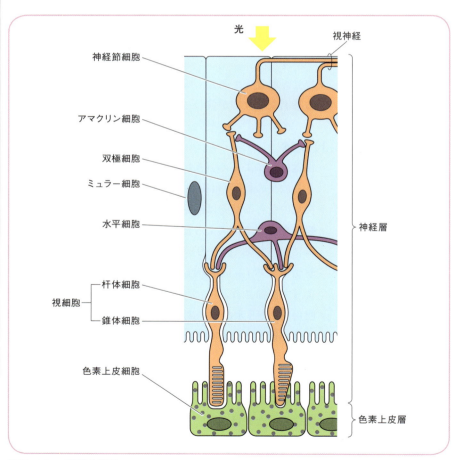

図5-10 網膜の構造

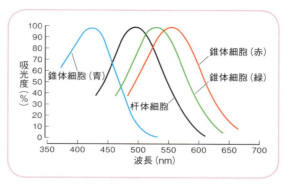

図5-11　視細胞の特性
各視細胞の吸光度の最大を100%として示す．（波長：波の1周期の長さ）．

- 視細胞は光の受容器細胞で，その情報は双極細胞を介して神経節細胞に伝達される．神経節細胞の軸索は視神経として眼球から出て，視床で中継され，大脳皮質視覚野に至る．
- 水平細胞は視細胞と双極細胞のシナプス伝達を，アマクリン細胞は双極細胞と神経節細胞のシナプス伝達を修飾する．
- ミュラー細胞は大型の支持細胞で，他の細胞を取り囲み，構造および機能の面で支えている．
- 色素上皮層に存在する色素上皮細胞は多量のメラニン色素を含んでおり，色素上皮細胞に到達した光を吸収して散乱するのを防いでいる．また，視細胞の機能維持にも重要な働きを担っている．

(2) 視細胞の種類と働き

- 視細胞は細長い細胞である（図5-10）．杆体細胞の先端は円柱状，錐体細胞の先端は円錐状で，この部位で光を感受する．
- 杆体細胞は弱い光に反応し，薄暗いときに働く（暗所視）．錐体細胞は強い光に反応し，明るいときに働き（明所視），色の感覚を受容する．薄暗いと色が分からなくなるのは，杆体細胞しか働かないからである．
- 視細胞は光刺激を受けると膜電位が低下する（過分極する）が，これは先端に存在する視物質が光を吸収することによって生じる．杆体細胞の視物質はロドプシンである（→SIDE MEMO）．錐体細胞の視物質を錐体オプシンという．ヒトの錐体オプシンは3種類ある．
- 1つの錐体細胞は1種類の錐体オプシンをもつ．錐体オプシンの性質により，錐体細胞は青，緑，赤の光によく反応する3種類がある（図5-11）．光刺激によって3種類の錐体細胞がどのような組み合わせで反応するかによって，様々な色を感じると考えられている（三色説，→SIDE MEMO）．
- 錐体細胞のうち，1種類の機能が欠けると色覚に異常が生じるが，視力は影響されない．2種類の機能が欠けることはまれである．3種類の機能がすべて欠

SIDE MEMO

色覚の反対色説：赤-緑，青-黄，明-暗という3種類の反対色として色覚が生じるという説で，神経節細胞の光（色）に対する応答性は，この説に当てはまる．三色説と反対色説を組み合わせた段階説も考案されている．

SIDE MEMO

夜盲症：ロドプシンはビタミンAと蛋白質からなる．ビタミンAが不足すると，ロドプシンを十分に産生できなくなるため杆体細胞の機能が低下し，薄暗いときに見えにくくなる．これを夜盲症という．

けると，杆体しか働かないため，色を判別できず，視力も悪い．

- 明るい部屋から暗い外に出ると何も見えなくなるが，少し時間が経つと慣れて見えるようになってくる．これを暗順応という．逆に暗い部屋から明るい外に出るとまぶしくて見えにくいが，すぐに慣れて見えるようになる．これを明順応という．暗順応は明順応よりも時間がかかる．

(3) 視力と分解能

- 視力は2点を2点として識別できる能力のことで，分解能あるいは解像度と表現することもある．識別できる最小の距離と眼の角度〔視角（単位：分）〕を測定し，その逆数で視力を表す（→ SIDE MEMO）．視力検査で用いられるランドルト環では，環の切れ目の距離が識別できる距離である．視力検査で5m離れた距離から切れ目が1.5mmのランドルト環を見るときの視角は1分なので，これをようやく見分けられる人の視力は1.0である．

- 網膜での視細胞の分布は偏っている．錐体細胞は網膜の中心窩とその周りの黄斑に密に集まっている．一方，杆体細胞は中心窩には存在せず，中心窩の周囲から網膜の周辺まで広く分布する．中心窩からの情報は非常に解像度が高いので，中心窩に像が結ばれると最もよく見える．つまり錐体細胞は視力に重要である．

- 網膜の中心窩の内側（鼻側）にある視神経乳頭は，神経節細胞の軸索が束になって視神経として眼球から出ていく部位である．ここには杆体細胞も錐体細胞も存在しないので，この部位に届いた光は見えない．このため，片眼で正面を注視すると，耳側約15°に見えない部位が生じる．これをマリオットの盲点という．両眼視では，片側の眼の盲点をもう一方の眼がカバーするのでマリオットの盲点は消失する．

- 正面を注視した状態で見える範囲を視野という．片眼の視野は鼻側60°，耳側100°，上方60°，下方70°ぐらいである．

(4) 遠近調節と屈折異常

①遠近調節の仕組み

- 近くのものや遠くのものを見るためには，距離に合わせてレンズの屈折力（→ SIDE MEMO）を変化させ，網膜にピントを合わせる．この調節を遠近調節といい，毛様体筋の収縮・弛緩によって水晶体の厚みが変化することによって行われる．

- 水晶体は凸レンズで，弾力性がある．毛様体小帯と呼ばれる多数の線維によって毛様体とつながっている．毛様体は水晶体を輪状に取り巻いており，その内部にある毛様体筋（平滑筋）が収縮すると，毛様体が水晶体に近づいて毛様体小帯が緩み，水晶体は厚くなる．

- 近くを見るときには毛様体筋が収縮し，水晶体は厚くなる．逆に遠くを見るときには毛様体筋が弛緩し（無調節の状態になり），水晶体は薄くなる．

- 高齢になると，水晶体の弾力性が低下するため遠近調節機能が低下し，近くの

SIDE MEMO

角度の単位と視角：角度の単位として度（°）や分（′）が用いられ，1分は1度の1/60である．視角は，見ている対象物の両端と眼を結ぶ2本の直線が作る角度のことである．

SIDE MEMO

ジオプトリー：レンズの屈折力を表す単位．焦点距離（m）の逆数で，屈折度が強いほど値が大きくなる．凸レンズは正，凹レンズは負の値をとる（単位記号はD）．ジオプターともいう．

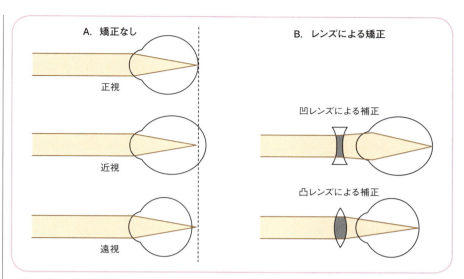

図5-12 屈折異常とレンズによるその矯正
屈折異常は角膜・水晶体の屈折力あるいは眼軸長の異常で生じる．この図は眼軸長が異常の場合を示す．

ものが見えにくくなる．これを老視（老眼）といい，凸レンズで補正する．

②屈折異常

- 眼に入った光は，角膜と水晶体で屈折し，網膜上に結像する．屈折異常には近視，遠視，乱視がある．
- 近視は，遠くのものを見るときに（無調節時に）網膜よりも前方に結像する状態で，角膜や水晶体の屈折力が強いか，眼球の奥行き（眼軸）が長いために起こる．凹レンズで補正する（図5-12）．
- 遠視は，遠くのものを見るときに（無調節時に）網膜よりも後方に結像する状態で，角膜や水晶体の屈折力が弱いか，眼軸が短いために起こる．凸レンズで補正する（図5-12）．
- 乱視は網膜に角膜や水晶体の歪みなどにより，網膜の1点に結像することができない状態で，ぼやけて見えたり，二重に見えたりする．円柱レンズやコンタクトレンズで補正する．

(5) 明るさの調節

- 光は瞳孔を通って眼に入る．瞳孔は虹彩に囲まれた孔で，その大きさは虹彩にある2種類の平滑筋，すなわち瞳孔散大筋と瞳孔括約筋によって調節される．
- 瞳孔散大筋は瞳孔に対して放射状に走っており，収縮すると瞳孔が大きくなる（散瞳）．瞳孔括約筋は瞳孔を取り巻くように輪状に走っており，収縮すると瞳孔が小さくなる（縮瞳）．瞳孔散大筋は交感神経のみ，瞳孔括約筋は副交感神経のみによって支配されている．
- 光を眼に当てると瞳孔が収縮する反射を対光反射といい，反射中枢は中脳に存在する．正常では，片方の眼に光を当てると，両方の眼で縮瞳がみられる（図

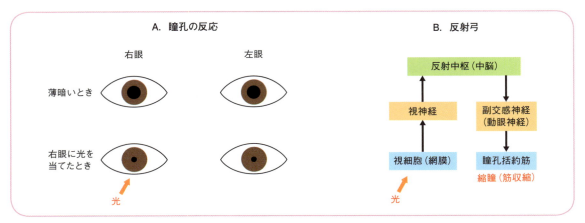

図5-13 対光反射

5-13).対光反射の検査は,脳幹機能障害などの指標として有用である.

(6) 視覚の伝導路

- 眼に入った光は,上下左右が逆になって網膜に結像する(倒立像).つまり,向かって右側の部分は網膜の左側に結像するので,両眼の網膜内側には見ている対象の外側の部分が映っている.
- 視細胞からの情報は神経節細胞の軸索(視神経)を通って眼球を出て,視交叉を経て視床(外側膝状体)に至る(図5-14).このとき,網膜外側からの軸索は同側の視床に至るが,網膜内側からの軸索は視交叉で反対側に交叉して反対側の視床に至る.視床で中継された次のニューロンは,同側の大脳皮質(後頭葉)の視覚野に軸索を送る(視放線).このように見ている対象の左側の情報は右の視覚野に,右側の情報は左の視覚野に到達する.
- 伝導路の一部が障害されると,障害部位によって特徴的な視覚障害がみられる(図5-14).

(7) 眼球運動

- 眼球運動は6種類の外眼筋(骨格筋)が協調的に働くことによって行われる(表5-3).水平方向の回転(外転と内転)は外側直筋と内側直筋の働きによる.上直筋と下直筋は眼球の上方と下方への回転に強く働き,上斜筋と下斜筋は内旋と外旋に強く働くが,これらの4種類の筋は他の動きにもかかわる.例えば,眼球をまっすぐ上に向けるときには,上直筋と下斜筋が協調して働く.
- 左右の眼球は同時に対象物を見るように動く.離れたところの対象物を見るときには,対象物の動きに応じて両眼は同じ方向に動く.つまり右側の対象物を見るときには右眼の外転と左眼の内転が同時に起こる(両眼共同運動).近いところの対象物を注視するときには,左右の眼球が同時に内転する(輻輳,→ SIDE MEMO).

国試に出る

視覚伝導路の障害と視野障害の関係を理解しよう.

SIDE MEMO

近見反射:近くのものを見るときには,輻輳と同時に,縮瞳,水晶体の厚みの増大(毛様体筋の収縮)が起こる.近見時にみられるこれらの反射を近見反射という.

5章 感覚

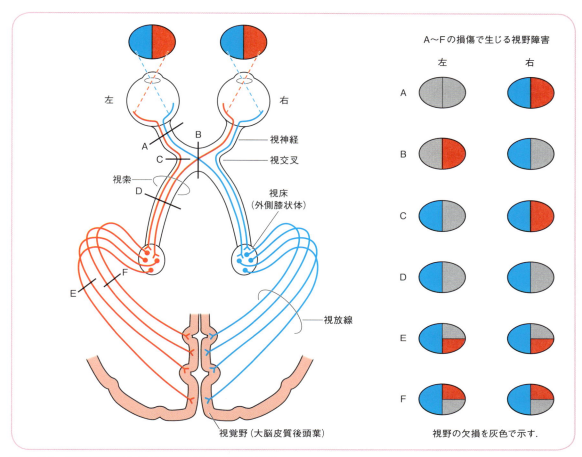

図5-14 視覚伝導路とその損傷による視野の異常
A〜Fは伝導路の損傷部位とそれによる視野異常.
A：左視神経−左単眼の視野障害，B：視交叉内側−両耳側半盲，C：視交叉左外側−左鼻側半盲，D：左視索−右同名半盲，E：視放線の下部（側頭葉病変）−同名性の上方四半盲，F：視放線の上部（頭頂葉病変）−同名性の下方四半盲.

表5-3 外眼筋の作用と支配神経

外眼筋	作用（眼球運動）	支配神経
上直筋	上転，内旋，内転	動眼神経
下直筋	下転，外旋，内転	動眼神経
上斜筋	下転，内旋，外転	滑車神経
下斜筋	上転，外旋，外転	動眼神経
外側直筋	外転	外転神経
内側直筋	内転	動眼神経

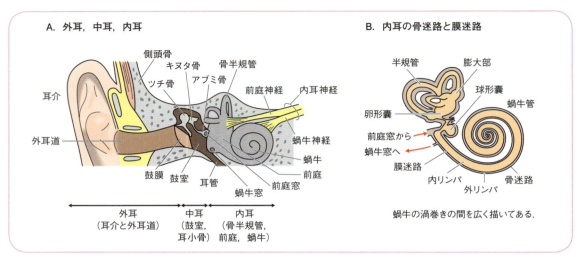

図5-15 耳の構造

2) 聴覚と平衡覚

- 聴覚と平衡覚の感覚受容器細胞は内耳（耳の奥，側頭骨内）に存在する（図5-15A）．ここではまず内耳の構造について説明し，それから聴覚，平衡覚について説明する．

(1) 内耳の構造

- 内耳の管状構造は非常に複雑な形状であるため，迷路とも呼ばれる．外殻となる硬い骨を骨迷路といい，その内部には薄い膜で覆われた袋状の膜迷路がある．膜迷路の形は骨迷路とだいたい同じであるが，骨迷路よりも小さい（図5-15B）．
- 膜迷路と骨迷路の間は外リンパ，膜迷路の中は内リンパというリンパ液で満たされている．外リンパは細胞外液と似た組成，内リンパは細胞内液と似た組成である．
- 骨迷路は蝸牛，前庭，骨半規管からなる．膜迷路は，蝸牛内の蝸牛管，前庭内の卵形嚢と球形嚢，骨半規管内の半規管である．蝸牛管と球形嚢，球形嚢と卵形嚢はそれぞれ非常に細い管でつながっており，半規管は卵形嚢につながっている．

(2) 聴覚

- 聴覚は音の感覚である．ヒトの可聴範囲は20〜20,000 Hzである．周波数が高いほど高い音に，振幅（音圧）が大きいほど大きな音になる．
- 圧力の単位としてPa（パスカル）がよく用いられる．しかし，音圧をPaで表すと，ヒトの可聴範囲は20 μPa〜200 Paで非常に範囲が広くなってしまう．このため，最小の音圧（閾値，20 μPa）を基準として対数をとった音圧レベル〔単位：dB（デシベル）〕を音の強さの単位として用いる．音圧レベルの可聴範囲は0〜140 dBで，通常の会話は40〜70 dBぐらいである．

5章 感覚

- 同じ音圧（dB）であっても，音の高さ（周波数）が異なると感覚的な音の大きさ（感覚量）も異なるため，感覚量のレベルはphon（フォン）という単位で表される．
- 音（空気の振動）は外耳，中耳を経て内耳に伝えられる（図5-15）．外耳と中耳を伝音系，内耳と内耳から大脳皮質聴覚野に至るまでの伝導路を感音系という（→ SIDE MEMO）．

①外耳

- 耳介は音を集める働きをもつ．ヒトの耳介は前方に開いているので，音源の方向が前後のどちらであるかを検知するのに役立つ．音波は耳介の複雑な凹凸で反射し，効率よく外耳道に入る．
- 外耳道は鼓膜で閉じた約2.5cmの管（閉管）で，外耳道内の空気（気柱）は3～4kHzの音波と共鳴して増幅する．したがって，この付近の周波数の音は最も聴覚閾値が低い（聴き取りやすい）．

②鼓膜

- 鼓膜は外耳道の一番奥にある薄い膜である．浅い楕円形で，中央部が中耳の方向に少しくぼんでいる．外耳道を伝わってきた音波によって振動し，中耳側で接している耳小骨（ツチ骨）に振動を伝える．

③中耳

- 中耳は側頭骨内の空所（鼓室）と3つの耳小骨からなる．鼓膜の振動は，ツチ骨，キヌタ骨，アブミ骨の順に伝わり，アブミ骨から前庭窓（卵円窓）を介して内耳（蝸牛）の外リンパに伝えられる（図5-15A）．鼓膜の振動は耳小骨を伝わる間に，耳小骨間のテコの作用およびアブミ骨底の面積が鼓膜よりも小さいこと（約1/17）により，20～30倍にも増幅される（→ SIDE MEMO）．
- 鼓室は耳管によって咽頭とつながっている．耳管の咽頭での開口部は通常閉じているが，嚥下やあくびのときに開き，鼓室が外気とつながる．例えば，飛行機に乗って気圧が低下すると，外耳道と鼓室の気圧差によって耳に変な感覚が生じるが，つばを飲み込んで耳管を開くと解消される．

④内耳の聴覚受容器

- 聴覚受容器細胞は，蝸牛（蝸牛管）に存在する．蝸牛は管状の骨が蝸牛軸を中心として2回半巻いた構造で，カタツムリの殻のような形をしている（図5-15，5-16A）．
- 蝸牛管は蝸牛骨の外側壁と靭帯でつながっており，断面は三角形である．蝸牛管の上部の膜（前庭膜）は前庭階を隔て，下部の基底膜は骨らせん板（蝸牛軸から内側に突出している構造）とつながって鼓室階を隔てている（図5-16B）．
- アブミ骨底は蝸牛の前庭窓にはまっていて，音波によってアブミ骨が振動すると，アブミ骨底がピストンのように動いて振動を前庭階の外リンパに伝え，その振動は前庭階を上行し，蝸牛頂で鼓室階に連絡して下行し，終点となる蝸牛窓（正円窓）を覆っている第二鼓膜で開放される（図5-16A）．このような外リ

SIDE MEMO

難聴：伝音系の障害によるものを伝音性難聴，感音系の障害によるものを感音性難聴という．伝音性難聴は中耳炎や鼓膜の損傷などで起こる．加齢性難聴は感音性難聴で，主な原因は内耳の有毛細胞数の減少である．

SIDE MEMO

耳小骨筋：ツチ骨に付着する鼓膜張筋と，アブミ骨に付着するアブミ骨筋がある（図5-15Aでは省略されている）．耳小骨筋は横紋筋で，大きな音（振動）刺激により反射性に収縮し，内耳へ過大な振動が伝わるのを防ぐ．

95

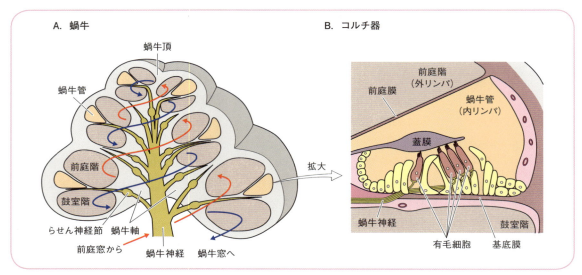

図5-16　蝸牛とコルチ器の構造

> **SIDE MEMO**
>
> 骨伝導：通常は空気の振動を音として感覚している（空気伝導あるいは気導）が，頭蓋骨（蝸牛）の振動によって有毛細胞が刺激されても音を感じる（骨伝導あるいは骨導）．骨伝導イヤホンはこの仕組みによる．

ンパの振動によって基底膜が振動し，聴覚受容器細胞（有毛細胞）を刺激する．

- 聴覚の有毛細胞は蝸牛管の基底膜上のコルチ器に存在する（図5-16B）．有毛細胞の頂部には感覚毛があり，ゼラチン状の蓋膜が屋根のように感覚毛にかぶさっている．外リンパの振動によって基底膜が上に振れると蓋膜の位置がずれて感覚毛が外側に傾き，有毛細胞は脱分極する．逆に基底膜が下に振れると感覚毛は内側（蝸牛軸の側）に傾いて，細胞は過分極する．このようにして音（振動）は有毛細胞で電気信号に変換される（→ SIDE MEMO）．
- 有毛細胞は内有毛細胞と外有毛細胞の2種類があるが，音の感覚情報は主に内有毛細胞によって求心性神経（蝸牛神経）を介して脳に伝えられる．外有毛細胞は主に基底膜の振動を増幅する．
- 基底膜は部位によって反応する周波数が異なる．基底膜は蝸牛の頂部で最も広くて柔らかく，底部に向かうほど狭くて硬くなる．この特性により基底膜は，蝸牛の頂部では低い周波数に，蝸牛の底部では高い周波数に同調する．つまり，音で外リンパが振動すると，その周波数に応じて特定の部位の基底膜がよく振動するため，音の高さ（周波数）を区別することができる．

⑤聴覚の伝導路

- 蝸牛（コルチ器）の有毛細胞からの求心性神経（蝸牛神経）の細胞体は蝸牛軸に存在する（らせん神経節あるいは蝸牛神経節）．蝸牛から出た蝸牛神経は同側の延髄（蝸牛神経核）で次のニューロンにシナプス連絡する．蝸牛神経核からの神経線維は同側あるいは対側を上行して中脳の下丘でシナプス連絡した後，視床（内側膝状体）で中継されて大脳皮質（側頭葉）の聴覚野に至る（図5-17）．
- 聴覚の伝導路は複雑で，蝸牛神経核から下丘に至る途中，脳幹（橋の上オリーブ核など）でシナプスを介する経路もある．また脳幹の中継核は，それぞれ左

右で連絡している．このように一側の大脳皮質聴覚野は両側の聴覚情報を受け取るが，対側からの情報をより多く受ける．
- このように複雑な伝導路は，左右の耳に到達する音の時間・強さの違いを検出するのにかかわっており，音がどの方角で発生しているかを識別するのに役立つ．

(3) 平衡覚

- 平衡覚は身体の傾きや回転の感覚である．受容器細胞は内耳に存在し，頭部の傾きや回転を感受している．平衡覚の受容器細胞は，内耳の前庭器官（卵形嚢，球形嚢，半規管）に存在する有毛細胞である（→ SIDE MEMO）．

①卵形嚢と球形嚢

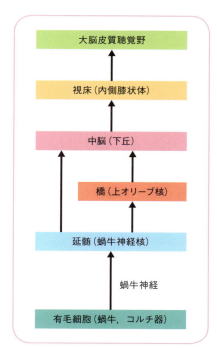

図5-17 聴覚伝導路

- 前庭内の卵形嚢と球形嚢には直径2～3mmぐらいの平衡斑が存在する（図5-18A）．平衡斑は有毛細胞と支持細胞がシート状に並んだ上をゼラチン質の膜が覆っている．この膜（平衡砂膜）は平衡砂（数μmの炭酸カルシウムの結晶，耳石ともいう）と粘液が混じったものである．
- 頭部が動くと，平衡砂は重いので慣性が働いて平衡砂膜は頭部の動きと逆方向に動き，これによって有毛細胞の感覚毛が曲がって感覚が受容される．平衡斑の有毛細胞は，頭部の傾きや動きの直線加速度を感受する．
- 卵形嚢の平衡斑（卵形嚢斑）は頭部と水平方向に位置し，主に頭部の傾きを検出する．球形嚢の平衡斑（球形嚢斑）は頭部と垂直方向に位置し，主に垂直方向（一部は前後方向）の動きを検出する．

②半規管

- 半規管は互いに直交する3方向（前・後・外側）に広がるアーチ状の構造で（図5-15B），3つをまとめて三半規管という．3つのアーチは卵形嚢につながるが，それぞれの基部（卵形嚢に近い部分）の1か所が膨らんでいる（膨大部）．
- 膨大部では半規管（膜半規管）の壁が内部に隆起して膨大部稜を形成している．膨大部稜の有毛細胞の感覚毛（→ SIDE MEMO）は，クプラ（小帽）と呼ばれるゼラチンのようなもので覆われている（図5-18B）．
- 頭部が回転すると，その回転と同じ面に位置する膜半規管内の内リンパが動く．回転し始めると，慣性の作用によって頭部の回転と逆方向に内リンパが動き，クプラが押されて感覚毛が曲がる．このようにして回転加速度が感受され

SIDE MEMO
前庭器官の有毛細胞：感覚毛は長さの順に配列しており，端の最も長い1本が動毛で，他は不動毛である．不動毛が動毛側に傾くと脱分極が，反対側に傾くと過分極が起こり，回転や重力の方向が感受される．

国試に出る
平衡聴覚器は解剖学も含め，たびたび問われる．確実におさえておこう．

SIDE MEMO
有毛細胞の感覚毛：前庭器官（平衡感覚）の有毛細胞はそれぞれ1本の動毛と多数の不動毛をもつが（図5-18）．コルチ器（聴覚）の有毛細胞は不動毛だけをもつ．

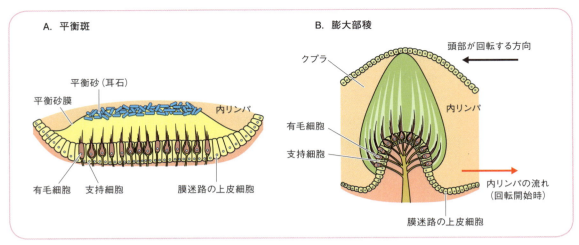

図5-18 前庭器官の受容器細胞
感覚毛は長さの順に配列し，端の最も長い1本が動毛で，他は不動毛である．不動毛が動毛側に傾くと脱分極が，反対側に傾くと過分極が起こり，回転や重力の方向が感受される．

る．
③平衡覚の伝導路
- 平衡覚を受容する有毛細胞からの感覚情報は，前庭神経によって脳に伝えられる．
- 安静時（感覚毛が曲がっていないとき）に，前庭神経の求心性神経は活動電位をある頻度で持続的に発生している．感覚毛が曲がる向きによって有毛細胞は脱分極あるいは過分極し，脱分極すれば求心性神経の活動電位が増加し，過分極すれば減少する．
- このようにして有毛細胞で受容された平衡覚は，前庭神経を通って延髄の前庭核に至り，視床を介して大脳皮質に伝えられるが，聴覚野や視覚野に相当するような平衡覚の一次感覚野は知られていない．平衡覚は大脳皮質の複数の領域に伝えられ，他の感覚と統合されて処理されていると考えられている．
- 平衡覚は脊髄，脳幹，小脳などにも伝えられ，反射性調節（様々な姿勢反射，前庭動眼反射など）に重要な役割を担っている．

5) 嗅覚と味覚
(1) 嗅覚
- ヒトはおおよそ2,000〜10,000種類ものにおいを区別できる．においは，揮発性の化学物質（におい物質）が鼻腔天井部の鼻粘膜（嗅上皮）の嗅覚受容器（嗅細胞）を刺激することで感覚される（図5-19）．
- 嗅細胞は神経細胞（双極性ニューロン）で，鼻腔側に特殊な1本の樹状突起を伸ばし，その先端が10本ぐらいの線毛になっている．嗅上皮は粘液で覆われており，におい物質が粘液に溶けて線毛に到達すると嗅細胞が興奮する（→ SIDE

> **SIDE MEMO**
> **におい物質の受容体**：
> 嗅細胞の線毛にはにおい物質の受容体（膜蛋白質）がある．1つの嗅細胞は1種類の受容体のみをもつが，1種類の受容体は複数のにおい物質と結合し，また1種類のにおい物質は複数の受容体と結合する．

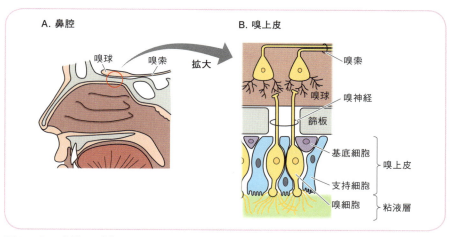

図5-19 嗅覚の受容器

MEMO).
- 嗅上皮の上方には多数の小孔をもつ薄い骨（篩板）がある．嗅細胞の軸索（嗅神経）はこの小孔を通って，すぐ上の嗅球のニューロンにシナプス連絡する．嗅球ニューロンの軸索は，嗅索という束となって脳の様々な領域に情報を伝える．
- 嗅覚の脳内の神経経路は，まだ十分に解明されていないが，側頭葉内側（辺縁葉）の梨状皮質で中継された神経線維は，さらに視床で中継されて眼窩前頭皮質に至り，ここで嗅覚が認知（識別）されると考えられている．嗅覚情報は視床下部や扁桃体，海馬にも伝えられ，情動や記憶にかかわる．

(2) 味覚
- 味覚には5つの基本味（甘味，塩味，酸味，苦味，うま味）があり，水に溶けた化学物質が受容器細胞（味細胞）を刺激することによって感受される．
- 味細胞は主に舌乳頭の味蕾に存在する（図5-20, → SIDE MEMO）．舌乳頭は舌の上面（および側面）にある多数の小さな突起である．味蕾の先端（味孔）は口腔内とつながっているので，口腔内の水（唾液など）に溶けた味物質は容易に味細胞に到達できる（→ SIDE MEMO）．
- 味物質によって味細胞が興奮すると，舌の前方2/3からの情報は顔面神経（顔面神経の枝である鼓索神経），後方1/3からの情報は舌咽神経を通って延髄に伝えられ，視床で中継され，大脳皮質の味覚野へと伝えられる．

SIDE MEMO
味蕾：大多数の味蕾は舌乳頭（茸状乳頭，葉状乳頭，有郭乳頭）に存在するが，軟口蓋や咽頭などに存在するものもある．

SIDE MEMO
飲食物の味：渋味や辛味は味細胞で感受されないので，生理学では味覚に含めない．飲食の際に感じる"味"は純粋に味細胞だけで感受されるのではなく，におい，温度，食感など様々な情報が統合されて生じる．

5 感覚と認知

- 一次感覚野で感覚された情報は，それぞれの感覚連合野で統合され，さらに広い脳の領域〔他の連合野や大脳辺縁系（海馬，扁桃体など）〕で処理され，経験や記憶と照合されて認知（あるいは認識）される（→ SIDE MEMO, 100頁参照）．
- 全般的な知能や感覚機能が正常であっても，ある感覚に関連した認知だけがで

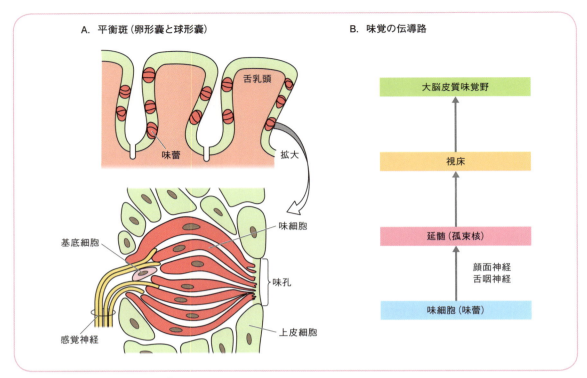

図5-20 味覚の受容器と伝導路
A：舌乳頭と味蕾．味細胞には4つのタイプがある．それらのうち，味覚を受容するのは2つで，1つは支持細胞として，1つは他の味細胞に分化する前駆細胞（基底細胞）として働くと考えられている．
B：味覚の伝導路．

SIDE MEMO

複合感覚：大脳皮質で様々な感覚情報が統合（認識）されて生じる感覚で，2点識別覚（2点識別閾），描画識別覚（皮膚に書かれた数字や簡単な図形の認識），立体覚（閉眼で触れたものの大きさや形の認識）などがある．

きなくなる病態を失認という．例えば，視覚性失認では，鍵束を見ても何であるか分からないが，触ったり，揺らしたときの鍵同士がぶつかる音を聴いたりすると，認知できる．このように認知は，感覚したものに意味づけする過程である．

mini test

次の文章で，正しいものには○を，誤っているものには×を付けなさい．

Q1 痛覚と温度覚の受容器は，<u>自由神経終末</u>である．

Q2 右側で生じた痛み刺激の伝導路は，<u>左脊髄の後索路</u>を上行する．

Q3 視細胞の<u>杆体細胞</u>は色の識別を行う．

Q4 視神経の情報は，<u>視床の内側膝状体</u>に伝わる．

Q5 右視索が障害されると，<u>右同名半盲</u>になる．

Q6 聴覚の情報は，<u>蝸牛管のコルチ器</u>で感受する．

Q7 内耳の三半規管は<u>直線加速度</u>を感知する．

Q8 <u>卵形嚢と球形嚢の平衡斑</u>には平衡砂 (耳石) がある．

Q9 嗅覚の適刺激は<u>化学物質</u>である．

Q10 味蕾の<u>基底細胞</u>は味覚の受容器である．

［解答］

Q 1.　○

Q 2.　×　左脊髄の外側脊髄視床路を上行する．

Q 3.　×　色の識別は錐体細胞が行う．

Q 4.　×　視床の外側膝状体に伝わる．

Q 5.　×　左同名半盲になる．

Q 6.　○

Q 7.　×　三半規管は回転速度を感知する．

Q 8.　○

Q 9.　○

Q 10.　×　味覚の受容器は味蕾の味細胞である．

6章

自律神経系

学習のねらい

・自律神経系の構造を理解し，基本的な働きを説明できる．
・自律神経の二重支配と拮抗支配を理解する．
・自律神経系の中枢を理解する．
・交感神経系と副交感神経系の神経伝達物質を説明できる．
・内臓反射を理解する．

1 自律神経系の概要

- 4章で学んだように，身体運動は運動神経を介して随意的に行われている．一方，生命維持に重要な循環，呼吸，消化，代謝，分泌，体温調節，排泄，生殖などの機能は不随意的に調節されており，自律機能と呼ばれる．自律神経系は心筋，平滑筋，腺を支配して自律機能を調節し，体内環境（内部環境）を適切な状態に保ち，生体の恒常性（ホメオスタシス）の維持に重要な働きを担っている．
- 本章では自律神経系の全体像を学ぶ．各自律機能の調節についてはそれぞれの章を参照してほしい．

2 自律神経系の構成と働き

SIDE MEMO

腸神経系：腸神経系（壁内神経叢）も自律神経系に含めることがある．この神経系は消化管壁内に存在する多数のニューロンのネットワークで，消化管機能を調節している（➡ 10章，179頁参照）．

- 自律神経系は交感神経系と副交感神経系に大別される（➡ SIDE MEMO）．大まかには交感神経系は身体を活動的な状態（闘争や逃走などに適した状態）にし，副交感神経系は活動に備えた状態（栄養・エネルギーを貯蔵する状態）にする．
- 交感神経および副交感神経は，もともとは遠心性神経として定義された用語であり，内臓からの求心性神経は内臓求心性神経と呼ばれる．ただし現在では，内臓求心性神経を交感神経求心性神経あるいは副交感神経求心性神経と呼ぶこともある．

1．自律神経系の構成

- 運動神経は中枢神経系から出力して骨格筋線維に直接シナプスを形成する．こ

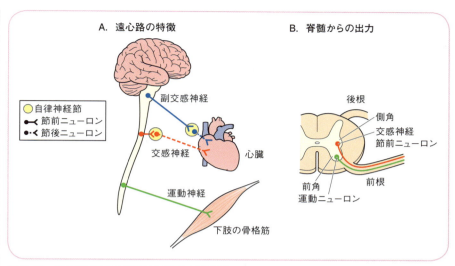

図6-1 自律神経系と運動神経系の遠心路

れに対して，自律神経は中枢神経系から出力した後，自律神経節で次のニューロンにシナプスを形成し，そのニューロンが内臓などの効果器に至る（図6-1A，→ SIDE MEMO）．

- 中枢神経系に細胞体がある自律神経のニューロンを節前ニューロン，自律神経節に細胞体があるニューロンを節後ニューロンという．交感神経系，副交感神経系の自律神経節は，それぞれ交感神経節，副交感神経節と呼ばれる．

1）交感神経系

- 交感神経の節前ニューロンの細胞体は第1胸髄（T1）から上部腰髄（L2あるいはL3）の灰白質（主に側角の中間質外側核）に存在する（図6-1B，6-2）．
- 交感神経節は基本的に脊柱の両側で対になっている（椎傍神経節）．右あるいは左側の神経節はそれぞれ上下につながって鎖状の交感神経幹（交感神経鎖）を形成している．
- 腹腔および骨盤腔の内臓を支配する交感神経節は脊柱の腹側正中部にあり，椎前神経節と呼ばれる（図6-2，6-3）．
- 大多数の節後ニューロンの軸索は，交感神経線維束となって効果器に至る．全身の血管や皮膚（血管，汗腺，立毛筋）に分布する節後ニューロンの軸索は，脊髄神経を通って効果器に至る（図6-3）．
- 交感神経が出力する脊髄分節と分布する効果器の位置には，大まかな規則性がみられる（図6-2）．つまり頭部や胸部の効果器を支配する交感神経の場合，節前ニューロンの細胞体は上部胸髄に，腹部や骨盤の効果器を支配する場合，節前ニューロンの細胞体は下部胸髄から上部腰髄に存在する．

SIDE MEMO

副腎髄質ホルモン分泌細胞：例外的に交感神経節前ニューロンに支配され，交感神経節後ニューロンと似た性質をもつ．クロム塩で褐色に染まるクロム親和性細胞で，血中にアドレナリンやノルアドレナリン（副腎髄質ホルモン）を分泌する（→ 12章，227頁参照）．

国試に出る

自律神経系の構成について理解を深めておこう．

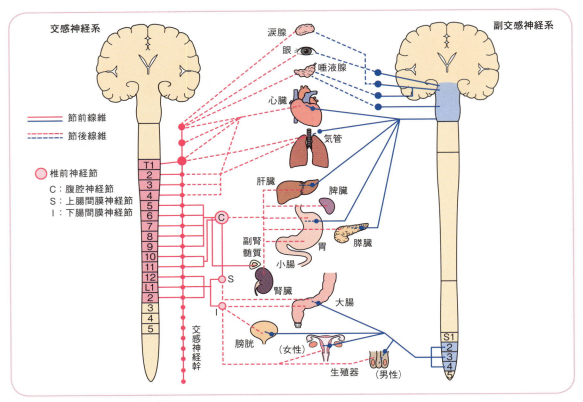

図6-2 交感神経系と副交感神経系
交感神経系において，全身の血管，汗腺，立毛筋へ脊髄神経を通って至る経路は描かれていない．
自律神経節では節前ニューロンから節後ニューロンへシナプスが形成されている．

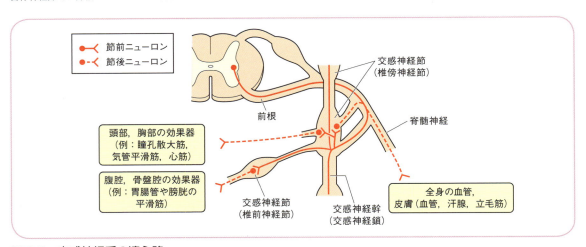

図6-3 交感神経系の遠心路

2) 副交感神経系

- 副交感神経の節前ニューロンの細胞体は脳幹（脳神経核）と仙髄（S2〜4，灰白質の主に中間質外側核）に存在する（図6-2）．
- 脳幹から出力する神経線維（節前線維）は，脳神経（動眼神経，顔面神経，舌咽

神経，迷走神経）を通る．動眼神経（Ⅲ），顔面神経（Ⅶ），舌咽神経（Ⅸ）に含まれる副交感神経は頭部の効果器を，迷走神経（Ⅹ）に含まれるものは，胸部・腹部の効果器を支配する．

- 仙髄から出力する節前線維は骨盤神経を通る．骨盤神経に含まれる副交感神経は，骨盤内の効果器を支配する．
- 副交感神経節は効果器の近傍あるいは効果器の壁内に存在する．このため，節後ニューロンの軸索（節後線維）は非常に短い．

2. 自律神経系の働きの特徴

- 交感神経および副交感神経遠心路の主な働きを**表6-1**に示す．詳細はそれぞれの関連頁を参照してほしい．

1) 二重（神経）支配

- 自律神経によって支配される効果器の多くは，交感神経と副交感神経の両方によって支配されている．これを二重（神経）支配という．
- ただし，瞳孔散大筋，脾臓，腎臓，副腎髄質，立毛筋，汗腺，大部分の血管は交感神経のみによって支配される．瞳孔括約筋は副交感神経のみによって支配される．

2) 拮抗（神経）支配

- 効果器が二重支配を受けている場合，基本的に交感神経と副交感神経は効果器に対して逆の作用を及ぼす．これを拮抗（神経）支配という．例えば，心臓に対して交感神経は促進性に，副交感神経は抑制性に作用する．胃腸に対しては，交感神経は抑制性に，副交感神経は促進性に作用する．
- 例外的に，唾液腺は二重支配を受けているが，交感神経も副交感神経も唾液分泌を促進する（➡ 10章，180頁参照）．

3) トーヌス

- 一般に自律神経は安静時においても自発的に活動している（1秒間に1〜3回程度）．これをトーヌスという．
- トーヌスが増減することによって，効果器の機能が調節される．例えば，大多数の血管は交感神経である血管収縮神経の支配を受けている．安静時の血管は血管収縮神経のトーヌスによって少し収縮しており，トーヌスが増えるとさらに収縮し，減ると拡張する（➡ 8章，144頁参照）．

3. 神経伝達物質と受容体

- 自律神経系の神経伝達物質は基本的にアセチルコリンとノルアドレナリンである（**図6-4**，➡ SIDE MEMO）．

✏ 国試に出る

交感神経の作用，副交感神経の作用については，国試頻出である．確実に習得しておこう．

📝 SIDE MEMO

自律神経系の神経伝達物質：アセチルコリンとノルアドレナリンに加えて，神経ペプチド（VIPなど），ATP，NO（一酸化窒素）なども見出されている．1つのニューロンに複数の神経伝達物質が共存することもある．

表6-1　交感神経および副交感神経遠心路の主な働き

効果器		交感神経活動に対する反応	副交感神経活動に対する反応
眼	瞳孔散大筋	収縮 (散瞳)	—
	瞳孔括約筋	—	収縮 (縮瞳)
	毛様体筋	弛緩 (水晶体が薄くなる)	収縮 (水晶体が厚くなる)
唾液腺		少量の分泌 (粘液性)	多量の分泌 (漿液性)
心臓		心拍数・収縮力増加	心拍数減少
気管	平滑筋	弛緩 (気管支拡張)	収縮 (気管支収縮)
胃腸	平滑筋	弛緩 (蠕動運動抑制)	収縮 (蠕動運動促進)
	外分泌腺	消化液分泌抑制	消化液分泌促進
肝臓		グリコーゲン分解	グリコーゲン合成
膵臓	内分泌腺	インスリン分泌抑制	インスリン分泌促進
	外分泌腺	膵液分泌抑制	膵液分泌促進
副腎		副腎髄質ホルモン分泌促進	—
腎臓		レニン分泌促進	—
膀胱	排尿筋	弛緩	収縮
	括約筋	収縮	弛緩
男性生殖器		射精 (精管・精のう平滑筋の収縮)	勃起 (陰茎海綿体の細動脈の拡張)
血管*	平滑筋	収縮 (血管収縮)	—
汗腺		発汗	—
立毛筋		収縮 (立毛)	—
脂肪組織		脂肪分解促進	—

＊大多数の血管は交感神経血管収縮神経の単独支配を受けるが，生殖器など一部の血管では副交感神経による拡張性支配もある．

SIDE MEMO

汗腺を支配する交感神経：汗腺支配の交感神経は，以下のような他の交感神経と異なる特徴がみられる．①トーヌスがなく，発汗時のみ活動する．②節後ニューロンの神経伝達物質がアセチルコリンである．

- 交感神経と副交感神経の節前ニューロンはどちらもアセチルコリンを放出する．つまり自律神経節における神経伝達物質はアセチルコリンである．節後ニューロンのアセチルコリン受容体はニコチン受容体であるが，骨格筋細胞のニコチン受容体とは性質が異なる．
- 交感神経の節後ニューロンはノルアドレナリンを，副交感神経の節後ニューロンはアセチルコリンを放出する（➡ SIDE MEMO）．効果器にはノルアドレナリンが結合する受容体 (アドレナリン受容体) やアセチルコリン受容体が存在する．
- 自律神経節 (節後ニューロン) のアセチルコリン受容体はニコチン受容体であるが，効果器のアセチルコリン受容体はムスカリン受容体である．

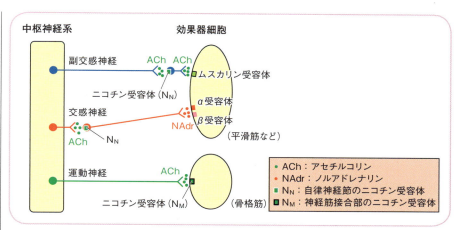

図6-4　自律神経系と運動神経系の神経伝達物質と受容体

> **SIDE MEMO**
>
> 骨格筋の動脈：α受容体に加えてβ受容体（$β_2$）も存在する．$β_2$受容体は交感神経から放出されるノルアドレナリンよりも血中のアドレナリンに強く応答して血管平滑筋を弛緩させ，運動時の骨格筋血流増加に寄与する（→12章，表12-4，228頁参照）．

- アドレナリン受容体はα受容体とβ受容体に大別される．それぞれの受容体はさらに$α_1$と$α_2$，$β_1$〜$β_3$に分類される（→12章，228頁参照）．
- 内臓効果器に分布するα受容体のほとんどは$α_1$受容体である．血管平滑筋，消化管平滑筋，膀胱内括約筋などに存在し，血管平滑筋と膀胱内括約筋を収縮させ，消化管平滑筋を弛緩させる（→SIDE MEMO）．
- β受容体は心臓（$β_1$），気管支平滑筋（$β_2$），消化管平滑筋（$β_2$），脂肪細胞（$β_3$）などに存在し，それぞれ心機能の亢進，平滑筋の弛緩，脂肪分解の促進をもたらす．

4. 自律機能の調節

1) 自律神経系の中枢

- 脳幹と脊髄の自律神経節前ニューロンは，上位中枢による調節を受けている．
- 脳幹には循環中枢（心臓血管中枢），呼吸中枢，嚥下中枢，排尿中枢など，様々な自律機能を調節する中枢がある．
- 視床下部には摂食中枢，飲水中枢，体温調節中枢，下垂体ホルモン分泌調節中枢などがあり，自律神経系や内分泌系を介して内部環境の恒常性の維持に重要な働きをしている．
- 視床下部は本能行動や情動行動の中枢としても働き，これらの行動に伴って生じる運動機能と自律機能を協調的に統合すると考えられている．動物での研究によると，視床下部のある領域（防衛部位）を刺激すると，危険にさらされたとき（例；敵に狙われたとき）のような行動と，呼吸亢進，気管支拡張，血圧上昇，胃腸機能の抑制，骨格筋血流増加，副腎髄質ホルモン分泌の増加などの自律機能の反応が出現する．
- 大脳辺縁系も本能行動や情動行動とそれらに伴う運動機能や自律機能の統合にかかわっており，視床下部に指令を出している．さらに大脳皮質連合野も自律

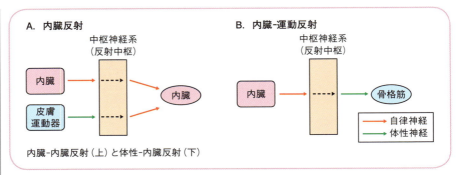

図6-5 自律神経がかかわる反射

SIDE MEMO
自律機能のバイオフィードバック療法：自律機能は基本的に自分の意思で調節できないが，訓練により少し調節できるようになることがある．これを応用したバイオフィードバック療法は，心療内科などで実践されている．

神経機能に影響を及ぼす（→ SIDE MEMO）．

2）自律神経がかかわる反射

- 自律神経がかかわる反射は，自律神経が遠心路となって内臓機能を調節する内臓反射（自律神経反射）と，求心路が自律神経で体性神経（運動神経）を遠心路として運動機能を調節する内臓-運動反射に大別される（**図6-5**）．

(1) 自律神経を遠心路とする反射（内臓反射）

①内臓-内臓反射

- 内臓機能は基本的に反射性に調節され，適切な状態に保たれている．このような反射性調節の多くは，内臓からの求心性情報によって自律神経の遠心性活動が変化する内臓-内臓反射である．
- 例えば，血圧が上昇すると，その情報は内臓求心性神経によって延髄の循環中枢（心臓血管中枢）に伝えられ，反射性に心臓・血管支配の自律神経活動が変化し，血圧が低下して元に戻る（圧受容器反射）．このようにして，血圧は安定に保たれている（→8章，144頁参照）．

②体性-内臓反射

- 体性感覚刺激も内臓反射を誘発する．例えば，気温が上昇すると皮膚の温受容器からの情報によって反射性に汗腺支配の交感神経が活動して発汗し，体温の上昇を防ぐ（→14章，251頁参照）．
- 動物での研究により，皮膚や筋，関節などの刺激が様々な自律神経反射を起こすことが明らかにされている．一例を挙げると，皮膚の侵害刺激（組織を損傷するような刺激）は，自律神経を介して反射性に心拍数や血圧を上昇させる．ヒトにおける研究はまだ十分ではないが，ヒトでも皮膚や運動器の刺激によって体性-内臓反射が誘発されると考えられる．

(2) 自律神経を求心路とする運動反射（内臓-運動反射）

- 内臓求心性神経の興奮によって，骨格筋の収縮あるいは弛緩が誘発される運動反射を内臓-運動反射という．

- 生理的な状態でみられるものとして，肺伸展受容器の刺激によって呼吸筋が調節される Hering-Breuer 反射（➡ 7章，125頁参照），膀胱壁伸展受容器の刺激によって外尿道括約筋が収縮する蓄尿反射（➡ 11章，208頁参照）などがある．

- 腹部内臓の病変などで侵害情報を伝える内臓求心性神経が興奮すると，反射性に体性神経（運動神経）が興奮して腹筋が緊張（収縮）することがある．特に腹膜に炎症が及ぶと腹筋が強く緊張して硬くなる．この反射は内臓を保護するのに役立つと考えられ，筋性防御と呼ばれる．

mini test

次の文章で，正しいものには○を，誤っているものには×を付けなさい．

Q1 自律神経節前ニューロンの伝達物質はノルアドレナリンである．

Q2 副交感神経節後ニューロンの伝達物質はアセチルコリンである．

Q3 ほとんどの血管は交感神経β受容体の興奮で収縮する．

Q4 脳神経の舌下神経は副交感神経線維を含む．

Q5 唾液腺は拮抗支配を受ける．

Q6 立毛筋は，交感神経の単独支配である．

Q7 交感神経が興奮すると気管支平滑筋は収縮する．

Q8 副交感神経が興奮すると瞳孔は散大する．

Q9 副交感神経が興奮するとインスリンの分泌が増加する．

Q10 交感神経が興奮すると排尿筋は収縮する．

[解答]

Q 1.　×　アセチルコリンである．

Q 2.　○

Q 3.　×　交感神経α受容体の興奮で収縮する．

Q 4.　×　動眼・顔面・舌咽・迷走神経の4つが該当する．

Q 5.　×　唾液腺は交感神経と副交感神経による二重支配
　　　　　だが，どちらも唾液分泌を促進する．

Q 6.　○

Q 7.　×　弛緩して，気道支内腔が広がる．

Q 8.　×　瞳孔括約筋が収縮して，縮瞳する．

Q 9.　○

Q 10.　×　弛緩して，膀胱に尿を溜める．

7章

呼吸

学習のねらい

・呼吸器の構造を理解する．
・呼吸運動とそれにかかわる呼吸筋について説明できる．
・肺気量分画について説明できる．
・換気障害のパターンを理解する．
・肺や組織でのガス交換の仕組みを説明できる．
・体液のpHを調節する仕組みとその異常について説明できる．
・呼吸中枢，呼吸の反射性調節を理解する．
・運動時の呼吸調節を説明できる．
・発声の仕組みを理解する．

1 呼吸の概要

- 私たちはO_2（酸素）を利用して栄養素を代謝（異化）し，エネルギーを得て生命活動を営んでいる．呼吸器系はO_2を体内に取り入れ，代謝で生じたCO_2（二酸化炭素）を体外に排出する役割を担い，肺でガス交換が行われる．

- 一般に"呼吸"は"息を吸ったり吐いたりすること"であり，呼吸器系による肺でのガス交換を意味する．広い意味での呼吸は，細胞（組織）がO_2を取り入れて代謝を行い，CO_2を排出することも含む．このような組織でのガス交換を内呼吸（あるいは組織呼吸，代謝）という．内呼吸に対して，肺でのガス交換を外呼吸（肺呼吸）と呼ぶことがある．

- 呼吸は基本的に無意識のうちに行われている．例えば，睡眠中にも呼吸は続くし，運動したときのように代謝が高まると自然に呼吸が増える．一方，呼吸筋は随意筋（骨格筋）であるので，意識的に深呼吸したり，短時間であれば息を止めたりすることができる．このように呼吸は自律機能でありながら，随意的な制御も受けるという特徴がある．

2 呼吸器の構造

1. 気道と肺

- 外気が肺に至るまでの気体の通り道を気道という．息を吸うと，空気は鼻腔，咽頭，喉頭を経て気管に入る（**図7-1A**）．気管は胸郭内で左右の主気管支に分かれ，それぞれ左右の肺に入って枝分かれを繰り返し，葉気管支，区域気管支，細気管支，終末細気管支，呼吸細気管支となって肺胞に至る（**図7-1B**）．

1）気道

- 気道の内面は粘膜で覆われており，粘液が分泌されている．吸気中の異物は，気道を通る間にある程度除去される．
- 鼻腔の入り口（外鼻孔）では，鼻毛がフィルターのように働き，細かいほこりなどの侵入を防ぐ．ここをすり抜けて気道に入った微小な異物は粘液に付着し，上皮細胞の線毛の運動によって咽頭へ送られ，痰として排出される．
- 気道粘膜のリンパ組織（粘膜関連リンパ組織，→9章，167頁参照）は，侵入した異物に対する抗体を産生して異物を排除する．
- 吸気は鼻腔，咽頭を通る間に湿気を帯び，咽頭（あるいは喉頭）に至る間に水蒸気で飽和される．また鼻腔粘膜は血管網に富んでいるので，吸気はここを通る間に温まる．
- 気管から区域気管支までは軟骨があり，細気管支から末梢の部分には弾性線維がある．このため，呼吸運動に伴って気道内圧が変化しても気管（気管支）は

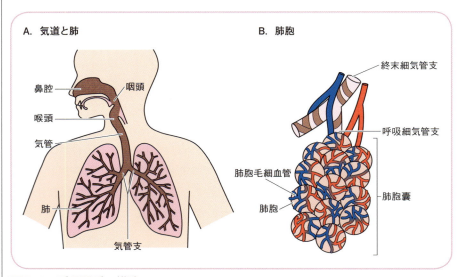

図7-1 呼吸器系の構造
気管・気管支は断面を示しており，軟骨は省略している．

つぶれない.

- 気管から呼吸細気管支までには平滑筋がある. 気道の平滑筋は, 交感神経の興奮によって弛緩し(気管支の拡張), 副交感神経の興奮によって収縮する(気管支の収縮).

2) 肺と肺胞

- 肺は左右に一対あり, それぞれは半円錐状の形をしている. 右肺は3つの肺葉(上・中・下葉)に, 左肺は2つの肺葉(上・下葉)に分かれている.
- 肺の主な構造は, 細かく枝分かれした気管支と, それに続く肺胞および肺胞を取り巻く毛細血管である. 肺胞内の気体(ガス)を肺胞気といい, 肺胞気と毛細血管内の血液の間でガス交換が行われる.

(1) 肺胞

- 肺胞は小さな球状の袋で(直径：0.1〜0.2mm), 両肺で約3億個ある. 個々の肺胞は多数の毛細血管(肺胞毛細血管)で覆われている(図7-1B).
- 肺胞も毛細血管も壁が非常に薄く, O_2やCO_2はここを素早く透過できる. O_2は肺胞気から血液に, CO_2は血液から肺胞気へ拡散して交換される(ガス交換). すべての肺胞の表面積を合わせると60〜80m^{2}にもなり, 非常に効率よくガス交換が行われる.
- 肺胞でのガス交換によってO_2を多く含むようになった血液を動脈血という. 動脈血は組織にO_2を供給すると, O_2の少ない静脈血になる.
- 肺胞壁を構成する上皮細胞には, Ⅰ型とⅡ型の2種類がある. 肺胞壁の大部分は1層のⅠ型細胞(Ⅰ型肺胞上皮細胞)からなる. この細胞は非常に薄い扁平上皮細胞である. Ⅰ型細胞の間に散在するⅡ型細胞(Ⅱ型肺胞上皮細胞)は, Ⅰ型細胞よりも厚みがある大型の細胞で, サーファクタント(表面活性物質)を分泌する. 肺胞内面は水分で覆われており, 水分の表面張力は肺胞をしぼませるように作用している. Ⅱ型細胞から分泌されたサーファクタントは表面張力を低下させ, 肺胞を広がりやすくしている.
- 肺胞には組織マクロファージ(肺胞マクロファージと呼ばれる)が常在しており, 侵入した異物を貪食して排除する(→9章, 168頁参照).

2. 胸郭

- 胸郭は胸壁を構成している骨格(胸椎, 肋骨, 胸骨)で, その内腔を胸腔という. 胸腔と腹腔は横隔膜によって隔てられている.
- 胸腔内側面と肺表面を覆っている薄い膜を胸膜という. 肺の表面を覆うものを臓側胸膜(肺胸膜), 胸壁の内面を覆うものを壁側胸膜という(図7-2).
- 臓側胸膜と壁側胸膜は連続して袋状になっている. 両者の間は非常に狭く, 胸膜腔と呼ばれる. 胸膜腔を満たしている胸膜液は少量であるが, 呼吸運動に伴って生じる臓側胸膜と壁側胸膜の間の摩擦を軽減するのに役立つ.

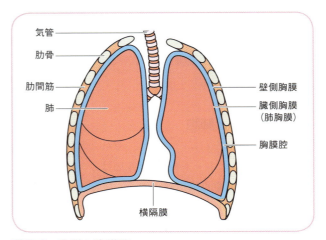

図7-2　胸膜と胸膜腔
実際には胸膜腔は非常に狭いが，見やすくするために広くしてある．

3 呼吸運動

1. 肺の弾性と胸膜腔内圧

- 胸膜腔の内圧を胸膜腔内圧（あるいは胸腔内圧）という．胸膜腔内圧は常に大気圧よりも低い状態（陰圧）になっている．肺の組織は弾性があって縮もうとする性質をもつが，胸膜腔内圧が陰圧であるため，肺胞はつぶれずに膨らんだ状態に保たれている（→SIDE MEMO）．
- 呼吸運動は胸腔の大きさを変化させ，それに伴って胸膜腔内圧が変化する．胸腔が広がると胸膜腔内圧の陰圧が強まるため，肺胞が膨らんで外気が肺に流れ込み，吸息が起こる．逆に胸腔が狭くなると胸膜腔内圧の陰圧が弱まって肺胞内の気体が呼出される（呼息）．

2. 呼吸筋とその働き

- 呼吸運動にかかわる筋を呼吸筋と呼ぶ．呼吸筋は骨格筋で，収縮により吸息を起こすものを吸息筋，呼息を起こすものを呼息筋という（表7-1）．

1）安静呼吸

- 安静呼吸は基本的に，吸息筋である横隔膜と外肋間筋が収縮と弛緩を繰り返すことで行われる（→SIDE MEMO）．これらが収縮すると，胸腔が広がって吸息が起こり，弛緩すると胸腔が狭まって呼息が起こる．
- 横隔膜は胸腔と腹腔を隔てる膜状の筋である．弛緩時には上に凸のドーム状であるが，収縮するとドームが沈下し，胸腔は下方に広がる（図7-3A）．
- 外肋間筋は肋骨の後方（肋骨下縁）に起始し，1つ下の肋骨の前方（肋骨上縁）

SIDE MEMO

気胸：何らかの原因で肺や胸壁に穴があくと，胸腔内に空気が流入する．これを気胸といい，その部位の肺は弾性によって縮み，つぶれる（虚脱）．軽度であれば無症状のこともあるが，重度の場合は呼吸困難に陥る．

SIDE MEMO

腹式呼吸と胸式呼吸：主に横隔膜の動きによるものを腹式呼吸，肋骨の動きによるものを胸式呼吸という．一般に，安静時には腹式呼吸の割合が高いが，運動時には胸式呼吸の割合が高くなる．

> **国試に出る**
>
> 呼吸筋の働きと胸郭の動きはあわせて理解しておこう.

表7-1 主な呼吸筋

安静呼吸で主要な働きをする外肋間筋と横隔膜を赤で示す. 他の筋は努力呼吸にかかわる.

吸息筋	外肋間筋, 横隔膜, 胸鎖乳突筋, 斜角筋群, 大胸筋, 小胸筋, 僧帽筋
呼息筋	内肋間筋, 腹筋群 (外腹斜筋, 内腹斜筋, 腹直筋, 腹横筋)

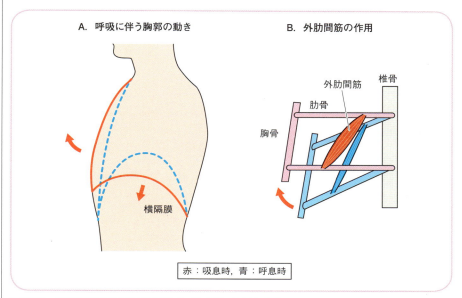

図7-3 安静呼吸時の胸郭の動き (左側から見た図)
A：横隔膜は収縮すると沈下し (凸が小さくなり) 胸腔は下方に広がる.
B：外肋間筋が収縮すると, 胸郭の前後径および左右径が大きくなる (左右径の変化は本図に示さない).

に停止する (図7-3B). 外肋間筋が収縮すると肋骨が挙上して, 胸郭が前方および側方に広がる (前後および左右の径が大きくなる).

- 横隔膜と外肋間筋が弛緩すると, 収縮時と逆に胸腔が狭くなるため, 肺が組織の弾性によって受動的に小さくなって, 肺内の気体が呼出される. このように安静時の呼息は吸息筋の弛緩によって受動的に起こる.

2) 努力呼吸

- 努力して呼吸するとき, 例えば, 運動時や深呼吸時などには, 様々な吸息筋や呼息筋が働く (表7-1).
- 努力吸息では, 横隔膜と外肋間筋に加えて, 胸鎖乳突筋, 斜角筋群, 大・小胸筋, 僧帽筋などの吸気補助筋も働く.
- 努力呼息は, 呼息筋 (内肋間筋, 腹筋群など) の収縮により, 能動的に起こる. 内肋間筋は肋骨の前方に起始し, 1つ下の肋骨の後方に停止する. この筋が収縮すると肋骨が下がり, 胸郭が小さくなる. 腹筋群が収縮すると腹圧が上昇し, 横隔膜が上方に押し上げられ, 胸腔が狭くなる.

4 呼吸機能

> **国試に出る**
> 呼吸機能については国試の出題率が高い．一見すると似たような用語が並んでいるが，それぞれについて正確な知識が求められる．疾患による呼吸機能の変化や運動時の変化についても理解しよう．

1. 肺気量分画

- 肺内の気体の総量を**肺気量**という．肺気量は，**全肺気量，肺活量，1回換気量，予備吸気量，予備呼気量，残気量，機能的残気量，最大吸気量**の分画に区分される（**図7-4**，**表7-2**）．一般的な呼吸機能検査では，スパイロメーターを用いて肺活量や1回換気量などの肺気量分画（**表7-2**），努力肺活量や1秒量などを測定する．

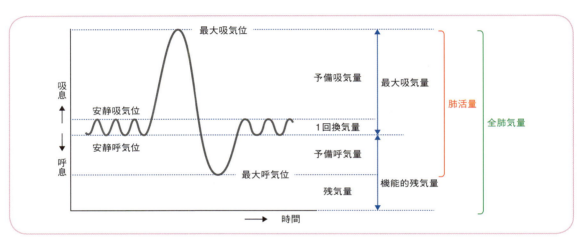

図7-4 肺気量分画
スパイロメーターで測定されるスパイログラム（呼吸曲線）．

表7-2 肺気量分画

肺気量分画	説明	スパイロメーターでの測定
全肺気量	最大に吸息したときの肺内の気体量	×
肺活量	最大に吸息してから呼出できる最大の呼気量 （1回換気量＋予備吸気量＋予備呼気量）	○
1回換気量	1回の呼吸で吸入あるいは呼出される量	○
予備吸気量	安静時の吸息後に，さらに吸入できる量	○
予備呼気量	安静時の呼息後に，さらに呼出できる量	○
残気量	最大に呼息した後に肺内に残っている気体の量	×
機能的残気量	安静時の呼息後に肺内に残っている気体の量 （予備呼気量＋残気量）	×
最大吸気量	安静時の呼息後に吸入できる最大の量 （1回換気量＋予備吸気量）	○

- 肺気量分画の多くは，性別，体格，年齢，生活習慣などの影響を受けるが，1回換気量は比較的影響を受けない．成人の1回換気量は男女とも500mLぐらいである．
- 性別，体格，年齢と肺活量の関係については詳しく調べられており，臨床で疾患の診断に応用されている（➡次項参照）．

2. ％肺活量

- 肺活量は性別，体格，年齢などの影響を受ける．一般に男性は女性よりも多く，同性であれば体格（身長）が大きいほうが多い．また，成人以降は加齢に伴って減少する．それ以外にも，肺活量は生活習慣などの影響も受ける．例えば，マラソンや水泳の選手，吹奏楽の演奏家などは肺活量が多い傾向がある．
- 年齢，性別，身長に基づいて予測した肺活量を予測肺活量といい，実際に測定した肺活量が予測肺活量の何％であるかを示したものを％肺活量という．
- 予測肺活量を求める式はいくつか考案されている．現在，わが国の臨床では，2001年に日本呼吸器学会肺生理専門委員会が公表した予測式（下記）を用いることが多い．20歳の人（平均的な体格）の予測肺活量をこの式で計算すると，男性（身長171cm）では約4.9L，女性（身長158cm）では約3.5Lになる．

   男性：0.045×身長（cm）－0.023×年齢－2.258（L）
   女性：0.032×身長（cm）－0.018×年齢－1.178（L）

- ％肺活量が100％であれば，平均的な肺活量ということになる．％肺活量の正常値は80％以上である．

3. 努力肺活量と1秒率

- 努力肺活量は肺活量と同じく最大吸気位から最大呼気位までの最大呼気量である．肺活量と異なるのは測定時の呼出速度で，肺活量はゆっくりと呼出するのに対し，努力肺活量ではできるだけ速く一気に呼出する．
- 努力肺活量の測定で，最大吸気位から最初の1秒間で呼出できる量を1秒量といい，努力肺活量に対する1秒量の割合（％）を1秒率という．
- 気道が狭くなると，呼出に時間がかかるため，1秒率が低下する．1秒率の正常値は70％以上である．

4. 換気障害

1) 障害のパターン

- スパイロメーターで測定した％肺活量と1秒率から，換気障害のパターンが分類される（図7-5）．
- 1秒率が正常（70％以上）かつ％肺活量が80％未満の場合，拘束性換気障害に分類される．拘束性換気障害は肺が膨らみにくい状態である．原因は肺の伸展性の低下（肺線維症など）や肺容量の減少（腫瘍や肺の部分切除など），胸郭の伸

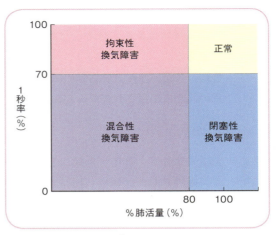

図7-5 換気障害のパターン

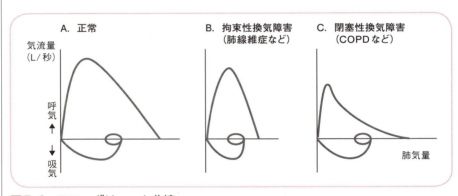

図7-6 フローボリューム曲線
健常人（A），拘束性換気障害（B），閉塞性換気障害（C）でみられる典型的なパターンを示す．

> **SIDE MEMO**
>
> COPD：慢性気管支炎や肺気腫（肺胞壁が破壊されて肺胞が拡張する病態）をまとめた総称である．タバコ煙などの有害物質を長期間吸入することで生じる炎症性疾患である．進行性の気流閉塞がみられる．

展性の低下などである．

- %肺活量が正常（80%以上）かつ1秒率が70%未満の場合，閉塞性換気障害に分類される．閉塞性換気障害は気道が狭くなって気道抵抗が高くなった状態である．原因は気道内の腫瘍，慢性閉塞性肺疾患（chronic obstructive pulmonary disease：COPD，→ SIDE MEMO），気管支喘息（発作時）などである．
- %肺活量が80%未満かつ1秒率が70%未満の場合，混合性換気障害に分類される．拘束性換気障害と閉塞性換気障害の合併や，COPDの重症化などでみられる．

2) フローボリューム曲線

- フローボリューム曲線は，努力肺活量を測定しているときの呼気および吸気の気流量（縦軸）と，肺気量（横軸）の関係を示したものである．病態によってフローボリューム曲線には特徴的なパターンがみられ，診断に役立つ（図7-6）．

5. 換気量と肺胞換気量

1) 1回換気量と分時換気量

- 1分間の換気量を分時換気量という．呼吸数は通常1分間の値で表されるので，分時換気量＝1回換気量×呼吸数である．
- 健常な成人における安静時の呼吸数は12〜20回/分である．1回換気量が500mL，呼吸数が16回/分の場合，分時換気量は500mL/回×16回/分＝8,000mL/分（8L/分）である．

2) 肺胞換気量と分時肺胞換気量

- 肺でのガス交換は，肺胞で行われる．吸入した空気のすべてがガス交換されるわけではない．吸入した空気のうち，ガス交換されない容量を死腔という．例えば，吸気の一部は気道にとどまり，肺胞に到達しないので，気道の大部分は死腔になる．気道の死腔は成人で約150mLである．
- 肺の血流や肺胞が障害されると，その肺胞ではガス交換ができなくなる．ガス交換できない肺胞も死腔になるので，肺疾患などでは死腔が大きくなることがある（➡ SIDE MEMO）．
- 肺胞内でガス交換される換気量を肺胞換気量といい，換気量から死腔量を差し引いたものである．1分間の肺胞換気量（分時肺胞換気量）は，分時肺胞換気量＝（1回換気量−死腔量）×呼吸数で求められる．
- 例えば，1回換気量が500mL，呼吸数が16/分，死腔が150mLの場合，分時換気量＝8L/分（前述），分時肺胞換気量＝（500−150）mL×16/分＝5,600mL（5.6L）/分になる．
- 分時換気量は同じで，呼吸が浅くなった（1回換気量が少なくなった）場合を考えてみよう．極端な例であるが，1回換気量が1/2の250mLで呼吸数が2倍の32/分になれば，分時換気量＝8Lで変化しない．しかし，分時肺胞換気量＝（250−150）mL×32/分＝3,200mL（3.2L）/分となり，5.6L/分よりもずっと少なくなる．このように浅い呼吸は効率が悪く，逆に深い呼吸は効率が良い．

> ✍ SIDE MEMO
>
> 死腔：ガス交換にかかわらない容積を生理学的死腔，気道を解剖学的死腔という．健常人の死腔は気道だけなので，「生理学的死腔＝解剖学的死腔」である．肺疾患などでガス交換不能な肺胞が生じると，生理学的死腔は大きくなる．

5 ガス交換とガスの運搬

1. ガス濃度とガス分圧

- 空気には約78％の窒素（N_2），約21％のO_2，約0.04％のCO_2，その他のガス（アルゴンなど）を含む混合ガスである．
- 混合ガス全体の圧を全圧といい，混合ガスを構成するガスの1つが単独で全体を占めるときの圧を分圧という．空気中のO_2は21％なので，大気圧が1気圧（760mmHg）のとき，O_2分圧は$760 \times 21/100 \fallingdotseq 160$（mmHg）である．体内のガ

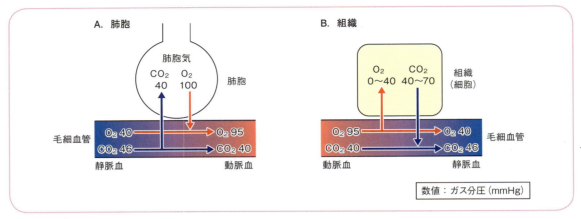

図7-7 ガス交換

スは分圧（mmHg）で表される．
- 空気中のO_2濃度は標高にかかわらず約21%であるが，気圧およびガス分圧は標高が高いほど低くなる．例えば，平地（海抜0m）の気圧が760mmHgとして，富士山頂（標高3,776m）について考えてみよう．富士山頂の気圧は低い（約487mmHg）ので，O_2分圧は約103mmHgしかない（平地では約160mmHg）．
- 分圧（partial pressure）を表す記号としてPが用いられる．また，肺胞気（alveolar）はA，動脈血（arterial blood）はa，静脈血（venous blood）はvで表される．例えば，PaO_2は動脈血O_2分圧を意味し，P_AO_2は肺胞気O_2分圧を意味する．

2. ガス交換

- O_2やCO_2は毛細血管壁，肺胞壁，細胞膜などを透過できる．O_2とCO_2は，肺胞では肺胞気と血液の間で，組織では組織と血液の間で，分圧が高いほうから低いほうへ拡散する．

1）肺胞でのガス交換

- 肺胞気のO_2分圧は約100mmHg，CO_2分圧は約40mmHgである．一方，肺毛細血管の静脈血のO_2分圧は約40mmHg，CO_2分圧は約46mmHgである．この分圧の差により，O_2は肺胞から血液に，CO_2は血液から肺胞に拡散する．このようにガス交換されて静脈血は動脈血（O_2分圧約95mmHg，CO_2分圧約40mmHg）になる（図7-7A）．
- 肺胞気と血液の間でのガス交換は非常に素早く行われるので，血液は肺毛細血管内を流れる間に十分にガス交換される．

2）組織でのガス交換

- 組織は常に代謝を行っており，O_2を消費してCO_2を産生している．このため，組織は動脈血よりもO_2分圧が低く，CO_2分圧が高い．

> **国試に出る**
> 「肺胞と血液」「血液と組織」それぞれのガス交換についてマスターしよう．ヘモグロビンの酸素解離曲線も重要なポイントである．

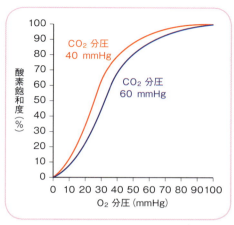

図7-8 ヘモグロビンの酸素解離曲線

表7-3 酸素解離曲線を右にシフトさせる因子

- CO_2分圧の上昇
- 体温の上昇
- pHの低下＝水素イオン(H^+)濃度の上昇
- 2,3-ジホスホグリセリン酸(2,3-DPG)*濃度の上昇

*2,3-DPG：赤血球内での代謝(解糖)の中間産物で，低酸素状態になると増える．

- 組織と動脈血のガス分圧の差によって，O_2は動脈血から組織に，CO_2は組織から動脈血に拡散する．この結果，動脈血は静脈血になって心臓へ運ばれる（図7-7B）．

3. O_2とCO_2の血液への溶解と運搬

1）O_2の運搬

- 肺胞気から血液へ拡散したO_2のほとんどは，赤血球内のヘモグロビン（→9章, 図9-4, 156頁参照）と結合して運ばれる．O_2が結合したヘモグロビンをオキシヘモグロビン，O_2を遊離したヘモグロビンをデオキシヘモグロビンという．
- ヘモグロビンとO_2の結合（酸素結合能）はO_2分圧に依存し，O_2が少ないと結合しにくく，多いと結合しやすい．血中のヘモグロビンに占めるオキシヘモグロビンの割合を酸素飽和度という．O_2分圧と酸素飽和度の関係をグラフにしたものをヘモグロビンの酸素解離曲線といい，S字状になる（図7-8）．
- 肺でガス交換された動脈血はO_2分圧が高いので，オキシヘモグロビンの割合が高い（約97％）．組織ではO_2分圧が低いので，オキシヘモグロビンはO_2を放出してデオキシヘモグロビンになる．このようにして放出されたO_2は細胞で消費される．
- CO_2分圧が上昇すると，ヘモグロビンの酸素解離曲線は右にシフトする（図7-8，赤の曲線が青の曲線にシフトする）．このようにCO_2分圧が上昇すると，ヘモグロビンの酸素結合能は低下する．
- 体温の上昇やpHの低下も，酸素解離曲線を右にシフトさせる（表7-3）．運動時の骨格筋のように，組織の代謝が高まると，CO_2や熱の産生が増え，CO_2の増加によりpHが低下する．このように代謝が盛んな組織ではヘモグロビンがO_2を放出しやすくなり，多くのO_2が組織に供給される．

2) CO_2の運搬

- 組織での代謝によって産生されたCO_2の多く（約70%）は，炭酸脱水酵素の作用を受けて速やかに，重炭酸イオン（HCO_3^-）になり，血漿に溶けて運ばれる（→ 化学式は次項を参照）．一部はヘモグロビンと結合したり，CO_2のまま血漿に溶けたりして運ばれる．
- 血漿に溶けて肺に運ばれたHCO_3^-の一部は，炭酸脱水酵素の作用によってCO_2になり，呼気中に排出される．

6 酸塩基平衡

1. 体液のpH

✎ 国試に出る

酸塩基平衡のメカニズムは重要なポイントである．呼吸性・代謝性酸塩基平衡異常，それぞれの特徴をおさえておこう．

- 酸塩基平衡は体液の酸と塩基のバランス，つまり体液のpH調節とその仕組みのことである．
- 体液（動脈血）のpHは7.40 ± 0.05という非常に狭い範囲に保たれている．体内では絶えず様々な化学反応が進行しているが，pHが異常になるとそれらが障害され，生命に危険が及ぶ．
- 体内では代謝に伴って，揮発性酸（CO_2）や不揮発性酸（乳酸，ケトン体など）が常に産生されているため，体内は酸性に傾きやすい．それにもかかわらず，体液のpHが厳密に調節されているのは，主に血液の緩衝系の作用と，呼吸による揮発性酸（CO_2）の排泄，腎臓でのHCO_3^-生成と再吸収および不揮発性酸の排泄（→ 11章，205頁参照）による．

2. 呼吸による酸塩基平衡調節

- 酸や塩基を加えても，pHがあまり変化しない溶液を緩衝液という．血液は緩衝液として働いており，重炭酸緩衝系，リン酸緩衝系，血漿蛋白質緩衝系，ヘモグロビン緩衝系などの緩衝系をもつ．このうち，重炭酸緩衝系は，酸を緩衝して生じたCO_2を呼吸によって排泄できるため，その役割は大きい．
- 重炭酸緩衝系は下記の化学反応で示される．緩衝系では，変化が生じるとその変化を打ち消すように化学反応が左から右へ，あるいは右から左へと進む．組織ではCO_2が多いため，この反応は左から右へと進み，CO_2がHCO_3^-となって血中に溶け，肺に運ばれる．肺ではCO_2が少ないため，この反応は右から左へと進み，血中のHCO_3^-がCO_2となって呼気中に排泄される．

$$CO_2 + H_2O \rightleftharpoons H_2CO_3（炭酸）\rightleftharpoons H^+ + HCO_3^-$$

3. 酸塩基平衡異常（アシドーシスとアルカローシス）

- 体液のpHが酸性側（pH<7.35）に傾いていく状態をアシドーシス．塩基側（pH>7.45）に傾いていく状態をアルカローシスという．

表7-4 酸塩基平衡異常

名称	pH	$PaCO_2$	HCO_3^-	原因となる病態の例	代償作用
呼吸性アシドーシス	↓	↑	→または↑	呼吸不全（COPDなど），肺水腫	腎性代償
呼吸性アルカローシス	↑	↓	→または↓	過換気症候群	
代謝性アシドーシス	↓	→または↓	↓	糖尿病，慢性腎不全	呼吸性代償
代謝性アルカローシス	↑	→または↑	↑	嘔吐	

↑，↓：一次的な変化．↑，↓：代償作用の結果として生じる二次的な変化．

- 換気機能が低下すると，CO_2を十分に排泄できず，体内にCO_2が過剰になり$PaCO_2$が上昇し，pHが低下する．このように呼吸が原因で生じるアシドーシスを呼吸性アシドーシスという．逆に，過換気などで体内のCO_2が減少すると（$PaCO_2$が低下すると），呼吸性アルカローシスになる（**表7-4**）．

- 呼吸は正常であるが，代謝の障害によって代謝性アシドーシスや代謝性アルカローシスになることがある．HCO_3^-は血液の緩衝系で重要な役割を担っているが，代謝性アシドーシスはHCO_3^-が減少した状態，代謝性アルカローシスはHCO_3^-が増加した状態である．

- 呼吸性アシドーシスまたは呼吸性アルカローシスの場合には，腎臓がHCO_3^-の産生，尿中へのHCO_3^-および酸（不揮発性酸）の排泄を調節し，pHを正常な状態に戻そうとする．このような代償作用を腎性代償という．

- 代謝性アシドーシスまたは代謝性アルカローシスの場合には，呼吸が増減してCO_2の排泄を調節し，pHを正常な状態に戻そうとする．これを呼吸性代償という．

7 呼吸の調節

- 呼吸運動の不随意的な調節は，脳幹の呼吸中枢によって行われている．呼吸中枢は様々な情報を受け取り，呼吸を適切に調節している．例えば，運動すると自然に呼吸が増え，骨格筋の活動に必要なO_2が供給され，筋活動で生じたCO_2が排泄される．

1. 呼吸中枢

- 延髄の呼吸中枢には，吸息筋を支配する吸息ニューロンと，呼息筋を支配する呼息ニューロンが存在する．これらのニューロンのネットワークにより，基本的な呼吸リズムが形成されている．

- 橋には，延髄の呼吸中枢に連絡してその働きを修飾するニューロン群が存在する．これを橋呼吸調節中枢と呼ぶ．

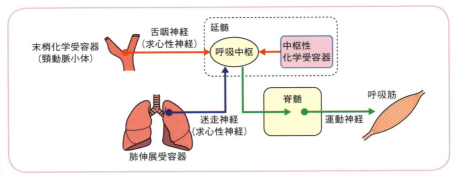

図7-9 呼吸の主要な反射性調節

- 延髄の呼吸中枢は，脳幹よりも上位の中枢（視床下部や大脳辺縁系，大脳新皮質など）からの影響も受ける．例えば，興奮すると呼吸が速くなったり，驚いたときに一瞬呼吸が止まったりする．また，深呼吸をするときのように，自分の意思で呼吸を調節することもできる．

2. 呼吸の反射性調節

- 延髄の呼吸中枢は体液のO_2やCO_2などの状態，肺の伸展度合い，身体の運動の状態など，様々な情報を受け取り，無意識のうちに呼吸を適切に調節している（図7-9）．

1）化学受容器反射

- 化学的な情報を検出する受容器を化学受容器という．呼吸にかかわる化学受容器は，体液のO_2，CO_2，pHの情報を検出し，換気不足のような状態になると興奮し，反射性に呼吸を促進する．
- 化学受容器は呼吸反射だけではなく，循環反射も誘発する（→8章，144頁参照）．

(1) 末梢化学受容器

- 末梢化学受容器は動脈に存在する小さな粒状の組織で，動脈血の化学情報を検出する．総頸動脈が内頸動脈と外頸動脈の分岐部に存在する頸動脈小体と，大動脈弓に存在する大動脈小体があるが，頸動脈小体が主要な働きをしている．
- 化学受容器から延髄の呼吸中枢への求心性経路は，頸動脈小体は舌咽神経，大動脈小体は迷走神経である．
- 頸動脈小体は，PaO_2の低下，$PaCO_2$の上昇，pHの低下を検出するが，特にPaO_2の低下に対して強く反応する．頸動脈小体は検出した情報を呼吸中枢に伝え，その結果，反射性に呼吸が促進される．

(2) 中枢性化学受容器

- 中枢性化学受容器は延髄腹側表面に存在するニューロン群である．このため，中枢性化学感受領野と呼ばれることもある．

7章　呼吸

- 中枢性化学受容器は脳脊髄液と接していて，脳脊髄液の化学情報を検出している．血中のCO_2は毛細管壁および髄膜を簡単に透過し，脳脊髄液に移行する．脳脊髄液中でCO_2はH_2Oと結合し，炭酸を経てHCO_3^-とH^+になる．中枢性化学受容器はこのH^+に反応して興奮し，その情報を呼吸中枢に伝え，反射性に呼吸を促進する．

2) Hering-Breuer (ヘリング-ブロイエル) 反射

- 吸息によって肺が伸展すると，気管や気管支の平滑筋に存在する肺伸展受容器が興奮する．その情報は延髄呼吸中枢に伝えられ，吸息が抑制されて呼息に切り替わる．これをHering-Breuer反射という．ヒトではこの反射は安静呼吸にはあまり関与していない．過剰な吸息による肺の過伸展を防ぐ仕組みと考えられている．

3) 運動時の呼吸調節

- 運動時には骨格筋の代謝が増加してO_2の消費およびCO_2の産生が増えるが，換気量も増えてホメオスタシスが維持される．
- 運動を開始すると，換気量はすぐに急速に増加する．この換気量の増大は血液ガス（O_2，CO_2，pH）が変化するよりも早く起こることから，大脳皮質から骨格筋への運動指令と同時に，呼吸中枢にも指令（セントラルコマンド）が出ていると考えられている．
- 運動強度の増加に伴い換気量は増加する．中等度までの運動強度では1回換気量の増加が主であるが，運動強度が最大酸素摂取量の70～80％に達すると，1回換気量の増加は約50％で頭打ちになる．したがって，それ以降は呼吸数の増加によって換気量を増加させる．
- 運動を終えると換気量は低下するが，安静状態に戻るには時間がかかる．赤血球のヘモグロビンや筋細胞内のミオグロビンと結合していたO_2は運動中に筋組織などで代謝が高まって消費される．運動終了後しばらくの間，酸素摂取量（換気量）が増えた状態が続き，酸素負債と呼ばれる．これは運動で消費したO_2の補充およびクレアチンリン酸やATPの再生・産生，運動で生じた乳酸の代謝などで酸素消費量が増えるためである（➡ SIDE MEMO）．

📝 SIDE MEMO

嫌気性代謝閾値(anaerobics threshold: AT)：運動強度を徐々に増やすと，やがてO_2供給が不足し，筋は無酸素的エネルギー産生も行うようになる．ATは無酸素的代謝が始まる直前の運動強度で，これを超えると換気量は著しく増加する．

8 発声

- 声を出す（発声する）ときに働く主要な器官は喉頭である（**図7-10A**）．喉頭の**声門**は前後に走る2つの**声帯ヒダ**とその間の隙間（声門裂）からなる．発声していないとき（呼吸時），声門裂は後方を底辺とする三角形の形に開いている（**図7-10Ba**）．声門裂が閉じた状態で呼息すると，声帯ヒダが振動して音が出る（**図7-10Bb**）．声門の開閉は声門開大筋と声門閉鎖筋群によって行われる．

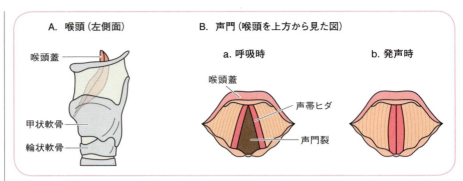

図7-10　発声器官

- 声帯ヒダの緊張が高い状態（声帯ヒダが前後に伸びた状態）で呼息すると振動数が高くなり，高い音が出る．声帯ヒダの緊張の程度は声帯緊張筋（および声帯筋）によって調節される．また，声帯ヒダが短いほうが高い音になる．一般に，女性は声帯ヒダの自然長が男性よりも短いので，男性よりも声が高い．
- 声帯ヒダの振動により音が生じるが，意味のある言語を話す（発話する）ためには，舌や口唇などの動きが重要である．この舌や口唇の動きは非常に複雑であり，大脳皮質一次運動野の広い領域が発話にかかわる（➡2章，図2-15A，34頁参照）．

mini test

次の文章で，正しいものには○を，誤っているものには×を付けなさい．

Q1 肺胞と毛細血管との間のガス交換を内呼吸という．

Q2 努力吸息では腹筋群が活動する．

Q3 肺が陰圧になると吸気が始まる．

Q4 血液pHは7.00〜7.45に保たれている．

Q5 1秒率が70％未満で，閉塞性換気障害を疑う．

Q6 PaO_2は約45mmHgに保たれている．

Q7 体温が上昇するとヘモグロビンとO_2は結合しにくくなる．

Q8 過換気で呼吸性アシドーシスになる．

Q9 Hering-Breuer反射では，吸気が抑制されて呼気に切り替わる．

Q10 血液中のCO_2が減少すると末梢化学受容器反射が起こる．

[解答]

Q 1.	×	組織と毛細血管との間のガス交換を内呼吸という．
Q 2.	×	腹筋群が活動するのは努力呼息である．
Q 3.	○	
Q 4.	×	pHは7.35〜7.45に保たれている．
Q 5.	○	
Q 6.	×	PaO_2は約95mmHgに保たれている．
Q 7.	○	
Q 8.	×	呼吸性アルカローシスになる．
Q 9.	○	
Q10.	×	血液中のO_2が減少すると，末梢化学受容器反射が起こる．

8章

循環

学習のねらい

- ・体循環と肺循環を説明できる.
- ・心臓の構造と弁の働きを説明できる.
- ・心筋の特徴と刺激伝導系を説明できる.
- ・心筋の活動電位と心電図の波形について理解する.
- ・心周期について理解する.
- ・血圧, 心拍出量, 血管抵抗の関係を説明できる.
- ・循環における神経性調節を説明できる.
- ・特殊な部位の循環について理解する.
- ・リンパ系の働きを説明できる.

- ●循環系は体液を全身に循環させるシステムで, 心臓血管系とリンパ系がある. 一般に循環系という用語は心臓血管系の意味で用いられることが多い.
- ●心臓血管系では, 心臓から拍出された血液が血管を通って全身を巡る. 血液は O_2 や栄養素を組織に運び, 組織で生じた CO_2 などの代謝産物や老廃物をそこから運び去る.
- ●本章ではまず心臓血管系の構造と機能を説明し, 最後にリンパ系について説明する.

1 心臓血管系

- ●心臓は血液を送り出すポンプとして働く. 心臓から送り出された血液は血管を通って全身を巡り, 心臓に戻る. 心臓血管系は, 体循環(大循環)と肺循環(小循環)という2つの経路が直列につながった閉鎖系である(**図8-1A**).

1. 体循環

- ●心臓の左心室から出た血液が全身を巡って, 心臓の右心房に戻るまでの流れを体循環という. 体循環によって組織へ O_2 や栄養素が供給され, 組織で生じた CO_2 や老廃物が組織から除去される.
- ●心臓(左心室)から拍出される血液は, 各臓器に分配される. 安静時には肝臓

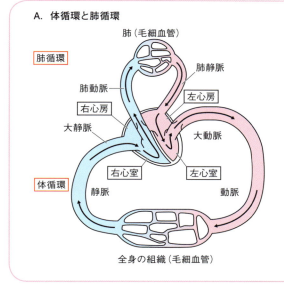

図 8-1 循環器系の概要

（約25％）や腎臓（約20％）に多くの血液が送られている（図8-1B）．
- 心臓から出た血液が心臓に戻るまでの時間は，安静時で約1分である．

2. 肺循環

- 心臓の右心室から出た血液が肺でガス交換され，心臓の左心房に戻るまでの流れを肺循環という．肺でガス交換された動脈血は左心室から全身に送られる．

2 心臓の構造と働き

1. 心房と心室

- 心臓は中空の器官で，4つの部屋がある（図8-2）．上部は心房で，心房中隔により右心房と左心房に分かれる（→ SIDE MEMO）．下部は心室で，心室中隔により右心室と左心室に分かれる．
- 心室は肺や全身に血液を送り出すポンプであるので，心室筋は心房筋よりも発達している．特に左心室は強い力で全身へ血液を送り出すため心筋が発達しており，壁が厚くなっている．

2. 房室弁と動脈弁

- 心房と心室の間，心室と動脈の間には弁があり，血液の逆流を防いでいるので，血液は一方向に流れる（図8-1，8-2）．

SIDE MEMO

心房中隔欠損症：胎生期には心房中隔に卵円孔という孔があり，右心房の血液は直接左心房に流れている．卵円孔は通常，出生後すぐに閉鎖して卵円窩という痕跡になる．この閉鎖が不完全な状態を心房中隔欠損症という．

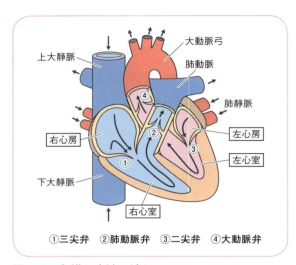

図8-2 心臓の血液の流れ
①三尖弁 ②肺動脈弁 ③二尖弁 ④大動脈弁

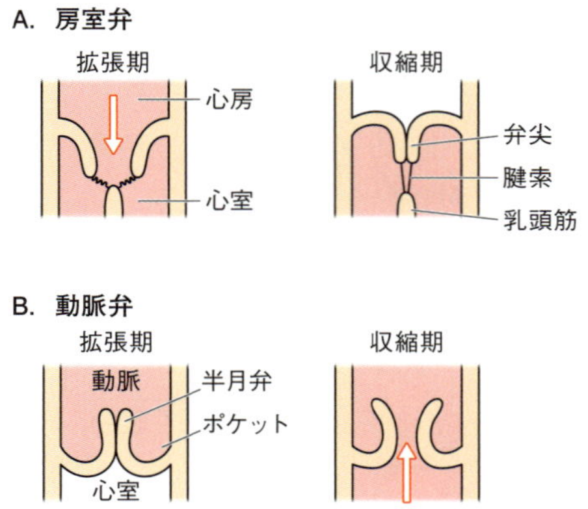

図8-3 心臓の弁の開閉

1) 房室弁

> 国試に出る
> 心臓の弁の構造と動きについて理解しておこう．

- 房室弁は心房と心室の間にある（図8-2）．右房室弁は3つの弁尖から，左房室弁は2つの弁尖からなる．弁尖はひも状の腱索で心室内の乳頭筋とつながり，帆状構造になっている（図8-3A）．このため，心室の収縮時（収縮期）に心室内圧が心房内圧より高くなっても弁は反転せず，血液は逆流しない．
- 弁尖の数から，右房室弁は三尖弁，左房室弁は二尖弁と呼ばれる．左房室弁はキリスト教（カトリック）の司教の儀式用の帽子（司教冠）と形が似ているので，僧帽弁と呼ばれることもある．

2) 動脈弁

- 動脈弁は心室と動脈の間にある弁で，肺動脈弁と大動脈弁がある（図8-2）．どちらも3つの半月弁（薄いポケット状の弁）からなる．
- 心室内圧よりも動脈圧が高くなると（心室の拡張期になると），半月弁のポケットが膨らんで3つが密着し，血液の逆流を防ぐ（図8-3B）．

3. 心筋

1) 心筋の特徴

> 国試に出る
> 心筋の特徴については解剖学や運動学などとも関連する．確実におさえておきたい．

- 心筋は骨格筋と同じように横紋筋である（→3章，55頁参照）．
- 心筋は固有心筋と特殊心筋に分類される．心臓を構成する筋（心筋の大部分）は固有心筋で，血液を送り出すポンプとして働く．特殊心筋は刺激伝導系を構成する（→次項参照）．心筋という用語は，固有心筋の意味で用いられることが多い．
- 隣接する心筋細胞間にはギャップ結合がみられる（→3章，表3-3，56頁参照）．あ

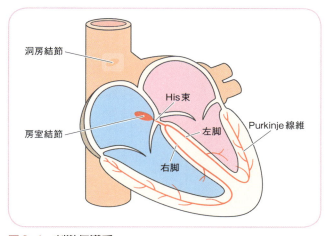

図8-4 刺激伝導系

表8-1 刺激伝導系（特殊心筋）

名称	部位
洞房結節	右心房上部
房室結節	右心房下部
His束	心房と心室を連絡
右脚および左脚	心室中隔内
Purkinje線維	心室内膜下層

る心筋細胞で生じた興奮は、ギャップ結合を介して隣接する細胞に素早く伝わるので、多数の心筋細胞は一斉に興奮し、収縮する。このように複数の細胞が1つの細胞であるかのように活動することを機能的合胞体という。ただし、心房筋と心室筋は絶縁されているので、心房と心室は同時に収縮しない。

- 心筋は引き伸ばされると、その伸展度合いに応じて収縮力が強くなる。これをStarling（スターリング）の心臓の法則という。心臓に戻る血液量（静脈還流量）が増えると心筋は引き伸ばされて収縮力が大きくなり、心拍出量が増加する。
- 心臓は自律神経からの指令がなくても、リズミカルに拍動することができる。これを自動能という。自動的な拍動リズムは通常、刺激伝導系の洞房結節で発生する。

2）刺激伝導系

- 刺激伝導系は、洞房結節、房室結節、His（ヒス）束、右脚および左脚、Purkinje（プルキンエ）線維からなる（図8-4、表8-1）。
- 洞房結節で発生した興奮は、ギャップ結合により心房全体に広がるとともに、房室結節、His束を経て心室に至り、右脚と左脚、Purkinje線維を経て、心室全体の心筋細胞へ素早く伝わる（→ SIDE MEMO）。
- 刺激伝導系の他の細胞も自動的に興奮する性質をもつが、洞房結節のリズムが最も速い。このため、通常は洞房結節が心拍動リズムを作るペースメーカー（歩調取り）として働く。
- 房室結節内での興奮伝導速度は遅く、房室結節からHis束を経て心室に興奮が伝わるのに少し時間がかかる（0.12〜0.2秒ぐらい）。このため、心房と心室の興奮には時間的なずれが生じる。この間に心室に血液が流れ込み、それから心室が収縮して血液を送り出す。

国試に出る

刺激伝導系については頻出である。心電図の理解にもつながるため確実におさえておこう。

SIDE MEMO

房室ブロック：心房から心室への興奮伝導が障害された状態である。伝導が完全に遮断されると、心房と心室はそれぞれ異なるリズムで興奮（収縮）するようになる（完全房室ブロックあるいは第Ⅲ度房室ブロック）。

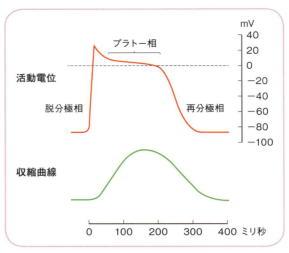

図8-5　心室筋の活動電位と収縮曲線

3) 心室筋の活動電位

- 安静時の心室筋の膜電位（静止膜電位）は，−80〜−90mVぐらいである．
- 心室筋の興奮は，ニューロンや骨格筋と同じように，電位依存性Na^+チャネルの開口により細胞内にNa^+が流入することで始まる（➡2章，19頁参照）．
- 心室筋の興奮で特徴的なことは，脱分極して膜電位が正になると，電位が高い状態が長く続くことである．この時期をプラトー相という（図8-5）．これは，電位依存性Na^+チャネルに続いて電位依存性Ca^{2+}チャネルが開口し，細胞内にCa^{2+}が流入することで生じる（➡SIDE MEMO）．
- 再分極時にはチャネルが安静状態に戻っており，能動輸送により細胞内外のイオン分布も元に戻る．
- 脱分極相およびプラトー相では新たな興奮は発生しないので，心室筋の絶対不応期は非常に長く（200〜300ミリ秒），単収縮の持続時間とほぼ同じである．このため，心筋の収縮は単収縮のみで，加重はみられない．この性質は，心臓がポンプとして働くのに好都合である．

4. 心拍数と心拍出量

1) 心拍数

- 心臓の1分間の拍動回数を心拍数という．成人の安静時心拍数は65〜85回/分ぐらいである．新生児では心拍数が速く100〜205回/分ぐらいであるが，成長につれて遅くなる．
- 成人で安静時心拍数が100回/分以上を頻脈，60回/分未満を徐脈という．
- 呼吸に伴って心拍数は変動する（吸息時に増え，呼息時に減る）．これは正常な（生理的な）現象で，呼吸性不整脈と呼ばれる．小児で発現しやすい．

SIDE MEMO

心房筋の活動電位：心房筋も心室筋と同じように活動電位にプラトー相がみられる．ただし，心室筋よりも持続時間は短い（100〜200ミリ秒）．

国試に出る

心筋の活動電位の発生機構への理解を深めておこう．

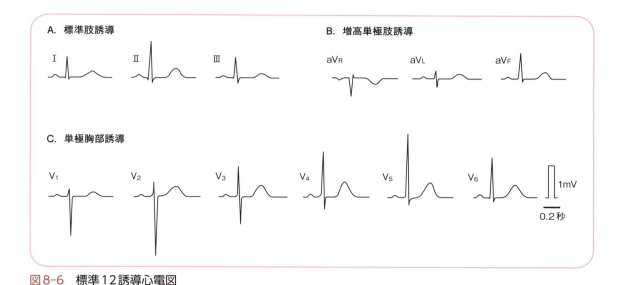

図 8-6 標準12誘導心電図
各誘導で記録される波形を模式的に示す.

SIDE MEMO

心不全：心臓のポンプ機能が障害された状態．ポンプ機能の低下により血液がうっ滞する．左心不全では肺循環系に，右心不全では体循環系にうっ血が起こる．

2) 心拍出量

- 安静時，成人の1回拍出量は約70〜80 mLである．毎分心拍出量は1回拍出量と心拍数の積で求められ，約5Lである（→ SIDE MEMO）．激しい運動時には約25Lにも達することがある．

5. 心電図 (electrocardiogram：ECG)

- 心電図は心臓の電気的興奮を体表面に装着した電極から記録したものである．縦軸は電圧（mV），横軸は時間である．

1) 心電図の誘導法

- 一般的な心電図検査では，同時に12種類の誘導を記録する（標準12誘導心電図）．標準12誘導心電図は，標準肢誘導，増高単極肢誘導（増幅あるいは増大単極肢誘導ともいう），単極胸部誘導に大別される（図8-6, 表8-2）．
- 標準肢誘導と増高単極肢誘導は手足（手首と足首）に装着した電極から，単極胸部誘導は胸部の6か所に装着した電極から誘導する（表8-2, 図8-7）．

2) 心電図の波形

- 心筋が興奮していないとき，つまり心筋細胞の膜電位が静止状態であるとき，心電図は平坦な線となる．これを基線という（図8-8）．
- 心房筋，心室筋が活動電位を発生するのに伴って，心電図にはP，Q，R，S，Tという波が規則正しく出現する（→ SIDE MEMO）．P波は心房筋が興奮するときに，QRS波は心室筋の興奮の開始（脱分極）時に，T波は心室筋の興奮の消

SIDE MEMO

瞬時心拍数：R波から次のR波までの時間をRR間隔といい，1回の心拍動にかかる時間である（→ 図8-8，135頁参照）．RR間隔から算出した心拍数を瞬時心拍数という．瞬時心拍数（beats per minute：bpm）=60（秒）÷RR間隔（秒）．

表8-2 標準12誘導心電図

誘導	記録電極	記録する電位
標準肢誘導		
第Ⅰ誘導	右手（−）と左手（＋）	2つの記録電極間の電位差を記録する．
第Ⅱ誘導	右手（−）と左足（＋）	
第Ⅲ誘導	左手（−）と左足（＋）	
増高単極肢誘導		
aVR	右手	記録電極（＋）と基準電極（−）の間の電位差を記録する．
aVL	左手	
aVF	左足	
単極胸部誘導		
V_1	第4肋間胸骨右縁	記録電極（＋）と基準電極（−）の間の電位差を記録する．
V_2	第4肋間胸骨左縁	
V_3	V_2とV_4の中点	
V_4	第5肋間左鎖骨中線上	
V_5	V_4と同じ高さで前腋窩線上	
V_6	V_4と同じ高さで中腋窩線上	

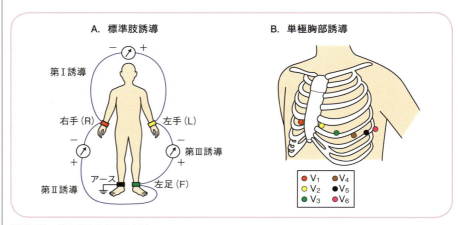

図8-7 心電図の記録方法

退（再分極）時に出現する（**表8-3**）．
- 基線より上の波を陽性波，下の波を陰性波という．各波の大きさ，陽性・陰性などは，誘導方法によって異なり，個人差もみられる．

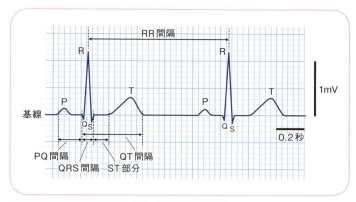

図 8-8　正常心電図の成分（標準第Ⅱ誘導）

表 8-3　心電図の要素

P波	心房筋の興奮.
QRS波	心室筋の興奮の開始（脱分極）.
T波	心室筋の興奮の消退（再分極）.
PQ (PR) 間隔	P波の始まりからQRS波の始まりまでで，房室伝導時間を表す（正常では0.12〜0.20秒）.
QRS間隔	QRS波の幅で，心室筋全体に興奮が伝わる時間を表す（正常では0.08〜0.11秒）.
QT間隔	QRS波の始まりからT波の終わりまでで，心室筋の興奮開始から消退までの時間を表す．心拍数によってQT間隔は変わる.
ST部分	QRS波の終わりからT波の始まりまでで，心室筋の興奮のプラトー相を表す．通常は基線と一致する.

※Q波，R波，S波をまとめてQRS波（あるいはQRS群）という.

🖉 国試に出る
心電図の基本を確実に理解しよう．臨床でも必須の知識である.

3) 心電図と疾患

- 心電図は，心拍動リズムや刺激伝導系の障害，狭心症や心筋梗塞，心室肥大など，様々な疾患の診断に役立つ．ここではいくつかの例を紹介する.

(1) 不整脈

- 不整脈は心拍動リズムが正常でない状態で，リズムが遅くなるもの（徐脈）と速くなるもの（頻脈，頻拍など），リズムが不規則になるものがある.
- ペースメーカーである洞房結節の異常によるものを"洞性"と表現し，洞性徐脈や洞性頻脈などという.
- 洞房結節以外の部位で興奮が生じることを異所性興奮という．異所性興奮が生じると，通常のタイミングよりも早く次の拍動が出現する．これを期外収縮といい，異所性興奮が心房で生じるものを上室性期外収縮，心室で生じるものを心室性期外収縮という．心室性期外収縮の心電図では，QRS波に先行するP波がみられない（図8-9）.

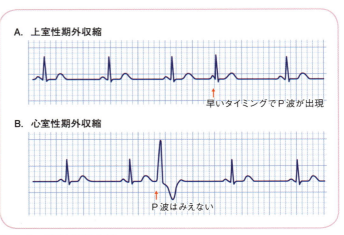

図8-9　期外収縮の例

(2) 心筋の虚血
- 組織への血液供給が阻害された状態を虚血という．冠状動脈の内腔が狭くなると一過性の胸痛が生じたり（狭心症），冠状動脈が閉塞すると心筋が壊死したりする（心筋梗塞）．
- 狭心症や心筋梗塞では，発作時や発作後の時間経過に伴って，心電図の波形に特徴的な変化がみられる．虚血部位によって変化がみられる誘導が異なるので，12誘導心電図を観察する必要がある．
- 身体活動時に発作が起こるような狭心症では，発作中にSTが下降する．
- 心筋梗塞では，発症直後にSTの上昇とT波の増高がみられる．その後，時間が経つにつれて，異常Q波（異常に大きいQ波，発症後，数時間〜24時間ぐらい），冠性T波（陰性に逆転したT波，発症後2，3日〜数か月）が出現する．

6. 心周期と心音

1) 心周期
- 1回の心拍動の時間経過を心周期といい，収縮期と拡張期に分けられる（図8-10）．
- 心周期の時間は心拍数とともに変化するが，安静時には収縮期よりも拡張期のほうが長く，収縮期：拡張期＝1：2ぐらいである．

(1) 収縮期
- 心室筋が収縮する時期で，等容性収縮期と駆出期に区分される．
- 等容性収縮期は，心室筋の収縮により心室内圧が上昇し，動脈内圧に達するまでの時期である．房室弁も動脈弁も閉鎖しているため，心室内容積は一定である．
- 駆出期（拍出期）には，心室内圧が動脈内圧よりも高くなって動脈弁が開き，心室内の血液が動脈に拍出される．

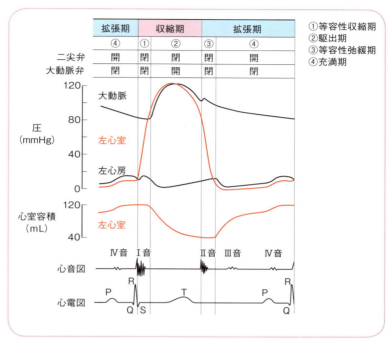

図8-10 心周期

(2) 拡張期

- 心室筋が弛緩する時期で，等容性弛緩期と充満期に区分される．
- <u>等容性弛緩期</u>は，心室筋の弛緩により心室内圧が低下し，心房内圧に至るまでの時期である．房室弁も動脈弁も閉鎖しているため，心室内容積は一定である．
- <u>充満期</u>には，心室内圧が心房圧よりも低くなって房室弁が開き，心房内の血液が心室内に流入する．

2) 心音

- 心臓の拍動（心周期）に伴って心音が発生する．健常成人で通常聴診できるのはⅠ音とⅡ音で，弁が閉鎖するときに発生する音である（**表8-4**）．マイクロフォンを介して波形を記録したものを心音図といい，聴診で聴き取りにくい音も記録できる（**図8-10**）．
- 血液の乱流で生じる雑音を心雑音という．弁の狭窄で血液が狭窄部を流れるときや，弁の閉鎖不全で血液が逆流するときなどに心雑音が発生する．

7. 前負荷と後負荷

- 心臓の仕事量（心室からの拍出量）に対する負荷として，前負荷と後負荷がある．

国試に出る

心音が何を表しているのかについては，様々な分野で求められる．基本をおさえておこう．

表8-4 主な心音

心音	聴取される時期	音の成因	備考
I音	収縮期の開始時	房室弁の閉鎖	通常の聴診で，聴取できる．
II音	拡張期の開始時	動脈弁の閉鎖	
III音	拡張期の早期	心房から心室への急速な血液流入	若年者で聴取されることがある（40歳以上では病的であることが多い）．
IV音	収縮期開始の直前（拡張期の終わり）	心房の収縮	心不全のように，心房に負荷がかかっているときに発生する（病的）．

SIDE MEMO

静脈還流：体循環で全身を循環した血液が心臓の右心房に戻ることを静脈還流といい，その血液量を静脈還流量という．

1）前負荷

● 弛緩している心筋を伸展させる力を前負荷という．生理的な状態では，前負荷が大きくなると心室筋の収縮力が強くなり，仕事量が増大する（Starlingの心臓の法則，➡131頁参照）．静脈還流（➡SIDE MEMO）が増加すると心室の拡張期容量が増加して前負荷が増え，1回拍出量が増える．

2）後負荷

● 収縮時の心筋にかかる力を後負荷という．大動脈圧の上昇や末梢血管抵抗の上昇は，後負荷を増やす．後負荷が増加すると1回拍出量が減少する．

3 血管の構造と働き

1. 血管壁の構造

● 体循環で血液は，心臓（左心室）から大動脈，動脈，細動脈，毛細血管，細静脈，静脈，大静脈の順に流れ，心臓（右心房）に戻る．

● 血管壁は一般に，外膜，中膜，内膜の3層がみられる．ただし，毛細血管は内膜だけからなる．外膜は結合組織，中膜は平滑筋と弾性線維，内膜は1層の内皮細胞と少量の結合組織からなる（図8-11）．

● 動脈は中膜が発達しており，血管壁が厚い．静脈は動脈よりも血管壁が薄く，伸展性が高い．

2. 血管の働き

1）動脈

● 大動脈などの心臓に近い部位の太い動脈は，中膜に多くの弾性線維を含む．このため弾力性が高く，弾性血管（弾性動脈）と呼ばれる．この弾力性により，収縮期の血管内圧変化は小さくなる．

● 中等度の太さの動脈（器官内の動脈など）は，中膜が主に平滑筋からなるので，

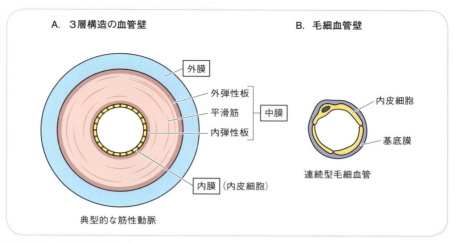

図8-11 血管壁の構造
血管の断面を模式的に示す．血管内腔と壁の厚さの比率，筋性動脈と毛細血管の太さの比率は実際とは異なる．

筋性血管（筋性動脈）と呼ばれる．

- 細動脈の平滑筋には，交感神経性血管収縮神経が多く分布している．血管収縮神経の活動が増えると，細動脈は細くなり血管抵抗が上昇する．このように細動脈は全身の血管抵抗に大きな影響を及ぼすので，抵抗血管と呼ばれる．

2) 毛細血管

- 末梢組織において，細動脈は枝分かれして網状の毛細血管（毛細血管網）となり，それらが集まって細静脈になる．細動脈，毛細血管，細静脈の循環を微小循環といい，ここで血液と組織（細胞）の間の物質交換が行われる．
- 毛細血管の壁は1層の内皮細胞とそれを取り巻く基底膜からなる．血管壁を介して血液（血漿）と組織（間質液）の間で物質交換が行われるので，毛細血管を交換血管という．
- 毛細血管壁の構造は，連続型，有窓型，非連続型という透過性が異なる3つのタイプに大別される．各器官にはその機能に適したタイプの毛細血管が存在している．

(1) 毛細血管での物質移動

国試に出る
毛細血管での物質移動について理解しておきたい．

- O_2やCO_2などの脂溶性物質は，どのタイプの毛細血管においても，内皮細胞を直接通過して拡散する．
- 多くの臓器の毛細血管は連続型で，隣接する内皮細胞間の隙間（間隙）が狭い．水や小分子（Na^+，グルコース，アミノ酸など）はこの間隙を通ることができるが，蛋白質のように大きな分子はほとんど通れない．このため，間質液の蛋白質濃度は非常に低い．細胞間隙を通る移動は，主に拡散，濾過，浸透で行われる．

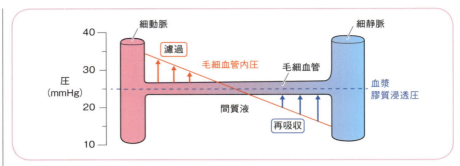

図8-12　毛細血管における水分移動

- 脳の毛細血管は連続型の中でも特に内皮細胞間隙が狭く，透過性が低い（→147頁参照）．脂溶性物質は内皮細胞を直接透過できるが，そうでないもの（水，グルコース，アミノ酸，電解質など）は，チャネルやトランスポーターなどを介して移動する．
- 腎臓の糸球体や内分泌腺などの毛細血管は有窓型である．内皮細胞に多数の小孔があり，水や電解質などの透過性が高い．
- 透過性が最も高い毛細血管は非連続型で，内皮細胞間隙が広い．非連続型毛細血管は骨髄や肝臓などでみられ，蛋白質や細胞（血球など）も透過できる．洞様毛細血管と呼ばれることもある．

(2) 血漿膠質浸透圧

- 血漿蛋白質の作る浸透圧を血漿膠質浸透圧といい，約25mmHgである．通常，間質液には蛋白質が非常に少ないため，血漿膠質浸透圧は間質液の水分を毛細血管内に移動させる．
- 毛細血管内圧は細動脈から細静脈に至る間に徐々に低下する（約35mmHg→約15mmHg）．細動脈側では，毛細血管内圧が膠質浸透圧よりも高いため，血液中の水や小分子は濾過されて間質液に移動する（図8-12）．一方，細静脈側では，毛細血管内圧が膠質浸透圧よりも低くなるため，間質液の水分が毛細血管内に移動する（再吸収）．
- このようにして，膠質浸透圧によって濾過された水分の約90%は毛細血管に再吸収され，残りはリンパ系に吸収される．
- 毛細血管圧が高くなって濾過が増える，あるいは栄養不良などで膠質浸透圧が低下して水分の再吸収が減ると，間質液が貯留して浮腫が生じる．

3) 静脈

- 静脈の血管壁は伸展しやすく血管抵抗が低いので，安静時には全身の血液の60〜70%が静脈に貯留されている．このため，静脈を容量血管という．
- 静脈系は動脈系よりも非常に圧が低いが，心房内圧はさらに低いので，血液は静脈から心臓に戻ることができる．静脈還流量に影響を及ぼす主な因子を以下

表8-5　血管の直径と総断面積

	大動脈	動脈	細動脈	毛細血管	細静脈	静脈	大静脈
内腔径mm	20〜25	4	0.03	0.008	0.04	5	30
総断面積cm^2	3〜5	20	40	2,500	250	80	8

に示す.

- **中心静脈圧**：右心房に最も近い大静脈の血圧を中心静脈圧という．通常，中心静脈圧は静脈内圧よりも低いので，静脈血は右心房に流れる．右心不全などで中心静脈圧が上昇すると，静脈還流量が低下し，全身性の浮腫が生じる.
- **静脈弁**：ある程度の太さ（1mm以上）の静脈には静脈弁がみられることが多く，特に四肢の静脈で発達している．これにより静脈内の血液は逆流せず，心臓に向かって流れる.
- **筋ポンプ**：骨格筋の収縮によって静脈が圧迫されると，静脈弁があるので血液は心臓に向かって移動する．この働きを筋ポンプという．この作用は，特に下肢で重要である．座位や立位のとき，重力の影響で血液は下肢に貯留しやすいが，歩行などで筋ポンプが働くと，静脈還流量が増加する.
- **吸息**：心臓は胸腔内（中隔）にあるので，吸息時に胸腔内圧が低下すると大静脈から右心房へ血液が流れやすくなり，静脈還流が促進される.

3.　血流量と血流速度

- 管の中を液体が流れるときについて考えよう．例えば，ホースの中を水が流れるとき，単位時間に流れる水量は，ホースの直径（内腔径）と流速の積で求められる.
- 身体の血流量も同じように考えることができる．ただし，血管はホースとは異なり，多くの枝分かれがあるので，枝分かれした血管の内腔径を合計した総断面積で考える．したがって，「血流量＝血管総断面積×血流速度」あるいは「血流速度＝血流量÷血管総断面積」となる．このように血流速度と血管総断面積は反比例し，血管総断面積が大きくなるほど血流速度は遅くなる.
- 心臓から出た大動脈は枝分かれを繰り返し，毛細血管に至る．1本の毛細血管の直径は非常に小さいが，その数は膨大であるので，総断面積は最も広くなる（**表8-5**）．このため，血流速度は毛細血管で最も遅くなり，物質交換が行われやすい.

4.　脈拍

- 体表近くを走る動脈上の皮膚に触れると，拍動を感じる．これを脈拍という（➡ SIDE MEMO）．脈拍は心臓の拍動に伴って生じる動脈壁の振動である．通

📝 **SIDE MEMO**

脈拍を触知できる動脈：橈骨動脈，総頸動脈の他，浅側頭動脈，顔面動脈，鎖骨下動脈，腋窩動脈，上腕動脈，橈骨動脈，尺骨動脈，大腿動脈，膝窩動脈，後脛骨動脈，足背動脈などがある.

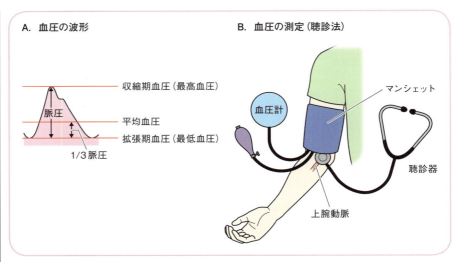

図8-13 血圧の測定

常，心拍数と脈拍数の回数は同じである．
- 脈拍の測定は橈骨動脈で行うことが多いが，総頸動脈などで測定することもある．

5. 血圧

- 血管の内側から外側にかかる圧力を血圧といい，通常は，動脈内圧のことである．

1) 収縮期血圧と拡張期血圧

- 血圧は心周期に伴って変動し，収縮期に高くなり拡張期に低くなる．収縮期の最も高い血圧を収縮期血圧（あるいは最高血圧），拡張期の最も低い血圧を拡張期血圧（あるいは最低血圧）という．収縮期血圧と拡張期血圧の差を脈圧という（図8-13A）．
- 1心周期のすべての血圧の変動を平均化したものを平均血圧という．平均血圧は，拡張期血圧に脈圧の1/3を加えた値に近い．
- 血圧が正常よりも高い状態を高血圧という．表8-6に日本高血圧学会の高血圧診断基準（「高血圧治療ガイドライン2019」より）を示す．病院などで測定する血圧は少し高くなることがあるため（診察室血圧），家庭血圧（自宅で測定する血圧）の基準は少し低い値になっている．診察室血圧で収縮期血圧が140 mmHg以上または拡張期血圧が90 mmHg以上である場合，高血圧と診断される．

2) 血圧に影響を与える因子

- 血圧は心拍出量と全身の血管抵抗（総末梢抵抗）の積で表される（血圧＝心拍出

表8-6 高血圧診断基準

分類	診察室血圧 (mmHg)			家庭血圧 (mmHg)		
	収縮期血圧		拡張期血圧	収縮期血圧		拡張期血圧
正常血圧	<120	かつ	<80	<115	かつ	<75
正常高値血圧	120-129	かつ	<80	115-124	かつ	<75
高値血圧	130-139	かつ/または	80-89	125-134	かつ/または	75-84
Ⅰ度高血圧	140-159	かつ/または	90-99	135-144	かつ/または	85-89
Ⅱ度高血圧	160-179	かつ/または	100-109	145-159	かつ/または	90-99
Ⅲ度高血圧	≧180	かつ/または	≧110	≧160	かつ/または	≧100
(孤立性) 収縮期高血圧	≧140	かつ	<90	≧135	かつ	<85

(日本高血圧学会高血圧治療ガイドライン作成委員会編：高血圧治療ガイドライン2019. ライフサイエンス出版, p18, 表2-5より)

量×総末梢抵抗). したがって, 心拍出量や血管抵抗を変化させる因子は, 血圧に影響を与える. 血圧を上げる主な要因を以下に示す.

- 心拍数, 心収縮力, 循環血液量などが増加すると, 心拍出量は増加する.
- 交感神経血管収縮神経活動の増加とそれによる血管収縮 (特に細動脈), 血液粘性の上昇により, 血管抵抗は上昇する.
- 血管の弾性が低下すると (硬化すると), 血管抵抗は上昇する. 老化に伴って血管の弾性は低下するため, 高齢になると一般に血圧は高くなる.

3) 血圧測定 (聴診法)

- 動脈の管腔が狭くなると, その血管内で乱流が起こり, 血管雑音が発生する. これを応用して, 血圧を測定することができる (聴診法). 血圧測定では上腕動脈圧を測定することが多い (図8-13B, ➡ SIDE MEMO). 以下に簡単に説明する.

- 上腕にマンシェット (カフ, 圧迫帯) を巻き, 収縮期血圧よりも高い圧をかけると上腕動脈は圧迫されて閉鎖し, 血液が流れなくなる. マンシェットの圧を徐々に低下させ, 収縮期血圧よりも低くなると, 上腕動脈に血液が流れ始め, 血管雑音が聴こえ始める. さらにマンシェット圧を低下させ, 拡張期血圧よりも低くなると, 血管雑音は消失する.

- 血圧測定の際に聴取される血管雑音をKorotkov (コロトコフ) 音といい, 聴こえ始めたときのマンシェット圧を収縮期血圧, 聴こえていた音が消失するときの圧を拡張期血圧とする.

📝 SIDE MEMO

静水圧：水の重さで生じる圧. 静水圧は体内でもみられ, 心臓よりも低い位置で血圧を測定すると, 静水圧が加わって高い値になる. 10cmの水柱の圧は約7mmの水銀柱圧に相当する (10cmH$_2$O≒7mmHg). 上腕動脈は心臓の高さに近いので, 静水圧の影響をあまり受けずに血圧を測定できる.

4 心臓血管系の調節

- 心臓血管系は，神経性，液性，局所性に調節される．
- 神経性調節は自律神経を介して，液性調節はホルモンを介して行われる．局所性調節は，心筋や血管平滑筋自体の性質によるものや，局所で産生される化学物質によるものなどがある．

1. 循環中枢

- 循環中枢（心臓・血管中枢）は脳幹の延髄にある．求心性情報を循環中枢で統合し，自律神経を遠心路として心臓や血管を調節する．

2. 心臓と血管の神経支配

1) 心臓

国試に出る
交感神経および副交感神経の作用によって心臓がどのような影響を受けるのか，おさえておこう．

- 心臓は副交感神経と交感神経の支配を受ける．
- 副交感神経は迷走神経を通って心臓に至る．迷走神経の興奮により心拍数が減少し，刺激伝導系の興奮伝導時間が延長する．
- 心臓を支配する交感神経が興奮すると，心収縮力および心拍数が増加し，刺激伝導系の興奮伝導時間が短縮する．

2) 血管

- ほとんどの血管は交感神経性血管収縮神経の支配だけを受ける．この神経はトーヌスがみられ，安静時にもある程度活動している．トーヌスが増えると，α受容体を介して血管平滑筋が収縮する（血管収縮）．逆にトーヌスが低下すると，血管平滑筋は弛緩する（血管拡張）．
- 生殖器など，一部の血管には副交感神経も分布しており，その興奮により血管が拡張する（→15章，261頁参照）．

3. 循環反射

1) 圧受容器反射（動脈圧受容器反射）

国試に出る
圧受容器反射による血圧調整の仕組みを理解しよう．

- 圧受容器反射は血圧の変動を元に戻すように働き，血圧を安定に保つのに役立つ．
- 圧受容器は頸動脈洞や大動脈弓に存在し，動脈血管壁の伸展度合いを受容する．通常の血圧の状態である程度活動しており，血圧が上昇すると活動が高まり，逆に血圧が低下すると活動が低下する．
- 血圧が上昇して圧受容器が興奮すると，その情報は延髄の循環中枢に伝えられる．頸動脈洞からの求心路は舌咽神経，大動脈弓からの求心路は迷走神経である（図8-14）．
- 循環中枢は遠心路である迷走神経と交感神経に指令を出し，迷走神経を興奮さ

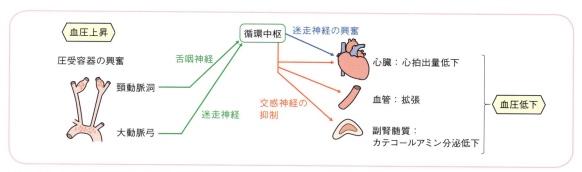

図8-14　圧受容器反射（血圧上昇時）

せ，交感神経を抑制する．これにより，心拍数および心収縮力は低下し，心拍出量が減少する．血管は拡張し，血管抵抗が低下する．また副腎髄質からのカテコールアミン分泌も低下し，これも心拍出量の減少や血管抵抗の低下に寄与する．これらの結果，血圧は低下して元のレベルに戻る．
- 一方，血圧が低下すると，上記の血圧上昇時とは逆の反射性反応が起こる．つまり，圧受容器の活動が低下し，反射的に迷走神経の抑制および交感神経の興奮が起こり，血圧が上昇して元のレベルに戻る．
- このような神経性の調節は秒単位で作動する．

2) 心肺部圧受容器反射

- 心肺部圧受容器は伸展受容器で，左右の心房と静脈の接合部付近に存在する．心房内圧や循環血液量（静脈還流量）の変化を感受する．
- 循環血液量が増えると心肺部圧受容器が興奮し，反射性にバソプレシン（抗利尿ホルモン）やアルドステロンの分泌が抑制され，尿量が増える．その結果，循環血液量が減少して元のレベルに戻る．
- 逆に循環血液量が減少すると，反射性に抗利尿ホルモンやアルドステロンの分泌が増え，尿量が減少し，循環血液量を元に戻すのに役立つ．また，反射とは別に，心肺部圧受容器からの情報により渇きの感覚が起こり，飲水行動が誘発される．

3) 化学受容器反射

- 化学受容器は呼吸反射を起こすが（→7章，124頁参照），循環反射も誘発する．
- O_2の低下あるいはCO_2の上昇によって化学受容器が興奮すると，その情報は循環中枢に伝えられ，主に交感神経の興奮により，循環機能を高めるような反射が誘発される（心拍数および心拍出量の増加，血圧の上昇など，→SIDE MEMO）．

> **SIDE MEMO**
> O_2の低下やCO_2の上昇による循環反応：O_2の低下やCO_2の上昇は，血管平滑筋に直接作用して血管拡張を起こす．このように低O_2や高CO_2状態では，化学受容器反射と直接作用が同時に起こるため，循環系の反応は複雑である．

表8-7　循環調節にかかわる主要なホルモン

ホルモン	標的器官と主な作用		
	心臓	血管	腎臓
カテコールアミン	心拍数・心収縮力の増加（心拍出量増加）	収縮（血圧上昇）	—
アンジオテンシンⅡ	—	収縮（血圧上昇）	—
バソプレシン	—	収縮（血圧上昇）*	尿量減少（体液量増加）
アルドステロン	—		尿量減少（体液量増加）
ナトリウム利尿ペプチド（心房性および脳性）	—	拡張（血圧低下）	尿量増加（体液量減少）

*バソプレシンの血管収縮作用は，通常の分泌量ではみられず，薬剤として投与したときのように量が多いときにみられる.

4. 液性調節

- 循環機能はホルモンによっても調節される．主要なものを**表8-7**に示す．各ホルモンの詳細については，「12章 内分泌」を参照してほしい．

5. 局所性調節

- 局所性調節には，心筋や血管平滑筋の性質（伸展の度合いに応じて収縮力が変化する：Starlingの心臓の法則など）や，組織の代謝に伴って変化する因子，局所で産生される化学物質などがある．
- 組織の代謝が高まると，O_2やグルコースなどの消費が高まり，代謝産物の産生が増える．組織での低O_2および代謝産物（CO_2，乳酸，アデノシンなど）により，血管は拡張する．このような代謝性血管拡張の仕組みによって，代謝が盛んになると需要に応じて組織に血流が供給される．
- 血管内皮細胞で産生される一酸化窒素（NO）は血管拡張作用を，エンドセリンは血管収縮作用をもつ．

5 各器官の循環

- 各器官の循環は，その機能に応じて特徴がみられる．ここではいくつかの例を紹介する．

1. 冠循環

- 心筋にO_2や栄養を供給するのは冠状動脈である．冠状動脈は大動脈の起始部付近から左右に分枝し，左冠状動脈は左心室と心室中隔前部に，右冠状動脈は右心室と心室中隔後部などに血液を送る（**図8-15A**）．

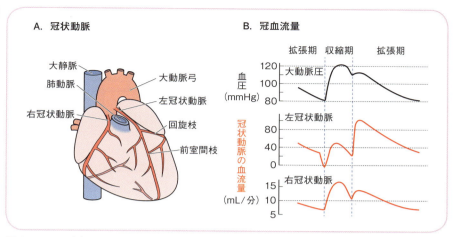

図8-15 冠循環
〔Bは，B.M.Koeppen & B.A.Stanton (eds.)：Berne & Levy Physiology 8th ed. 2024, Elsevier, p366より引用改変〕

- 心臓の重量は200〜300g程度で体重の0.5%ぐらいであるが，安静時に冠状動脈には心拍出量の5%もの血液が流入する．
- 右冠状動脈の血流は血圧と同じように変動する（収縮期に増加する）が，左冠状動脈の血流は収縮期に著しく減少する（図8-15B）．これは収縮期に左心室が非常に強く収縮して，左冠状動脈が強く圧迫されるからである．
- 冠循環では代謝性血管拡張作用が強く，心筋の活動（代謝）が高まると，血流は増加する．

2. 脳循環

- 脳への血流は，内頸動脈と椎骨動脈から供給される．脳底部で左右の椎骨動脈は合流して脳底動脈になり，さらに左右の内頸動脈とつながってWillis（ウィリス）動脈輪を形成する．このため，一側の内頸動脈あるいは椎骨動脈の血流が一時的に少し低下しても，血流はある程度維持される．
- 脳は酸素消費量が多い．脳の重量は体重の2〜3%ぐらいであるが，安静時に心拍出量の約15%もの血液が供給されている．
- 脳の血流量は血圧が70〜140mmHgぐらいの範囲で変化しても，安定に保たれる．これを脳血流の自己調節作用という．
- 脳の毛細血管は，タイトジャンクションが非常によく発達して内皮細胞同士が強く結合し，さらに周囲がグリア細胞で覆われているため，透過性が著しく低い．この仕組みは血液脳関門（blood-brain barrier：BBB）と呼ばれ，有害物質から脳を守るのに役立つ．
- O_2やCO_2などの脂溶性物質は内皮細胞を透過してBBBを通過できるが，脂溶性でないもの（水，グルコース，アミノ酸などの栄養素，電解質など）はチャ

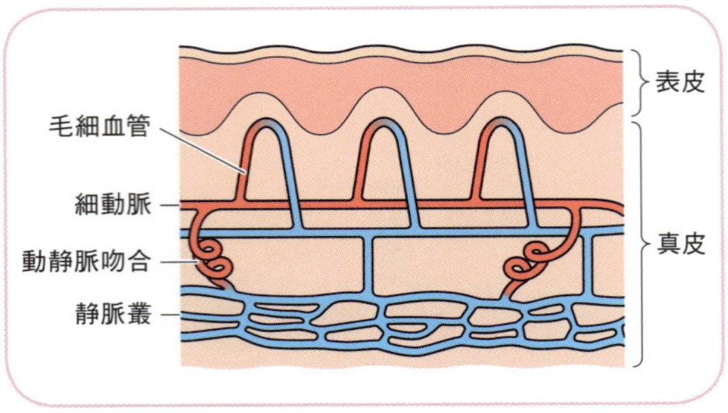

図8-16 皮膚の動静脈吻合

ネルやトランスポーターを介して通過する.

- CO_2は血管拡張作用をもつが,脳血管ではこの作用が強くみられる.ニューロンの活動に伴ってCO_2産生が増えると,それに応じて血流が増加する(代謝性血管拡張).

3. 肝循環

- 肝臓には動脈(肝動脈)に加えて,門脈からも血液が流れ込む.安静時に心拍出量の約1/4の血液が肝臓へ流れるが,その約70%は門脈から,約30%は動脈からである.
- 栄養血管は動脈で,門脈には脾臓や胃腸などからの静脈血が流れている(➡ SIDE MEMO).脾臓で処理された老化赤血球に由来する間接ビリルビンや,消化管で吸収された栄養素などは門脈を通って直接肝臓へ運ばれる.動脈と門脈は肝臓に入ると合流し,類洞,中心静脈を経て,肝静脈となって肝臓を出て,下大静脈に合流する.

4. 肺循環

- 肺循環の動脈は,体循環と比べて短く,血管壁が薄いので,血管抵抗が小さい.このため,肺循環の動脈圧は体循環よりもずっと低い(約1/5).
- 肺循環は毛細血管の密度が非常に高く,毛細血管網が肺胞を取り巻いており,ガス交換に適した構造になっている(➡ 7章,図7-1B,112頁参照).

5. 皮膚循環

- 皮膚血流は体温調節に重要な役割を担っており,暑熱時には増加し,寒冷時には減少する(➡ 14章,251頁参照).この血流変化は大きく,皮膚の真皮内の動静脈吻合という構造がかかわっている.
- 動静脈吻合は細動脈が毛細血管を介さず直接静脈叢につながる構造で(図8-16),特に手足や顔など身体の末端部の皮膚にみられる.
- 動静脈吻合は交感神経血管収縮神経の支配を受けている.暑熱時には神経活動

SIDE MEMO

門脈圧亢進症:肝硬変などで肝臓への血流が悪くなると,門脈圧が亢進する.血液のうっ滞による脾腫,門脈から胃・食道静脈への血液の逆流による静脈瘤などがみられる.静脈瘤が破裂すると大出血(吐血)を起こしやすい.

が低下し，動静脈吻合に多量の血液が流れるようになり血流は増加する．逆に寒冷時には神経活動が増加し，皮膚血流は低下する．

6 運動時の循環調節

✎ 国試に出る

運動時の血流分配の変化をおさえておこう．

1. 各器官の血流

- 運動時には骨格筋や心筋の仕事が増え，血流が増加する．この血流増加は主に代謝の亢進に伴って生じる（代謝性血管拡張）．つまり，O_2消費の増加による局所的な低O_2，代謝産物（CO_2，乳酸，アデノシンなど）の増加により血管が拡張し，血流が増加する．特に骨格筋の血流増加は顕著で，安静時の血液供給は心拍出量の約15％であるが，激しい運動時には80％にも達することがある．
- 皮膚血流も運動時に増加する．これは，運動に伴って熱産生が増えるため，皮膚血管が拡張して放熱を増やすという体温調節反応が起こるからである．
- 腎臓や肝臓などの腹部内臓では，運動時に交感神経性の血管収縮が強く現れ，血流が減少する．これは，骨格筋や心筋により多くの血液を供給するのに役立つ．
- 脳血流は，常に安定に維持されるような仕組みがあり，運動時にもほとんど変化しない．

2. 心拍出量と血圧

- 運動時には主に交感神経活動の増加により，心拍出量が増加し，血圧（平均血圧）も上昇する．律動的な運動（特に下肢）の場合，筋ポンプ作用（静脈還流量の増加）も心拍出量を増加させる（➡ SIDE MEMO）．
- 一般には，交感神経活動が増えると，心拍出量と全身の末梢血管抵抗（総末梢抵抗）が両方とも増加する．しかし，運動時には，骨格筋の代謝性血管拡張が強いため，総末梢抵抗が低下する．つまり筋血管拡張による血管抵抗の低下は腹部内臓血管収縮による上昇よりも強い．
- 運動時の血圧上昇は，収縮期血圧で顕著にみられる．これは収縮期血圧が心拍出量の影響を強く受けるためである．一方，拡張期血圧は総末梢抵抗の影響を強く受ける．運動時に総末梢抵抗は低下することが多いので，拡張期血圧は収縮期血圧よりも上昇しにくい．運動の種類や程度によっては，拡張期血圧がほとんど変化しなかったり，軽度に低下したりすることもある．

✐ SIDE MEMO

等尺性運動：律動的な運動（等張性運動）は血流を促進し，静脈還流量を増やすが（筋ポンプ），持続的な等尺性運動は血管を圧迫して血流を低下させるので，疲労しやすい．また，等尺性運動では，血圧は収縮期も拡張期も上昇しやすい．

7 リンパ系

- 組織で毛細血管から濾過された水分（間質液）は毛細血管に再吸収されるが，一部はリンパ系に吸収される．リンパ系に吸収された液体はリンパ（あるいは

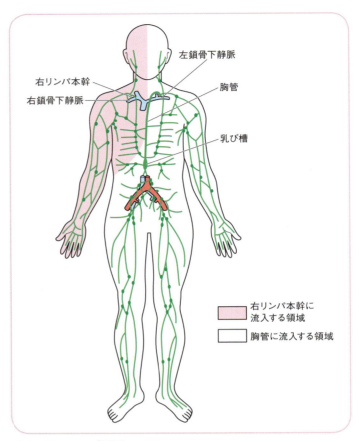

図8-17 リンパ循環

リンパ液）と呼ばれ，リンパ管を流れた後，静脈に入って循環血に戻る（**図 8-17**）．

1. リンパ系の構造

- リンパ系は組織（間質）の毛細リンパ管で始まる．毛細リンパ管は集まって集合リンパ管となり，合流を繰り返して太くなる．
- 毛細リンパ管は毛細血管と構造が似ているが，毛細血管よりも太く，内皮細胞間隙が広い．このため，毛細リンパ管は，蛋白質，免疫細胞，細菌などの大きなものも吸収する（→ SIDE MEMO）．
- 集合リンパ管壁は静脈壁よりも薄いが，構造は似ている．集合リンパ管には静脈よりも多くの弁があり，リンパの逆流を防いでいる．また集合管の途中にあるリンパ節では，流れてきた細菌などの異物が免疫細胞によって除去される（→ 9章，167頁参照）．
- 毛細リンパ管で吸収されたリンパは，最終的に，右上半身からのものは右リンパ本幹を，左上半身と両側の下半身からのものは胸管を経て静脈に入る．右リ

> **SIDE MEMO**
> **リンパ節へのがんの転移**：間質に広がったがん細胞はリンパ系に入りやすい．リンパ節に至ったがん細胞は免疫細胞の攻撃を受けるが，生き残ったものはさらに遠隔のリンパ節へ転移していき，静脈に入れば全身に広がる．

ンパ本幹は右側の静脈角（内頸静脈と鎖骨下静脈の合流部）に，胸管は左側の静脈角に合流する．

2. リンパ系の働き

- リンパ系の主要な働きは，間質液の吸収である（➡ SIDE MEMO）．これによって間質液の量や組成を適切な状態に保つ．さらに間質液に侵入した異物も吸収し，リンパ節で除去する．また，小腸で吸収された脂質はリンパ管に入って運ばれる．
- リンパ系には心臓のように強力なポンプはないため，リンパ管内圧は低く，リンパ流速は遅い．リンパ管壁は静脈よりも薄く，圧迫されると閉塞しやすい．
- 集合リンパ管の平滑筋は自発的に収縮と弛緩を繰り返して，リンパ流を作っている．集合リンパ管には弁があるので，リンパは静脈角に向かって一方向に流れる．
- 筋ポンプはリンパ管にも作用し，リンパ流を促進する．マッサージもリンパ流を増やす．

SIDE MEMO

リンパ浮腫：リンパの流れが障害され，間質液の吸収が低下して生じる．日本では，がん(特に乳癌，子宮癌，前立腺癌など)の治療に伴うリンパ節郭清やリンパ節への放射線照射などが原因で起こるものが多い．

mini test

次の文章で，正しいものには〇を，誤っているものには×を付けなさい.

Q1 静脈還流量が増加すると心筋の収縮力は強くなる.

Q2 呼気時に静脈還流量は増加する.

Q3 通常は，刺激伝導系の房室結節がペースメーカーとして働く.

Q4 心室筋の活動電位では，プラトー相でNa^+の透過性が増す.

Q5 心電図のQRS波は心室の脱分極を表す.

Q6 心周期の駆出期に房室弁は開く.

Q7 心周期の拡張期の始めに，左冠状動脈の血流は減少する.

Q8 血管のうち，毛細血管の血流速度が最も遅い.

Q9 運動時に腹部内臓の血流は減る.

Q10 頸動脈洞の受容器が興奮すると，反射性に血圧が上がる.

[解答]

Q 1. 〇

Q 2. ×　吸気時に静脈還流量は増加する.

Q 3. ×　洞房結節がペースメーカーとして働く.

Q 4. ×　Ca^{2+}の透過性が増す.

Q 5. 〇

Q 6. ×　駆出期に動脈弁は開く.

Q 7. ×　収縮期に冠状動脈の血流が減少する.

Q 8. 〇

Q 9. 〇

Q 10. ×　圧受容器反射により，血圧は下がる.

9章

血液・免疫機能

学習のねらい

- ・血液の成分と働きを理解する.
- ・血漿蛋白質の種類と働きを理解する.
- ・血球（赤血球，白血球，血小板）が新生される過程を理解する.
- ・赤血球（ヘモグロビン）がO_2を運搬する仕組みを説明できる.
- ・止血の仕組み（血小板血栓，血液凝固）と線維素溶解について説明できる.
- ・ABO式血液型とRh式血液型について説明できる.
- ・病原体から身体を守るバリアと免疫細胞（白血球など）について理解する.
- ・自然免疫と獲得免疫，液性免疫と細胞性免疫について理解する.
- ・アレルギーの分類を理解する.

- ●血液は身体中を循環し，栄養素，O_2，CO_2，などを運搬するが，その他にも様々な働きをもつ．主なものを以下にまとめる.
- ●物質の運搬：肺で取り入れたO_2，消化管で吸収された栄養素，内分泌細胞から分泌されたホルモンなどを全身の組織に運ぶ．組織で生じたCO_2，代謝産物（老廃物）などを組織から運び出す.
- ●内部環境の恒常性：体液のpH，浸透圧（電解質濃度など）を調節し，安定に保つ．体熱を運び，体内の温度を均一化する.
- ●止血：血小板血栓の形成および血液凝固により，血管損傷時の出血を防ぐ.
- ●免疫：白血球や血漿成分などの働きにより，組織に侵入した細菌などの病原体を排除する.

1 血液の成分と働き

- ●血液は赤い液体で粘性がある．血液を採取し，凝固しないように処理してから遠心分離すると，重い細胞成分は下に沈み，液体成分（血漿）が分離する（図9-1A，B）．血漿は水に電解質と有機物（蛋白質，糖質，脂質など）が溶けた淡黄色の透明な液体で，血液の容積の55〜60％を占める．残りの40〜45％は細胞成分（赤血球，白血球，血小板）で，その大部分は赤血球である．白血球と血小板の容積はわずかで，合わせても1％未満である.

153

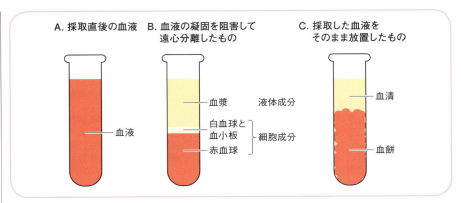

図9-1 血液の組成

- 採取した血液を試験管に入れてそのまま放置すると，細胞成分が沈んで血液が凝固し，ゼリー状の塊(血餅)ができる(図9-1C)．血液が凝固するときに血漿中のフィブリノゲンなどが消費される(→後述，162頁参照)ので，血餅の上澄み液は血漿とは異なり，血清と呼ばれる．
- 血液の量は体重の約8％である．つまり，体重が60kgであれば，血液量は4.8Lぐらい(約5L)である．血液の比重は1.06ぐらいで，水よりも少し重い．
- 血液(特に動脈血)のpHは7.40±0.05という非常に狭い範囲に保たれている．これは血液の緩衝作用，呼吸による調節作用，腎臓による調節作用などによる(→7章，122頁，11章，205頁参照)．
- 健康診断や病気の経過観察など，血液検査はよく行われる．健常人の検査値のデータに基づいて基準範囲(日常用語では正常値という)が設定されているが，検査機関によって少し異なる．本章では基準範囲として「学生用共通基準範囲(日本臨床検査医学会設定，2011)」の値を示す．

1. 血漿

1) 電解質 (無機イオン)

- 血漿の電解質組成は，間質液とほぼ同じである(→11章，図11-7，205頁参照)．Na^+とCl^-が多く，その他にHCO_3^-(重炭酸イオン)，K^+，Ca^{2+}，Mg^{2+}，HPO_4^{2-}(リン酸水素イオンまたはリン酸一水素イオン)などがある．血漿浸透圧(約285mOsm/L)の維持には，Na^+の関与が最も大きい(→SIDE MEMO)．

2) 蛋白質

- 間質液は蛋白質をほとんど含まないが，血漿には重量の約7％の蛋白質が含まれており，血漿蛋白質と呼ばれる．血漿蛋白質は負の電荷をもち，電気泳動によって量が多い順に，アルブミン，グロブリン，フィブリノゲンという3つのグループ(電気泳動分画)に分かれる(図9-2)．血漿蛋白質の主な働きを表

SIDE MEMO

生理食塩水：0.9％NaCl溶液のことで，浸透圧が血漿浸透圧と等しい．細胞外液が欠乏したときの補液や注射薬の溶媒などに用いられる．

9-1 に示す．血漿蛋白質の大部分（γグロブリン以外）は，肝臓で生成される．

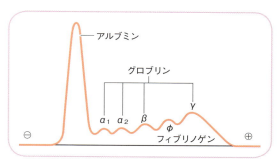

図9-2　血漿蛋白質の電気泳動
電気泳動による血漿蛋白質分画を模式的に示す．臨床の血液検査では血清蛋白質分画を調べる．

- 血漿蛋白質が作る膠質浸透圧には，アルブミンの関与が大きい．膠質浸透圧は約1mOsm/Lで小さいが，間質液の量を適切に保つのに重要な働きをしている．例えば，栄養不良で血漿蛋白質が不足して膠質浸透圧が低下すると，間質液が増えて浮腫になる（→ SIDE MEMO）．

- 電気泳動でグロブリンはさらに，$α_1$，$α_2$，$β$，$γ$ という4つの分画に分かれる．γグロブリンはリンパ球が産生する抗体で，免疫にかかわるので免疫グロブリンとも呼ばれる（→ 後述，171頁参照）．

📝 SIDE MEMO
膠質浸透圧の低下：栄養不良の他に，肝障害（血漿蛋白質合成の低下）やネフローゼ症候群（血漿蛋白質の尿中への排泄）などでも膠質浸透圧が低下し，浮腫や腹水の原因となる．

3）その他の成分

- 血漿には糖，脂質，アミノ酸などの栄養素が含まれる．グルコースは基本的なエネルギー源であり，血漿のグルコース濃度を血糖値という．空腹時の血糖値の基準範囲は80〜110mg/dL未満である．血糖値が高い状態が続く病態を糖尿病といい，様々な合併症を引き起こす（→ 12章，224頁参照）．血漿の脂質（コ

表9-1　血漿蛋白質
総蛋白質，アルブミン，グロブリンは臨床検査の基準範囲（血清の値），フィブリノゲンは血漿における一般的な値を示す．

		濃度 (g/dL)	割合 (%)	産生部位	主な働き
総蛋白質		6.5〜8.0	100		
アルブミン		4.0〜5.0	60〜70	肝臓	血漿膠質浸透圧維持，細胞へのアミノ酸供給，緩衝作用（pHの維持），ホルモンなどの運搬
グロブリン	$α_1$グロブリン	0.1〜0.4	2〜3	肝臓	ホルモン，脂質，鉄イオンなどの運搬
	$α_2$グロブリン	0.3〜1.2	5〜10	肝臓	
	$β$グロブリン	0.5〜1.1	7〜10	肝臓	
	$γ$グロブリン	0.5〜1.6	10〜20	リンパ組織（形質細胞）	抗体（免疫応答）
フィブリノゲン		0.2〜0.4	2〜4	肝臓	血液凝固因子

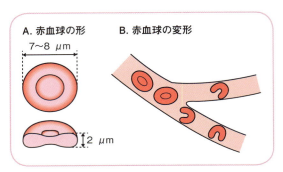

図9-3 赤血球

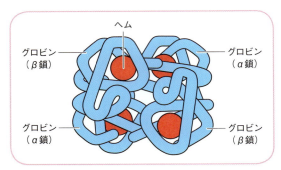

図9-4 ヘモグロビン
1分子のヘモグロビンは，2本のα鎖と2本のβ鎖からなるグロビンと，4個のヘムで構成される．
1個のヘムには1分子のO₂が結合できる．

レステロールや中性脂肪)の濃度が異常になった状態を脂質異常症といい，動脈硬化などのリスクが高まる．
- 血漿中の蛋白質や核酸の代謝産物（尿素，尿酸，クレアチニンなど）は，腎臓に運ばれて排泄される．

2. 血球

- 血液中の細胞成分を血球という．血球は赤血球，白血球，血小板に大別され，赤血球が最も多い．すべての血球は骨髄（赤色骨髄）で造血幹細胞から分化する（→ SIDE MEMO）．

1) 赤血球

- 赤血球は直径7～8μmの円盤状で，円盤の中央はくぼんでいる（図9-3A）．細胞膜が弾力性に富んでいるので，直径より細い毛細血管内であっても，変形して（二つ折りになって）通過できる（図9-3B）．赤血球数の基準範囲は男性で400～550万個/μL，女性で350～500万個/μLである．
- 赤血球は核や細胞内小器官をもたず，ヘモグロビンを多量に含む．

(1) 赤血球の働き

- 赤血球の主な働きは，ガスの運搬である（→7章，121頁参照）．

①O₂の運搬
- ヘモグロビンはヘムとグロビンからなる（図9-4）．ヘムは鉄を含み，O₂はヘム鉄に結合する（→ SIDE MEMO）．グロビンは蛋白質である．ヘモグロビンの基準範囲は男性で14～18g/dL，女性で12～16g/dLである．
- O₂が結合したオキシヘモグロビンは鮮紅色，結合していないデオキシヘモグロビンは暗赤色である．血液中のO₂が多いほど，ヘモグロビンはO₂と結合しやすい（→7章，図7-7，120頁参照）．O₂を多く含む動脈血はオキシヘモグロビンが多いので鮮紅色，O₂が少ない静脈血は暗赤色である．

📝 国試に出る
主な血球のそれぞれの働きについては必ずおさえておこう．

📝 SIDE MEMO
赤色骨髄：新生児では赤色骨髄しかみられないが，成長とともに徐々に脂肪組織に置き換わって黄色骨髄が増えてくる．赤色骨髄は成人では主に椎骨，寛骨，胸骨，肋骨，頭骨，上腕骨と大腿骨の近位部でみられる．

📝 SIDE MEMO
一酸化炭素(CO)中毒：COはO₂の約250倍もヘム鉄と結合しやすい．このため，CO濃度がわずかであっても，長時間吸入すると死に至る．COが結合したヘモグロビンは鮮紅色なので，CO中毒患者の血色は良好である．

9章　血液・免疫機能

②CO_2の運搬とpH調節

● 組織で生じたCO_2の大部分は，赤血球内の炭酸脱水酵素の作用を受けて速やかにHCO_3^-となり，血漿に溶解して運搬される．CO_2の一部はヘモグロビンと結合して赤血球によって運ばれる．また，ヘモグロビンはH^+と結合しやすく，pHを適切な状態に維持するのに役立つ．

（2）　赤血球の新生と寿命

①新生

● 赤血球は骨髄で新生される．造血幹細胞は自己複製して増殖し，骨髄系前駆細胞などの前駆細胞を経て，赤芽球へと分化する（**図9-5**）．赤芽球が成熟するにつれてヘモグロビン含有量は増え，細胞小器官は消失していく．最終的に赤芽球は核を放出して網赤血球（網状赤血球）となり，骨髄から血液中に出る．網赤血球内の網状構造（主にRNA）は2日ぐらいで消失して，成熟した赤血球になる．

● 赤血球の新生には，エリスロポエチンというホルモン，ビタミンB_{12}，鉄などが必要である（➡ 後述，158頁参照）．

②寿命と破壊

● 赤血球の寿命は約120日で，寿命を迎えると主に脾臓で破壊される．脾臓にはフィルターのような構造があり，老化して変形能が低下した赤血球は通過できず，脾臓のマクロファージ（組織マクロファージ）によって貪食される（➡ 後述，168頁参照）．

● マクロファージによってヘモグロビンはヘムとグロビンに分解され，ヘムは鉄と脂溶性のビリルビン（間接ビリルビンあるいは非抱合型ビリルビン）に分かれる（**図9-6A**）．鉄と間接ビリルビンは，それぞれ血漿蛋白質と結合して血液によって運ばれる．鉄は骨髄に運ばれ，ヘモグロビン合成に再利用される．間接ビリルビンは肝臓に運ばれ，グルクロン酸と結合して水溶性のビリルビン（直接ビリルビンあるいは抱合型ビリルビン）になり（➡ SIDE MEMO），胆汁の成分となる（**図9-6B**，➡ 10章，186頁参照）．グロビンは分解され，アミノ酸となって蛋白質合成の材料になる．

● 胆汁中のビリルビンは十二指腸に排泄され，腸内細菌の作用を受けてウロビリノゲンになり，その大部分は便中に排泄される．一部は腸管で吸収され，肝臓に運ばれて再びビリルビンになる他，腎臓に運ばれて尿中に排泄される．ウロビリノゲンは無色であるが，すぐに酸化されて褐色のステルコビリンあるいはウロビリンになり，便や尿の色となる．

● ビリルビンは黄色い色素である．ビリルビンの血中濃度が異常に高くなると，眼球結膜や皮膚が黄色っぽくなる．この症状を黄疸という．赤血球の破壊が亢進する溶血性疾患では，血中の間接ビリルビン濃度が上昇する．肝胆道疾患などで十二指腸への胆汁の排泄が障害されると，血中の直接ビリルビン濃度が上昇する．

SIDE MEMO

抱合反応：脂溶性の化合物に水溶性の小分子を結合させる反応で，これにより脂溶性化合物が水溶性になる．グルクロン酸と結合するグルクロン酸抱合の他，硫酸抱合，グルタチオン抱合，アミノ酸抱合などがある．

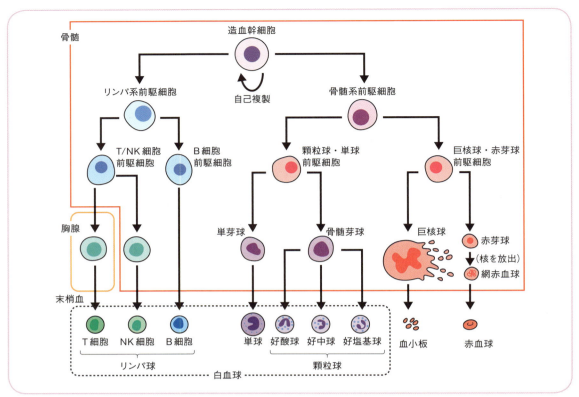

図 9-5 血球の分化
血球の分化モデルを単純化して示す．

SIDE MEMO

立ち眩み：日常的には，立ち眩みを貧血と表現することが多いが，医学的な貧血とは区別される．立ち眩みは起立性低血圧などで脳への血流供給が一時的に低下した状態である（脳貧血と呼ぶこともある）．

SIDE MEMO

悪性貧血：ビタミンB_{12}の欠乏による貧血．原因が分かる以前は治療が難しかったため「悪性」と呼ばれた．ビタミンB_{12}の吸収に必要な胃液の内因子が，萎縮性胃炎や胃の切除などで不足して発症することが多い（➡10章, 183頁, 190頁参照）．

③貧血と溶血

- ヘモグロビンが減少した状態を貧血という．ヘモグロビン合成や赤血球新生の障害によって生じ，赤血球数あるいは赤血球容積も減少する．血中のO_2分圧が低下して組織へのO_2供給が不足するため，顔色が悪い，倦怠感，労作時の息切れなどの症状が現れる（➡SIDE MEMO）．

- 最も多い貧血は，鉄の不足によってヘモグロビン合成が低下する鉄欠乏性貧血である．鉄欠乏の原因は，出血（女性の月経出血，消化管腫瘍などでの慢性出血など）が多い．

- 赤血球の新生にはビタミン（ビタミンB_{12}と葉酸）やエリスロポエチンが必要である．ビタミンB_{12}と葉酸が不足すると赤芽球の増殖が障害されて貧血になる（➡SIDE MEMO）．このため，これらのビタミンを抗貧血ビタミンという（➡13章, 表13-3, 242頁参照）．エリスロポエチンは腎臓から分泌されるホルモンで，骨髄における赤芽球の分化を促進し，赤血球産生を増やす．腎障害で分泌が低下すると貧血になる（腎性貧血）．骨髄での造血機能の障害が原因である貧血を，再生不良性貧血という．

- 赤血球が壊れることを溶血という．前述のように赤血球が約120日の寿命を終

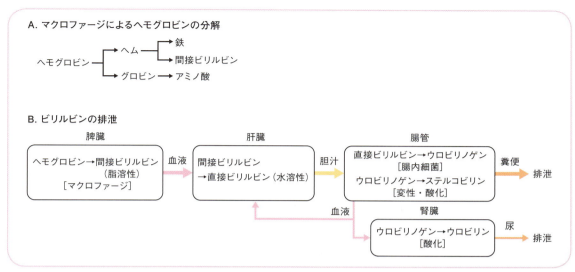

図9-6 ヘモグロビンの分解とビリルビンの排泄

えて脾臓などで破壊される溶血は生理的なものである．破壊が亢進して赤血球の寿命が短くなると，貧血になる（溶血性貧血）．溶血性貧血の原因は，脾機能の亢進，赤血球に対する自己抗体（→後述，173頁参照）が出現する自己免疫性溶血性貧血，血液型不適合輸血など，様々である．

(3) ヘマトクリット値と赤血球沈降速度

- 全血液の容積に対する赤血球容積の比率（％）をヘマトクリット値（あるいはヘマトクリット）という．基準範囲は男性で40～50％，女性で35～45％である．貧血ではヘマトクリット値が低下し，脱水では増加する．
- 赤血球沈降速度は，血沈または赤沈とも呼ばれる．採取した血液を抗凝固剤（→前述，154頁参照）で固まらないように処理した後，細い管に入れて放置すると血球が徐々に沈み，上部に血漿の層ができる．赤血球沈降速度は，一定時間放置した後の血漿層の長さ（mm）で，一般に1時間後の値を用いる．
- 赤血球沈降速度の基準範囲は，男性で10 mm未満，女性で15 mm未満である．感染症（肺結核など），炎症性疾患，関節リウマチなどでグロブリンやフィブリノゲンが増えたときや，赤血球が減少したときに亢進する（数値が大きくなる）．逆に，グロブリンやフィブリノゲンが減少したり，赤血球が増えたりすると遅延する（数値が小さくなる）．

2) 白血球

- 白血球にはいくつかの種類があるが，いずれも赤血球よりも大きい細胞で，核をもつ（図9-5）．細胞の形は状況によって変化するものもあるが，基本的には球形である．

(1) 白血球の種類と働き

- 白血球は顆粒球，単球，リンパ球に大別される．白血球は生体に侵入した異物を排除するように働き，生体防御にかかわる（➡詳細は免疫機能の項，165頁参照）．白血球の数の基準範囲は3,500〜9,000個/μLである．感染症や白血病などで増加し，骨髄の造血機能障害（再生不良性貧血など）や抗がん剤投与などで減少する．

①顆粒球

- 顆粒球は血中の白血球で最も多く，50〜70％を占める．顆粒球はさらに好中球，好酸球，好塩基球に分類される（➡SIDE MEMO）．血中の顆粒球のほとんどは好中球である．組織に細菌が侵入すると好中球は血管から出てその部位に行き（遊走し），細菌を貪食して排除する．好酸球と好塩基球は炎症・アレルギー反応や寄生虫の排除にかかわる．

②単球

- 単球は大型の細胞で，血中の白血球の約5％を占める．単球も好中球と同じように組織に遊走し，そこでマクロファージ（大食細胞）に分化して，細菌などの異物を貪食する．

③リンパ球

- リンパ球は血中の白血球の約30％を占める．リンパ球にはB細胞（Bリンパ球），T細胞（Tリンパ球）などがある．

- B細胞は活性化すると形質細胞に分化し，抗体を産生する．抗体は特定の異物（抗原）に結合し，それを不活性化する（➡後述，171頁参照）．T細胞はB細胞やマクロファージなどの免疫細胞の働きを調節したり，特定の異物を直接攻撃したりする．

(2) 白血球の新生と寿命

- 白血球も骨髄で造血幹細胞から分化する．顆粒球と単球は赤血球と同じように，骨髄系前駆細胞から分化するが，リンパ球はリンパ系前駆細胞から分化する（図9-5）．

- 好中球の寿命は短く，組織に出て細菌などを貪食すると死んでしまう．組織に出た好中球は，長くても2〜3日で寿命を迎える．単球は組織に出てマクロファージに分化した後，好中球よりも長く貪食を続ける（長ければ数か月）．

- B細胞は形質細胞に分化すると（抗体を作るようになると）数日で寿命を迎える．T細胞は寿命が長く，数百日から数年以上生きる．異物（抗原）によって活性化されたB細胞とT細胞の一部は，それぞれメモリーB細胞とメモリーT細胞という記憶細胞に分化して何十年も生き続け，同じ異物が再度侵入すると速やかに対応する（免疫記憶）．

3) 血小板

- 血小板は，骨髄系前駆細胞から分化した巨核球の細胞質がちぎれて生じる小さ

📝 SIDE MEMO

顆粒球の分類：顕微鏡観察時の染色で，好中球，好酸球，好塩基球の顆粒はそれぞれ中性，酸性，塩基性の色素に染まりやすい．標準的な染色法による顆粒の色は，好中球は淡い橙紫色，好酸球は橙赤色，好塩基球は暗青紫色である．

な細胞で，核をもたない（直径：2〜5μm）．血液中に15〜35万個/μL存在し，寿命は10日ぐらいである．血小板は止血作用があり，血管の損傷部位に集まって血小板血栓（一次血栓）を形成する．

- 血小板の数は，特発性血小板減少性紫斑病や骨髄の造血機能障害などで減少し，造血機能の亢進などで増加する．血小板数が減少すると出血しやすくなり（約5万個/μL以下），増加すると脳血栓症などのリスクが高まる（約100万個/μL以上）．

2 止血の仕組み

- 血管が損傷されると，損傷部位を塞いで出血を防ぐ止血の仕組みが働く．血管が損傷されるとまず血管が収縮し，続いて血小板血栓（一次血栓）が形成され，最終的に血液凝固（二次血栓の形成）により止血が完了する．
- 外傷がなくても，身体内部で小さな血管の損傷は日常的に生じており，小さな血栓も日常的に形成されている．損傷が修復されて不要になった血栓は，線維素溶解系（線溶系）によって除去される．

1. 血小板血栓の形成（一次止血）

- 血管壁の内側は内皮細胞で覆われている．血管内皮細胞は，血小板の活性化や血液凝固系を抑制する作用をもち，正常な状態では血栓が生じないようになっている．
- 血管内皮細胞が損傷すると，血液がコラーゲン線維に曝されるようになる．血小板はコラーゲン線維に接触すると粘着し，活性化して多数の突起を出すとともに，ADPやセロトニンなどを放出する（図9-7A）．これらの物質により周囲の血小板も次々に活性化して凝集し，血小板血栓（一次血栓）が形成される（図9-7B）．これを一次止血という．

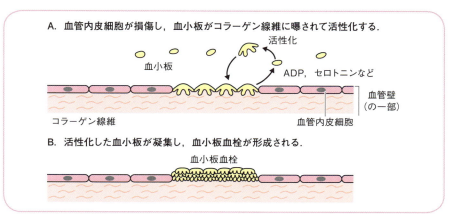

図9-7　血小板血栓

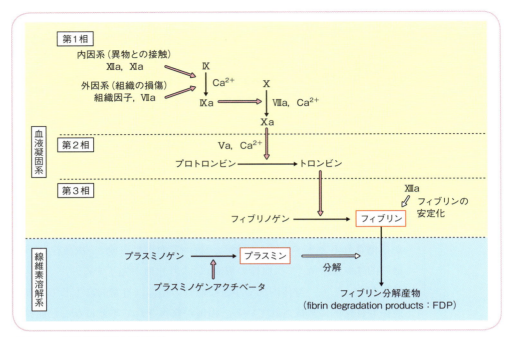

図9-8 血液凝固系と線溶系
ローマ数字は血液凝固因子の番号で，aは血液凝固因子が活性化した状態であることを示す．

- 血小板血栓は剥がれやすいが，血小板血栓の形成に続いて速やかに血液凝固も起こり，強固な二次血栓が形成される．

2. 血液凝固（二次止血）

> 国試に出る
> 止血の仕組みと血液凝固因子の働きを整理しよう．

- 血液凝固は，様々な因子（血液凝固因子）が次々と活性化されて起こる連鎖反応である．最終的には，血漿蛋白質のフィブリノゲン（可溶性）がフィブリンという線維状の蛋白質（不溶性）になり，フィブリン網に血球が絡まって凝固する．血液凝固は活性化した（凝集した）血小板の表面で進行し，血小板血栓を強化して二次血栓を形成する．
- 血液凝固因子はローマ数字で第Ⅰ因子から第ⅩⅢ因子まで番号が付けられている（ただし，第Ⅵ因子は欠番である）．血液凝固の過程は，以下の3つに区分される（図9-8）．いくつかの血液凝固因子の活性化には，Ca^{2+}（第Ⅳ因子）が必要である．

1）第1相

- 血管の損傷がきっかけとなって，様々な血液凝固因子が次々に活性化し，第Ⅹ因子が活性化される．これは主に組織因子（第Ⅲ因子，血液と接触しない組織に存在する）が血中の第Ⅶ因子に作用して活性化させることで起こる．

2) 第2相

- 活性型第X因子の作用で，プロトロンビン（第II因子）が活性化され，トロンビン（活性型第II因子）が形成される．この反応は活性化した（凝集した）血小板の表面で起こる．

3) 第3相

- トロンビンはフィブリノゲン（第I因子）を活性化し，フィブリン（活性型第I因子）が形成される．トロンビンは第XIII因子も活性化し，活性型第XIII因子はフィブリンを安定化する．このようにして形成されたフィブリン網に血球が絡まり，血液凝固が完成する．

4) 線維素溶解（線溶）

- 血管の損傷部位が修復されて血栓が不要になると，フィブリン（線維素）がプラスミンによって分解され，血栓は除去される（図9-8）．この作用を線維素溶解あるいは線溶という．
- プラスミンは蛋白質分解酵素の1種で，血中のプラスミノゲンが活性化されて生じる．この活性化は，血管内皮細胞から分泌される組織型プラスミノゲンアクチベータ（tissue plasminogen activator：t-PA）の作用である（→SIDE MEMO）．t-PAは血栓に結合しやすいため，血栓上でプラスミンが生成され，効率よくフィブリンが分解される．

> **✐ SIDE MEMO**
>
> **血栓症の治療薬**：血栓の除去や再発予防の目的で，抗血小板薬（アスピリンなど）や抗凝固薬（ヘパリン，ワルファリンなど）が広く用いられる．脳梗塞や心筋梗塞の初期には，t-PA製剤を用いた血栓溶解療法が行われる．

---

3 血液型

- 血液型は様々な種類があるが，臨床的に重要なのはABO式血液型とRh式血液型である．これらの血液型は赤血球膜にある抗原によって決まっている．

1. ABO式血液型

- ABO式血液型には，A型，B型，AB型，O型という4種類がある．これらは赤血球膜に存在する糖鎖（抗原）によって決まり，Mendel（メンデル）の法則に従って遺伝する．1対の染色体にA，B，Oの遺伝子のどれか2つが存在するが，OはAとBに対して劣性で，AとBの間には優劣がない．このため，遺伝子の組み合わせがAAとAOの場合はA型，BBとBOの場合はB型，ABの場合はAB型，OOの場合はO型になる（表9-2）．
- ABO式血液型を決める抗原はA抗原とB抗原である．A型はA抗原を，B型はB抗原を，AB型はA抗原とB抗原の両方をもち，O型はどちらの抗原ももたない（図9-9）．
- 生後3～8か月ころになると，A型では抗B抗体が，B型では抗A抗体が，O型では抗A抗体と抗B抗体の両方が産生されるようになる．AB型ではどちらの

表9-2 ABO式血液型

	抗原（赤血球）		抗体（血漿）		遺伝子型
	A	B	抗A	抗B	
A型	○	ー	ー	○	AA, AO
B型	ー	○	○	ー	BB, BO
AB型	○	○	ー	ー	AB
O型	ー	ー	○	○	OO

○：あり，ー：なし．

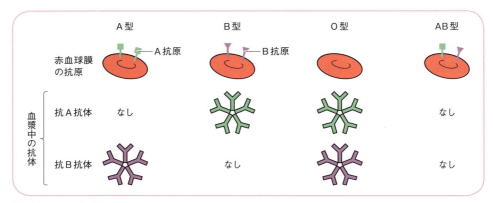

図9-9 ABO式血液型

SIDE MEMO

凝集原と凝集素：赤血球膜の抗原を凝集原，これに対する抗体を凝集素と呼び，抗A抗体を凝集素β，抗B抗体を凝集素αと呼ぶことがある．しかし，最近では，この呼び方は使われなくなってきている．

抗体も現れない．このように，自然に産生されるようになる抗体を自然抗体という．

- 抗A抗体はA抗原と結合し，抗B抗体はB抗原と結合し，凝集反応を起こす（→ SIDE MEMO）．このため，異なる血液型同士で輸血を行うと，血管内で血液が凝集して溶血し，重篤な場合は死に至る（血液型不適合輸血）．
- 抗A抗体と抗B抗体は胎盤を通過できない．母親と胎児のABO式血液型が異なることは珍しくないが，通常は問題にならない．

2. Rh式血液型

- 赤血球膜上のRh抗原に基づいた血液型である．Rh抗原は多くの種類があるが，その1つであるD抗原が存在する場合をRh陽性（Rh＋），存在しない場合をRh陰性（Rh－）という．日本人のほとんど（99.5％ぐらい）はRh＋である．Rh式血液型もMendelの法則に従って遺伝し，Rh＋はRh－よりも優性である．
- Rh式血液型では自然抗体はみられず，Rh－のヒトが自然にD抗原に対する抗体（抗D抗体）を作ることはない．しかし，体内にRh＋の血液が入ると抗D抗体を産生するようになる．このためRh＋の血液をRh－のヒトに輸血する場合

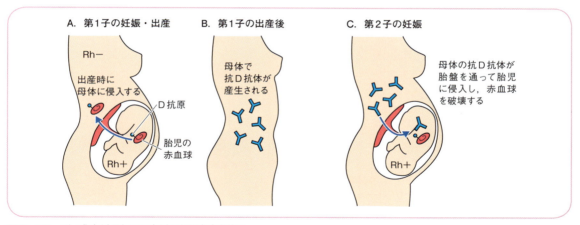

図9-10 Rh式血液型での血液型不適合妊娠

や，Rh＋の父親とRh－の母親での妊娠で問題が生じることがある．

- Rh－のヒトがRh＋の血液を輸血される場合，1回目の輸血でRh－のヒトは抗D抗体を産生するようになる．2回目の輸血の際には，Rh－のヒトは速やかに多量の抗D抗体を産生できる．その結果，輸血された赤血球が攻撃され，溶血する．
- Rh－の母親がRh＋の父親との間にRh＋の胎児を妊娠すると，1回目の妊娠は問題なく経過することが多いが，出産時に胎児の赤血球が母体に入り（図9-10A），母体が抗D抗体を産生するようになる（図9-10B）．抗D抗体は小型で胎盤を通過できるため，この母親が再びRh＋の胎児を妊娠すると，母体の抗D抗体が胎児の赤血球を攻撃して溶血を起こす（図9-10C，→SIDE MEMO）．

> **SIDE MEMO**
> 胎児新生児溶血性疾患：Rh式血液型不適合妊娠によるものが多い．重症な場合は胎児が死亡する．溶血に伴う高ビリルビン血症により，中枢神経系が障害されて後遺症が生じることがある（核黄疸）．

4 免疫機能

> **SIDE MEMO**
> 殺菌成分：リゾチームは殺菌性の酵素，ラクトフェリンは細菌を抑制する作用をもつ物質で，どちらも涙や唾液などに含まれる．抗菌ペプチドの代表はディフェンシンで，細菌などを破壊する．食細胞もこれらの殺菌成分をもつ．

- 生体には細菌やウイルスなどの病原体の侵入を防いだり，侵入した病原体を排除したりする防御システムが備わっている．
- 皮膚や粘膜は物理的な壁となって，病原体の侵入を防ぐ．さらに，皮膚で分泌される皮脂（脂肪酸）や抗菌ペプチド，粘膜で分泌される殺菌成分（リゾチーム，ラクトフェリン，抗菌ペプチドなど，→SIDE MEMO），抗体（IgA，→171頁参照）などもバリアとして働く．また，皮膚や粘膜の表面には常在菌（病原性をもたない）の細菌叢が形成されており（例；大腸の腸内細菌叢），病原菌の増殖を防いでいる．
- 免疫細胞（白血球など）は，皮膚や粘膜のバリアを突破して侵入した病原体などの異物を検知し，排除する．
- 免疫系は自己と非自己を認識し，非自己を排除する．ヒトの細胞（ほとんどすべての細胞）には，ヒト白血球抗原（human leukocyte antigen：HLA）という自

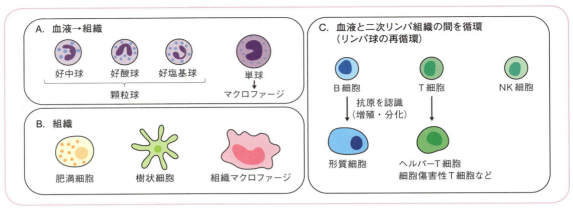

図9-11　免疫細胞

> SIDE MEMO
> 骨髄バンク：骨髄バンクは骨髄移植の希望者とドナーの橋渡しをする．他人がドナーになれる確率（HLAの適合度が高い確率）は，わずか数百〜数万人に1人であるため，多数のドナー登録が必要である．

> 国試に出る
> 免疫機能に関しては幅広く問われる．それぞれの免疫細胞の働きをしっかり理解しておこう．

> SIDE MEMO
> サイトカイン：広義には細胞が産生して放出する生理活性物質のことであるが，免疫細胞が放出し，細胞間の情報伝達にかかわるものを指すことが多い．免疫細胞を局所に集める作用をもつサイトカインをケモカインという．

己のマークがある．HLAは両親から遺伝し，一卵性双生児では一致するが，そうでない場合の兄弟・姉妹間で一致する確率は1/4である．HLAが異なる臓器の移植を受けると，免疫系が移植された臓器を排除するように働く（拒絶反応）．

- 腎臓や肝臓などの臓器移植では，臓器の提供者（ドナー）と移植を受ける患者（レシピエント）の間でHLAの一致度（適合度）が低くても，免疫抑制剤で拒絶反応を抑制できれば，移植可能である．しかし，白血病などの治療で行われる骨髄移植では，移植された骨髄が血球を産生するようになるため，HLAの非常に高い適合度が求められる（→SIDE MEMO）．
- 免疫細胞の働きは，非特異的なものと特異的なものがある．非特異的な免疫反応では，非自己（外来の異物あるいは異常になった自分の細胞）を認識して排除する．特異的な免疫反応では特定の異物（病原体など）を抗原として認識し，排除する．
- 体内に病原体が侵入すると，まず非特異的な自然免疫が働き，次いで特異的な獲得免疫（適応免疫）も働く．

1．免疫細胞とリンパ組織

1）免疫細胞

- 白血球，マクロファージ，樹状細胞，肥満細胞など，免疫にかかわる細胞を免疫細胞という（図9-11）．これらの細胞は基本的に骨髄の造血幹細胞から分化する．
- 体内に病原体が侵入すると，免疫細胞は病原体（あるいは病原体に感染した自分の細胞）を直接攻撃したり，病原体に結合する抗体を産生したりして排除する．また，免疫細胞は他の免疫細胞の活動を調節する生理活性物質（サイトカイン，表9-3，→SIDE MEMO）を放出し，互いに情報を伝え合い，協調して働く．
- すでに説明したように，白血球は骨髄で産生される（→図9-5，158頁参照）．樹状細胞と肥満細胞も基本的に骨髄の造血幹細胞から分化する．

表9-3 免疫系の主なサイトカイン

サイトカイン	主な産生細胞	主な機能
インターロイキン (IL) 例：IL1, IL6	マクロファージ, リンパ球	免疫細胞の活性化
インターフェロン (IFN) 例：IFNα	マクロファージ, 樹状細胞, リンパ球	NK細胞の活性化
腫瘍壊死因子 (TNF) 例：TNFα	マクロファージ, リンパ球	抗腫瘍作用, 炎症反応の誘発

※サイトカインの種類は非常に多い．この表ではIL, IFN, TNFという3グループに大別し，概要を示す．同じグループに属していても，個々のサイトカインの産生細胞や機能には違いがあり，グループ内の個々のサイトカインが，表の内容すべてに該当するわけではない．

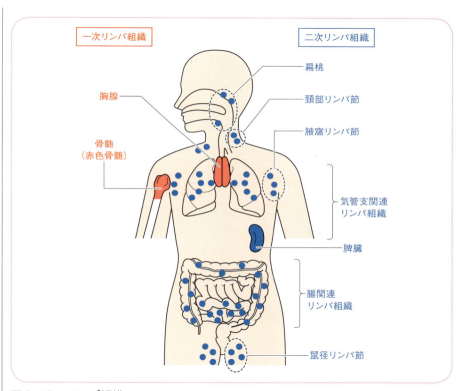

図9-12 リンパ組織
赤色骨髄は，成人では頭蓋骨，胸骨，椎骨，肋骨，骨盤骨，上腕骨や大腿骨の近位部などに存在する．リンパ節は，大きなものだけを示す．

SIDE MEMO

粘膜関連リンパ組織 (mucosa-associated lymphoid tissue：MALT)：気道や消化管などの粘膜は外界とつながっているので，病原体などの異物と接触する機会が多い．これらの粘膜にはリンパ組織が付属し，病原体の侵入を防いでいる．

2) リンパ球とリンパ組織

- リンパ球は血液中にも存在するが，大部分はリンパ組織に存在する．リンパ組織には，骨髄，胸腺，脾臓，リンパ節，扁桃，粘膜関連リンパ組織（→SIDE MEMO）などがある（図9-12）．
- リンパ球はB細胞（Bリンパ球），T細胞（Tリンパ球），NK細胞に大別される．B細胞のBは骨髄（bone marrow），T細胞のTは胸腺（thymus）に由来する．B細胞は骨髄で成熟して血中に出るが，T細胞は未熟な状態で骨髄から血中に

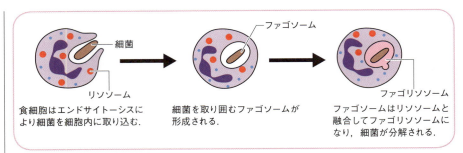

図9-13 食作用

出て胸腺に至り，胸腺で成熟して血中に出る．成熟の過程で自己と非自己を識別できるものが選別される（→SIDE MEMO）．リンパ球の産生と分化・成熟の主要な場である骨髄と胸腺を<u>一次リンパ組織</u>といい，他のリンパ組織を<u>二次リンパ組織</u>という．

- 成熟して血液に入ったリンパ球は，血液と二次リンパ組織の間を何回も循環する（リンパ球の再循環）．その間に，二次リンパ組織で病原体（抗原）に接触するとリンパ球は活性化して増殖する．そしてヘルパーT細胞や形質細胞などに分化し，病原体を排除するように働く．

2. 自然免疫

- 自然免疫では主に食細胞や自然リンパ球などが働く．自然免疫系の細胞は，真菌，細菌，ウイルスなど，病原体全般に特有な構造を検知する．自然免疫の細胞は病原体の種類を特定できないが，何らかの病原体が侵入したことを検知して，それを攻撃する．

1）食細胞

（1） 食作用

- <u>好中球</u>や<u>マクロファージ</u>などの食細胞は，細菌などの病原体をエンドサイトーシス（→1章，5頁参照）で細胞内に取り込み，分解する（<u>食作用</u>あるいは貪食作用）．細菌などが組織に侵入すると，損傷された組織や，組織マクロファージ（→SIDE MEMO）などが生理活性物質（ケモカイン）を放出し，免疫細胞を引き寄せる．この仕組みにより，血液中の好中球は素早く毛細血管から出て，感染した組織に出ていく（遊走する）．好中球は数が多く，組織に出るとすぐに細菌を貪食できるので，感染初期に主要な役割を担う．血液中の単球は組織に遊走するとマクロファージに分化し，貪食するようになる．
- 食細胞が貪食した細菌は細胞内で膜に覆われ，ファゴソームという小胞が形成される．ファゴソームはリソソームと融合してファゴリソソームになり，細菌はリソソームの酵素の作用で分解される（図9-13）．
- 好中球は寿命が短く，ある程度貪食すると死滅する．膿は主に死滅した好中球

SIDE MEMO

免疫寛容：免疫細胞が特定の抗原に反応しないことをいう．自己（自分の細胞や組織）や食物成分などに対して免疫寛容がみられるが，この仕組みが破綻すると，自己免疫疾患や食物アレルギーを発症する．

SIDE MEMO

組織マクロファージ：血液中の単球に由来しないマクロファージで，肺，肝臓，脾臓，皮膚など，様々な組織に定住している．病原体などの排除の他，寿命を迎えた赤血球の破壊のように古くなった組織の除去にもかかわる．

とその周囲の壊れた組織からなる．マクロファージは好中球よりも長く貪食を続け，侵入した細菌などだけでなく，死滅した好中球や破壊された組織も貪食する．

- マクロファージ，好中球など，感染組織に集まって活性化した免疫細胞は，様々なサイトカインを放出し，それらの一部は炎症反応を引き起こす（炎症性サイトカイン）．炎症反応は病原体を排除し，損傷された組織を修復するのに役立つ．

(2) 抗原提示作用

- 組織に定住している樹状細胞も食作用をもつ．ただし，樹状細胞の食作用は弱く，抗原提示作用が強い．樹状細胞は細菌などを貪食すると，その断片（抗原）を細胞表面に提示してリンパ節などの二次リンパ組織に移動する．樹状細胞はリンパ節で多数のリンパ球と接触するが，提示している抗原に対応する特定のT細胞だけが活性化して増殖し，ヘルパーT細胞，細胞傷害性T細胞などに分化し，その抗原を排除する特異的な免疫（獲得免疫）システムが作動する．マクロファージも抗原提示作用をもつが，樹状細胞の作用のほうが強い．

2) 自然リンパ球

- 自然リンパ球としては，ナチュラルキラー細胞（NK細胞）がよく知られている．NK細胞は，ウイルスに感染した細胞（→ SIDE MEMO）や腫瘍化した細胞を非自己と認識し，破壊する．

3) 補体

- 補体は血漿蛋白質の1群で，30種類以上が知られている．体内へ病原体が侵入すると，補体は活性化され，病原体を排除するように働く．
- 補体の主な作用は，食細胞の貪食の促進（オプソニン作用），炎症反応の誘発，病原体の破壊，などである．

4) 炎症

- 感染や外傷などで組織が損傷されると炎症が起こる．炎症は原因となる因子（例：病原体）を排除し，損傷組織を修復（再生）する一連の反応である．炎症は急性炎症（数日以内）と慢性炎症に大別される．急性炎症は一般に，発赤，熱感，腫脹，疼痛，機能障害を伴う（炎症の5徴候）．ここでは病原体が侵入したとき（感染したとき）にみられる急性炎症について説明する．
- 組織が損傷されると，肥満細胞はヒスタミンを放出する（図9-14）．また，病原体が侵入すると組織マクロファージがケモカインを放出する．
- ケモカインの作用により，まず血中の好中球が組織に遊走して病原体を貪食する．少し遅れて単球も組織に遊走し，マクロファージに分化して貪食するようになる．これらの免疫細胞は炎症性サイトカインを放出する．

📝 SIDE MEMO

ウイルス：核酸と殻だけでできており，単独では増殖できず，感染した細胞を利用して，その細胞内で増殖する．抗体は細胞内のウイルスを攻撃できないが，感染細胞は細胞傷害性T細胞やNK細胞などにより破壊される．

⚠ ADVANCED

CRP（C-reactive protein）：C反応蛋白質ともいう．炎症性サイトカインに刺激されて肝臓で合成されるため，CRPは急性炎症のマーカーとして有用である．

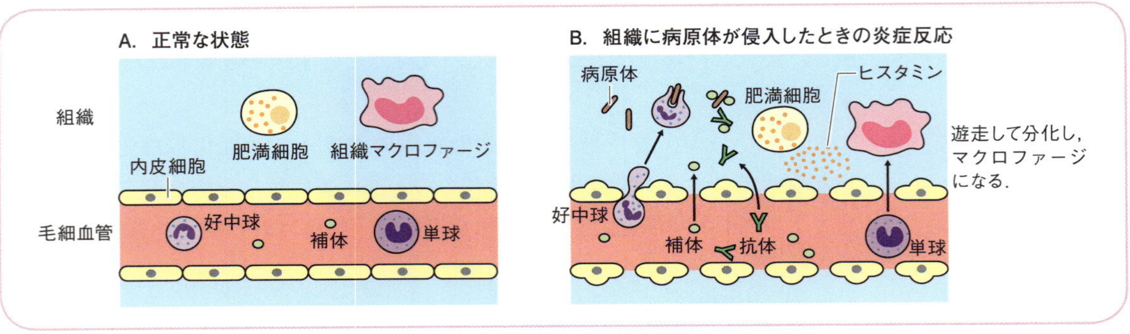

図9-14　炎症反応
ヒスタミンなどの作用で内皮細胞間の隙間が広がり，透過性が高まる．
組織で好中球やマクロファージはケモカインや炎症性サイトカインを放出し，炎症反応を促進する．

SIDE MEMO

肉芽組織：損傷組織（組織の欠損部）が修復されるときに，線維芽細胞などの増殖で形成される血管に富んだ組織である．例えば，皮膚の創傷の治癒過程では，かさぶたの下に桃色の柔らかい肉芽組織がみられる．

SIDE MEMO

NKT細胞：感染細胞や腫瘍細胞を攻撃して排除したり，サイトカインを放出してヘルパーT細胞を活性化したりして，自然免疫と獲得免疫の両方に働く．B細胞，T細胞，NK細胞に次ぐ"第4のリンパ球"と呼ばれる．

SIDE MEMO

制御性T細胞（Treg細胞）：抑制性のサイトカインを放出して樹状細胞の抗原提示を抑制し，ヘルパーT細胞の活性化を抑制する．過度の免疫応答，自己抗原への免疫応答の抑制（自己寛容）などにかかわる．

- ヒスタミンや炎症性サイトカインの作用により血管が拡張し，血流が増加する（発赤，熱感）．さらに毛細血管壁の透過性が高まるため，好中球や単球が遊出しやすくなる．血漿蛋白質（補体，抗体，発痛物質など）も組織に滲出し，腫脹や疼痛が生じ，機能障害が起こる．
- 好中球やマクロファージによって病原体が排除されると，線維芽細胞などが増殖して肉芽組織（ → SIDE MEMO）が形成されて組織が修復され，炎症反応は終了する．

3.　獲得免疫

- 獲得免疫（適応免疫）では，どの病原体（抗原）が侵入したかを特定し，特異的に攻撃して排除する．獲得免疫ではリンパ球が主要な役割を担う．
- リンパ球（B細胞とT細胞）は抗原を認識するが，これには特異性があり，1つの細胞は1種類の抗原だけを認識する．B細胞は抗原を直接認識するが，T細胞は，抗原提示細胞が提示する抗原を認識する．
- T細胞には，ヘルパーT細胞，細胞傷害性T細胞（キラーT細胞），ナチュラルキラーT細胞（NKT細胞，→ SIDE MEMO），制御性T細胞（→ SIDE MEMO）などがある．B細胞はヘルパーT細胞の協力を得て，形質細胞に分化して，抗原に特異的に結合する抗体を産生する．

1）抗体の産生

⑴　T細胞の活性化

- 組織に侵入した病原体を貪食した樹状細胞は，細胞膜の表面に抗原（病原体の一部）を提示して，リンパ節などに移動し，多数のリンパ球と接触する．接触したリンパ球のうち，提示された抗原を特異的に認識したT細胞が増殖し，ヘルパーT細胞，細胞傷害性T細胞などに分化する．
- ヘルパーT細胞は様々な免疫細胞を活性化し，免疫応答の司令塔のような働

170

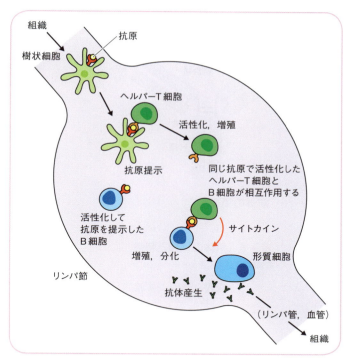

図9-15 抗原刺激によるリンパ球の活性化（抗体産生）

きをしている（→ SIDE MEMO）．細胞傷害性T細胞は，ウイルスに感染した細胞やがん細胞を認識し，破壊する．

(2) **B細胞（形質細胞）による抗体産生**

- 抗原を認識したB細胞は，同じ抗原によって活性化したヘルパーT細胞と相互作用する．ヘルパーT細胞が放出するサイトカインなどの作用を受け，B細胞は増殖して形質細胞に分化し，認識した抗原に特異的な抗体を産生する（図9-15）．

2) 抗体の働きと種類

- 抗体は血漿蛋白質のγグロブリン分画に含まれており，免疫グロブリン（immunoglobulin：Ig）とも呼ばれる．抗体分子はY字状で，抗原と結合する部位は可変部になっている（図9-16A）．可変部は，遺伝子の再編成によって無数の形に変化することができ，様々な抗原に結合できる．抗体には，IgG，IgA，IgM，IgD，IgEの5種類があり，単量体のものと重合体のものがある（図9-16B）．
- 抗体は抗原と結合することで，①食細胞の食作用の促進（オプソニン作用），②ウイルスや毒素の不活性化（中和作用），③補体の活性化，などの作用をもたらす．IgGは血中の主要な抗体で，どの作用も強いが，特にオプソニン作用が強い．IgAは主に粘膜で働き，中和作用が強い．IgMは主に感染初期に働く抗体で，オプソニン作用はもたないが，補体を活性化する作用が強い．IgEは主にアレルギー（I型アレルギー，→後述，173頁参照）にかかわる（表9-4）．

SIDE MEMO

AIDS：後天性免疫不全症候群（acquired immune deficiency syndrome）の略．ヒト免疫不全ウイルス（human immunodeficiency virus：HIV）によりヘルパーT細胞が破壊されるため，通常は発症しない感染症（日和見感染症）で重症化する．

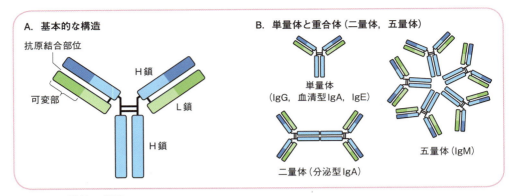

図9-16 抗体の構造

表9-4 抗体の種類と特徴

数値はおおよその値を示す.

	血清中濃度 （mg/mL）	半減期 （日）	特徴
IgG	100〜140	21	血中の抗体の約70％を占め，組織にも多く存在する．胎盤を通過して胎児に移行し，新生児を感染から守る．
IgA	20〜30	5	大部分は粘膜から二量体として分泌される．血液中のIgAは単量体である．
IgM	10〜15	5	感染の初期に一時的に増える．五量体である．
IgD	約0.3	3	働きはよく分かっていない．
IgE	約0.003	2	血液中にはほとんど存在しない．肥満細胞などに結合し，アレルギー反応にかかわる．寄生虫の排除にもかかわる．

半減期：産生されてから半分に減るまでの期間．

3) 免疫記憶

- 抗原と接触して活性化したT細胞とB細胞の一部は，それぞれメモリーT細胞とメモリーB細胞になって，何年も生き続ける．そして，同じ抗原が再度侵入すると，素早く多量の抗体を産生し，速やかに抗原を排除する．この仕組みを免疫記憶といい，初めて抗原に曝されたときの免疫応答を一次免疫応答，2回目を二次免疫応答という（図9-17）．
- ワクチンは，毒性を弱めた（あるいは失わせた）抗原の製剤である（→ SIDE MEMO）．予防接種は，ワクチンを注射あるいは経口投与することにより，免疫記憶を形成させて感染症を予防する目的で行われる．
- 感染やワクチンにより，自分で抗体を作る免疫を能動免疫という．これに対して，他の生物が作った抗体の投与によって働く免疫を受動免疫という．ヘビ毒，破傷風などの血清療法は受動免疫である．

SIDE MEMO

mRNAワクチン：ウイルスなど病原体の抗原（蛋白質）を合成するための遺伝情報（mRNA）をワクチンとして投与する．これにより，投与されたmRNAの情報に基づいた抗原が人体内で合成され，それに対する抗体が産生される．

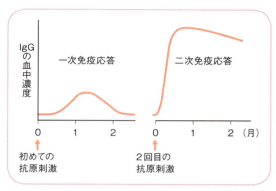

図9-17　一次免疫応答と二次免疫応答

4. 液性免疫と細胞性免疫

- B細胞（形質細胞）が産生する抗体は体液に溶けている．抗体が主役となる免疫を液性免疫（体液性免疫）という．これに対して，食細胞（マクロファージなど），細胞傷害性T細胞，NK細胞などの免疫細胞が，病原体や異常になった細胞を攻撃する免疫を細胞性免疫という．
- 細菌感染などでは液性免疫が主役となり，ウイルス感染細胞，がん細胞などに対しては細胞性免疫が主役となる．接触性皮膚炎（Ⅳ型アレルギー）や臓器移植での拒絶反応は，主に細胞傷害性T細胞による細胞性免疫である．

5. アレルギーと自己免疫疾患

- アレルギーは，体内に侵入した抗原に対する過剰な免疫応答により，自身の組織が損傷される病態である．アレルギーを誘発する抗原はアレルゲンと呼ばれ，病原性はない．様々なものがアレルゲンになり得るが，代表的なものとして花粉，ほこり，そば，ピーナッツなどがある．
- 自己免疫疾患は自分の細胞や組織を抗原として認識し，それに対する抗体（自己抗体）を産生して攻撃する病態である．この過剰な免疫応答はアレルギーの一種と考えられる．
- 発症機序に基づき，アレルギーをⅠ型〜Ⅴ型に分類することがある．日常用語としてのアレルギーは，Ⅰ型アレルギーを指すことが多い．

1）Ⅰ型アレルギー（即時型アレルギー）

- Ⅰ型アレルギーはアレルゲンの侵入後，すぐに（多くの場合，数分から1時間以内に）発症する．アレルゲンが肥満細胞表面のIgEに結合すると，肥満細胞が活性化してヒスタミンなどの生理活性物質を放出し，これらの物質によって血管透過性の亢進（組織の腫脹）や血管拡張が起こる（図9-18）．
- Ⅰ型アレルギーの例として，花粉症，食物アレルギー，アトピー性皮膚炎，気

国試に出る

アレルギーの分類とそれぞれの特徴をおさえておこう．

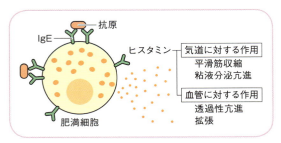

図9-18　I型アレルギー

気管支喘息，蕁麻疹，アナフィラキシーなどがある．アナフィラキシーは急激に重症化する全身性のアレルギー反応である．気管支収縮による呼吸困難や血管拡張による血圧低下などによりショック状態になると，生命に危険が及ぶ．ハチ毒，ピーナッツ，ペニシリンなどは，アナフィラキシーショックを起こしやすい．

2) II型アレルギー（細胞傷害型アレルギー）

- 自己抗体が産生されるようになるため，自己の細胞が攻撃され，破壊される．自己免疫性溶血性貧血，重症筋無力症，橋本病などがある．

3) III型アレルギー（免疫複合型アレルギー）

- 可溶性抗原に抗体が結合して形成された免疫複合体が，血管壁や組織に沈着し，傷害する．この反応には補体もかかわる．関節リウマチ，全身性エリテマトーデス，急性糸球体腎炎などがある．

4) IV型アレルギー（遅延型アレルギー）

- 抗原に反応して活性化したT細胞が放出するサイトカインによって炎症反応が起こり，組織が損傷される．炎症反応がピークに達するのは，抗原が侵入してから1〜2日ぐらい後である．ツベルクリン反応，接触皮膚炎などがある．IV型アレルギーには，抗体は関与しない．

5) V型アレルギー（細胞刺激型アレルギー）

- II型アレルギーと同じように，自己の細胞膜上の抗原に対する自己抗体ができるので，II型アレルギーに含めることもある．II型アレルギーと異なるのは，細胞膜上の受容体分子が抗原と認識され，抗体が受容体に結合してその細胞を刺激してアレルギーを発症するという点である．代表例はBasedow（バセドウ）病で，自己抗体によって甲状腺ホルモン分泌細胞が刺激され，ホルモン分泌が過剰になる．

mini test

次の文章で，正しいものには〇を，誤っているものには×を付けなさい．

Q1 ヘモグロビンが分解されると<u>ヘムとビリルビン</u>になる．

Q2 エリスロポエチン分泌で<u>赤血球の新生</u>が促進される．

Q3 血中で最も多い白血球は<u>単球</u>である．

Q4 <u>プラスミン</u>はフィブリノゲンをフィブリンに変える．

Q5 血小板は<u>一次止血</u>に作用する．

Q6 リンパ球の<u>T細胞</u>は抗体を産生する．

Q7 2回目に抗原接触が行われると初接触時より<u>抗体は増える</u>．

Q8 アナフィラキシーショックは<u>I型アレルギー</u>でみられる．

Q9 IgGは主に感染初期に増加する．

Q10 ワクチン接種は<u>受動免疫</u>である．

[解答]

Q 1.	×	ヘムとグロビンになる．
Q 2.	○	
Q 3.	×	顆粒球の好中球である．
Q 4.	×	トロンビンは，フィブリノゲンをフィブリンに変える．
Q 5.	○	
Q 6.	×	B細胞は形質細胞に分化した後に，抗体を産生する．
Q 7.	○	
Q 8.	○	
Q 9.	×	IgMは感染初期に増加する．
Q10.	×	ワクチン接種後に抗体産生するので，能動免疫である．

10章

消化・吸収

学習のねらい

- ・消化器系を構成する消化管と付属器官を説明できる.
- ・消化管壁の基本的な構造を説明できる.
- ・咀嚼と嚥下について説明できる.
- ・消化管の各部位の働きを説明できる.
- ・消化管の運動および分泌機能とその調節について理解する.
- ・消化酵素の種類と作用を説明できる.
- ・栄養素が吸収される仕組みを理解する.
- ・排便の仕組みを説明できる.

1 消化器系の概要

- 私たちは飲食物に含まれる栄養素を取り入れ,生命活動に必要なエネルギーを産生したり,身体に必要な物質を合成したりしている.消化器系は食物を消化して小分子に分解し,吸収する働きを担う.
- 消化器系は消化管と付属器官からなる(**図10-1**).消化管は口に始まり,口腔から咽頭を経て食道,胃,小腸,大腸へとつながり肛門で終わる.このように消化管は口から肛門に至る1本の長い管である.
- 摂取された食物は,筋組織(主に平滑筋)の運動によって消化管腔内を移動する.その間に,筋の運動によって粉砕されて消化液と混じり(機械的消化),消化酵素によって小分子に分解される(化学的消化).小分子になった栄養素や水の大部分は小腸で吸収され,残りは大腸で吸収される.食物繊維のように吸収されないものは,便として排泄される.
- 唾液腺,肝臓,胆嚢,膵臓は消化管の付属器官で,消化液を産生して消化管腔内に分泌する.

1. 消化器系の一般的な特徴

1) 消化管壁の構造

- 消化管の一般的な構造は,内側(管腔側)から外側へ順に,粘膜,粘膜下組織,平滑筋層(基本的には内側の輪走筋層と外側の縦走筋層の2層),漿膜である

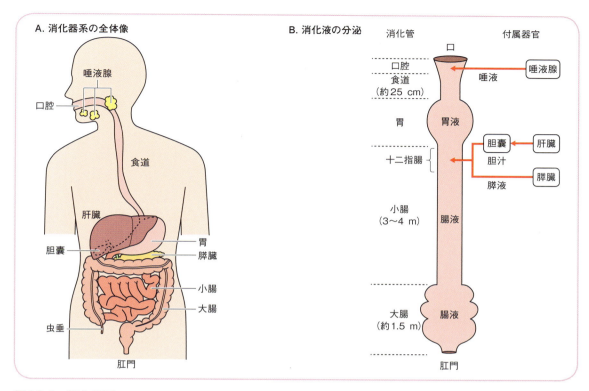

図10-1 消化器系

（図10-2）．
- 粘膜は粘膜上皮，粘膜固有層，粘膜筋板からなる．粘膜筋板は薄い平滑筋の束で，粘膜を動かす．
- 粘膜下および輪走筋層と縦走筋層の間（筋層間）には壁内神経叢があり，消化管機能を調節している（→後述，179頁参照）．

2）消化管粘膜の免疫機構
- 消化管には飲食物と一緒に，微生物などの異物が入ってくるので，管腔表面を覆っている粘膜は頻繁に異物に曝される．消化管粘膜には異物を排除する仕組みが備わっている．
- 消化管粘膜から分泌されるリゾチームなどは，細菌を破壊する（→9章，165頁参照）．
- 消化管粘膜には豊富なリンパ組織（リンパ小節など）がみられる（図10-2）．消化管の粘膜関連リンパ組織は腸管関連リンパ組織（gut-associated lymphoid tissue：GALT）と呼ばれる．異物の認識情報を受けたリンパ球（形質細胞）は，それに対する抗体（IgA）を産生して分泌し，異物を不活性化する．

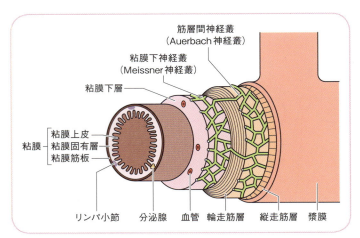

図10-2　小腸壁の構造

表10-1　消化液

分泌液	産生部位	分泌量(mL/日)	pH	分泌される消化酵素（主要なもの）
唾液	唾液腺	500〜2,000	6.3〜7.0	唾液アミラーゼ（プチアリン）
胃液	胃腺	1,000〜3,000	1.2〜2.5	ペプシン*
膵液	膵臓	約1,500	8.0〜8.5	膵アミラーゼ（アミロプシン） トリプシン* キモトリプシン* リパーゼ
胆汁	肝臓	約600	7.6〜8.5	なし
腸液**	腸腺，十二指腸腺	約1,000	7.7〜8.3	（小腸上皮細胞膜の酵素は表10-4，188頁参照）

*不活性な状態で分泌された後，活性化される．
**小腸の分泌液を腸液，大腸の分泌液を大腸液と区別することもある．

3) 消化管の運動

- 消化管の運動には，蠕動運動，分節運動，振子運動などがある．蠕動運動は消化管全体でみられる．分節運動は小腸と大腸で，振子運動は小腸でみられる．

4) 消化液の分泌

- 消化管や付属器官で産生・分泌された消化液は，消化管腔へ排出される（表10-1）．消化管腔内は口と肛門を介して外につながっているので，消化液の分泌は外分泌である．

5) 消化機能の調節

- 消化器系は自律神経によって支配されている．一般に消化機能（消化管運動や消化液の分泌）は交感神経によって抑制され，副交感神経によって促進される．

📝 国試に出る
消化液の概要について，おさえておこう．

10章　消化・吸収

表10-2　主要な消化管ホルモン

消化管ホルモン	分泌細胞の主な存在部位	分泌を刺激する管腔内容物	消化器系への主な作用			
			胃	膵液	肝臓	胆嚢・胆道
ガストリン	胃幽門部（幽門腺）	蛋白質分解産物	胃酸・ヒスタミン分泌促進，胃運動促進	—	—	—
CCK*	十二指腸・上部空腸の粘膜	脂肪	幽門括約筋の収縮	消化酵素分泌	—	胆嚢収縮，Oddi括約筋弛緩
セクレチン	十二指腸粘膜	酸	胃酸分泌抑制	HCO_3^-分泌	胆汁分泌	—
GIP**	十二指腸粘膜	グルコース，脂肪酸，酸	胃酸分泌抑制，胃運動抑制	—	—	—

*CCK：cholecystokinin（コレシストキニン）.
**GIP：gastric inhibitory polypeptide（胃抑制ペプチド）あるいはglucose-dependent insulinotropic polypeptide（グルコース依存性インスリン分泌刺激ポリペプチド）.

- 消化管の壁内には神経のネットワーク（壁内神経叢）が存在する．粘膜下層にあるものを粘膜下神経叢〔Meissner（マイスネル）神経叢〕といい，輪走筋層と縦走筋層の間にあるものを筋層間神経叢〔Auerbach（アウエルバッハ）神経叢〕という（図10-2）.
- 粘膜下神経叢と筋層間神経叢の間には連絡がある．壁内神経叢だけでも消化管の基本的な機能を維持できる．交感神経と副交感神経は壁内神経叢を支配し，消化機能をより適切に調節している.
- 消化管から分泌される消化管ホルモンも，消化管の運動や分泌を調節する（表10-2）．消化管ホルモンの分泌は，消化管壁の伸展や管腔内の内容物の成分などによって刺激される他，自律神経によっても調節される.

2 口腔

1. 咀嚼と唾液

1）咀嚼

- 口に入った食物は，噛み砕かれて細かくなり，口腔内に分泌された唾液と混じって柔らかい食塊になる．この過程を咀嚼という.
- 咀嚼は複雑な運動で，咀嚼筋（側頭筋，咬筋，外側翼突筋，内側翼突筋）などによる下顎の運動に加えて，舌，口唇，頬筋，口蓋などが協調的に働く（→ SIDE MEMO）．咀嚼運動は随意的に開始されるが，一度始まると無意識的に継続されることが多い.

SIDE MEMO

咀嚼運動にかかわる筋：咀嚼筋は三叉神経支配で，下顎を上げたり（閉口），下顎を前後に動かしたりする．舌骨上筋群は下顎を下げる（開口）．その他に，舌骨下筋群，舌筋，表情筋なども咀嚼にかかわる.

179

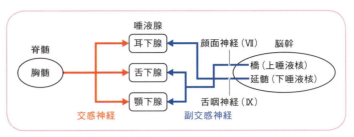

図10-3 唾液腺の神経支配
左に交感神経を，右に副交感神経（脳神経）を示す．

2) 唾液分泌

- 唾液を産生する主要な唾液腺は耳下腺，舌下腺，顎下腺の3種類で，それぞれ左右に一対ずつある．

(1) 唾液の成分と作用

- 唾液は消化酵素（唾液アミラーゼ，→ SIDE MEMO），ムチン（粘液），電解質（Na^+，Cl^-，K^+，HCO_3^-）などを含む．唾液のpHは分泌速度の影響を受ける．摂食時のように分泌速度が速いときには弱アルカリ性であるが，食間時のように遅いときには弱酸性になる．
- 唾液アミラーゼ（プチアリン）は，デンプンをマルトース（麦芽糖）に分解する（→ SIDE MEMO）．
- ムチンは咀嚼された食塊を滑らかにまとめ，嚥下しやすくする．
- 唾液に含まれるリゾチームは溶菌作用をもつ．粘膜の形質細胞で産生される免疫グロブリン（IgA）は，ウイルスや細菌を排除するのに役立つ（→ 9章，165頁参照）．
- 唾液は味覚や口腔内の清浄にも重要である．唾液分泌が減少する病態（口腔乾燥症）では味覚が低下し，齲歯（むし歯）や口腔内の感染症に罹患しやすくなる．

(2) 唾液分泌の調節

- 唾液腺は自律神経に支配されている（図10-3）．交感神経と副交感神経の二重支配を受けるが，例外的に拮抗支配ではなく，どちらの神経も唾液分泌を促進する．副交感神経は大量のサラサラとした漿液性の唾液分泌，交感神経は少量の粘性の唾液分泌を促進する．
- 摂食時の唾液分泌は主に副交感神経の作用である．口腔や咽頭の粘膜，舌などが刺激されると，その情報が延髄の唾液分泌中枢に伝えられ，唾液腺を支配する副交感神経の活動が高まり，漿液性の唾液が大量に分泌される．

2. 嚥下

- 口腔内の飲食物を飲み込むことを嚥下という．嚥下運動は3期（3相）からなる（図10-4）．第1期は随意運動である．第2期と第3期は不随意運動（反射運動）で，延髄の嚥下中枢によって調節されている（嚥下反射）．

SIDE MEMO

α-アミラーゼ：アミラーゼはα-アミラーゼ，β-アミラーゼなどに分類される．ヒトを含めた動物がもっているのはα-アミラーゼなので，特に断りがなければアミラーゼはα-アミラーゼを意味する．

SIDE MEMO

デキストリン：デンプンが加水分解されてマルトース（麦芽糖）になる過程で生じる中間生成物の総称である．体内ではデンプンがアミラーゼで分解される過程で生成される．

国試に出る

嚥下運動の仕組みを理解しよう．

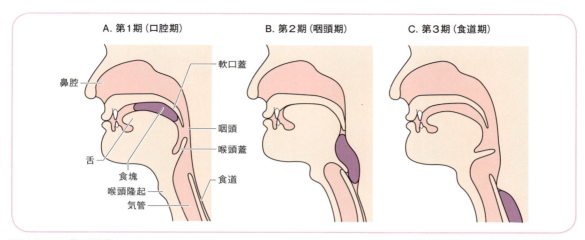

図10-4 嚥下運動

SIDE MEMO

食道壁の筋：上部(約15％)は骨格筋であるが，途中から平滑筋が混在し，下部(約60％)は平滑筋からなる．

SIDE MEMO

誤嚥：嚥下したものが誤って気道に入ることを誤嚥という．通常はすぐに咳反射が起こって誤嚥したものを吐き出す．高齢者は，嚥下機能の低下で誤嚥しやすく，さらに咳反射も低下するため，誤嚥性肺炎になりやすい．

SIDE MEMO

胃食道逆流症：下部食道括約筋の機能低下などで胃内容物が食道に逆流すると，胃酸やペプシンによって食道粘膜が障害され，胸やけなどの症状が現れる．粘膜に炎症がみられる場合は，逆流性食道炎と呼ばれる．

1) 第1期(口腔期)

- 咀嚼されて適当な大きさになった食塊は，舌の運動によって咽頭に運ばれる(**図10-4A**)．

2) 第2期(咽頭期)

- 食塊が咽頭に触れると，第2期が始まる．咽頭は口腔，鼻腔，気管，食道(➡ SIDE MEMO)の4か所と連絡しているが，第2期には食道以外の3か所への連絡路は塞がれる．そして食道上部の輪状咽頭筋(上部食道括約筋)が弛緩して食道の入り口が開き，咽頭内圧の上昇によって食塊が食道に送り込まれる(**図10-4B**)．
- 咽頭期が始まると，まず，咽頭と口腔との通路が舌根の上昇によって，鼻腔との通路が軟口蓋の挙上によって塞がれる．咽頭期の終わりには，舌骨と喉頭が前上方へ挙上するのに伴って喉頭蓋が後方に倒れ，気管との通路が塞がれる(喉頭蓋の閉鎖あるいは反転，**図10-4B**, ➡ SIDE MEMO)．気管が塞がれる間，呼吸は停止する．

3) 第3期(食道期)

- 食道に入った食塊は，蠕動運動によって胃に運ばれる(**図10-4C**)．食道の下部に食塊が到達すると，下部食道括約筋(➡ SIDE MEMO)が弛緩し，食塊は胃に送り込まれる．

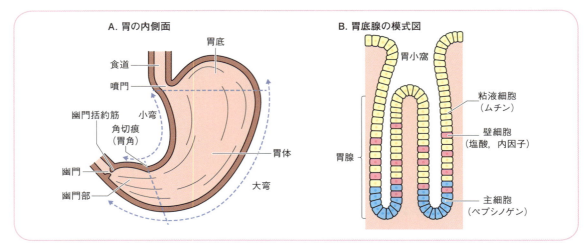

図10-5 胃の形状と胃腺の構造

3 胃

1. 胃の構造

- 胃は上方と左方に膨らんだ袋状の形をしている．胃の入り口（食道とつながる部分）を噴門，出口（十二指腸とつながる部分）を幽門という（図10-5A）．噴門の左で上方に膨らんだ部位を胃底，幽門に近い部位を幽門部，残りの広い部位を胃体という．
- 胃壁は縦走筋と輪走筋の内側にもう1つの平滑筋層（内斜筋あるいは斜線維）がある．胃壁は伸展性に富んでいて，食べたものを一時的に貯蔵できる．空腹時の胃の容量は50 mLぐらいしかないが，食事をすると1～1.5 Lにもなる．
- 胃が収縮しているとき，粘膜と粘膜下組織には縦走する大きなヒダ（胃粘膜ヒダ）が多数みられるが，食事をして胃壁が伸展するとヒダは伸びて平らになる．
- 食道から胃に入った食塊は，蠕動運動によって胃液と混じり，すりつぶされて粥状になる．

2. 胃液

- 胃液は胃粘膜の胃腺から分泌され，塩酸（胃酸），ペプシン，ムチン，内因子などを含む．塩酸を含むため強酸性である（空腹時のpH：1～2）．
- 胃腺は胃粘膜の小さなくぼみ（胃小窩）に開口している（図10-5B）．噴門にある噴門腺，胃底および胃体部にある胃底腺，幽門部にある幽門腺の3種類に区分される．胃底腺が最も多く，塩酸，ペプシノゲン（ペプシンの前駆体），ムチン，内因子などを分泌する．噴門腺と幽門腺は主にムチンを分泌する．
- 胃液分泌は外分泌であるが，胃腺（主に幽門腺）には内分泌細胞も散在してお

国試に出る

胃の構造とともに，胃液の作用と分泌機序もおさえておこう．

10章 消化・吸収

り，ガストリンなどの消化管ホルモンを分泌する．分泌されたホルモンは，血液に入ったり，周囲に拡散したりして，標的細胞に作用する（→ 12章，229頁参照）．

1）塩酸とペプシン

- 塩酸（HCl）は壁細胞から分泌される（図10-5B）．飲食に伴って胃に入った雑菌の多くは，塩酸の作用で活性を失う（殺菌作用）．
- 蛋白質分解酵素であるペプシンは，ペプシノゲンという不活性な前駆体として分泌される．ペプシノゲンは主細胞から分泌される．
- 塩酸はペプシノゲンを活性化してペプシンにする．塩酸はさらにペプシンの活性も高める（ペプシンの至適pH：約2.0）．ペプシンは蛋白質を分解して，オリゴペプチド（数個のアミノ酸がつながったもの）にする．

2）ムチン

- 胃粘膜の表面はムチンで覆われており，塩酸やペプシンによって胃粘膜が損傷されないように保護している．ムチンは粘液細胞（副細胞）から分泌される（図10-5B）．
- 塩酸やペプシンの過剰あるいはムチンの不足は，胃粘膜を損傷するリスクを高め，胃潰瘍の原因になる．

3）内因子

- 内因子は壁細胞から分泌される（図10-5B）．内因子はビタミンB_{12}の吸収に必要である（→ 後述，190頁参照）．

3. 摂食時の胃運動と胃液分泌

1）胃運動

- 食べ物が胃に入ると，受入れ弛緩と呼ばれる反射が起こって胃壁（胃体の平滑筋）が弛緩し，胃内圧は低いまま胃の容積が増える．この仕組みにより，摂食時に胃はまとまった量の食物を貯留できる．
- 胃の内容物がある程度増えると，蠕動運動が始まる．胃の蠕動運動は1分間に3回ぐらいの頻度で，食塊を胃液と混ぜてすりつぶし，粥状にする．
- 蠕動運動は胃体で弱い収縮波として始まる．収縮波は少しずつ大きくなりながら幽門部に移動していく．幽門部は筋層が発達していて，強い収縮がみられる．
- 幽門部の圧が高くなると，幽門部の隙間から少量（数mL）の内容物が十二指腸に送られるが，すぐに幽門が閉じ，幽門部の内容物は胃体部へ戻ってさらに消化される．このように，胃内容物は少しずつ十二指腸に送られる．
- 幽門部の輪走筋は厚くなって幽門括約筋（幽門輪）を形成している（図10-

⏱ ADVANCED

嘔吐反射：咽頭や胃の粘膜，不快臭，前庭器官などの刺激で起こる．食道と胃が弛緩した状態で横隔膜と腹筋が強く収縮し，胃内容物が口から吐出される．同時に喉頭蓋と軟口蓋が閉じて吐物の気管と鼻腔への流入を防ぐ．

183

5A). 幽門から十二指腸へ移送される内容物の量や速度は，十二指腸や空腸からの抑制性フィードバック機構（神経およびホルモン）によって適切に調節されている（腸胃抑制反射）．

- 胃に入った食物は，量や組成にもよるが，だいたい1〜4時間ぐらい胃にとどまる（胃内の停滞時間：糖質＜蛋白質＜脂質）．

2) 胃液分泌

- 胃液分泌を刺激する因子には，迷走神経の興奮，胃腺から分泌されるガストリンやヒスタミンなどがある．逆に抑制する因子には，十二指腸粘膜などから分泌されるセクレチンや胃抑制ペプチド（GIP）などがある（**表10-2**）．
- 摂食時の胃液分泌は，3つの相に分けられる．

(1) 脳相（頭相）

- 食物が胃に入る前に始まる胃液分泌である．食物を見る，においを嗅ぐ，口に入れるなどで生じる感覚情報が延髄に伝えられて，胃支配の迷走神経の活動が高まり，胃液分泌が促進される．脳相での胃液分泌は，あまり多くない．

(2) 胃相

- 食物が胃に入ると胃相に移行する．胃相の胃液分泌は，食物による胃壁の伸展や胃内容物に含まれる化学物質やpHの上昇によって誘発され，摂食時の胃液分泌の大部分を占める．
- 胃への食物の流入によるpH上昇およびペプチド，アミノ酸などの内容物は，幽門腺からのガストリン分泌を増やす．また食物による胃壁の伸展も，反射性に迷走神経を介してガストリンの分泌を増やす．ガストリンは胃底腺からの胃酸分泌およびヒスタミン分泌を促進し，ヒスタミンも胃酸分泌を促進する．
- 迷走神経の興奮も胃酸分泌を促進するが，胃相での胃液分泌の多くはガストリンを介する．

(3) 腸相

- 胃から十二指腸に送られた酸や脂肪によって十二指腸粘膜からセクレチンやGIPなどが分泌され，その作用によって胃液分泌は抑制される．つまり，胃での消化が終わりに近づくと，胃液分泌が抑制されるようになり，塩酸やペプシンの過剰な分泌による胃粘膜の損傷を防ぐ．

4 小腸

- 胃から送られてきた内容物は，小腸でさらに消化される．水や消化された栄養素の大部分は小腸で吸収され，残りは大腸へ送られる．
- 十二指腸には膵液や胆汁が流れ込み，胃から送られてきた内容物と混ざって消化が進む．膵液には様々な消化酵素が含まれる．胆汁は消化酵素を含まないが，脂肪の消化と吸収を助ける．

- 十二指腸および上部空腸の粘膜は，内容物によって刺激され，セクレチンやコレシストキニン（CCK）などの消化管ホルモンを分泌する．これらのホルモンは，胃の消化機能を抑制するとともに，膵液や胆汁の分泌と十二指腸への排出を増やして小腸での消化を促進する（表10-2）．

1. 小腸の構造

> **国試に出る**
> 小腸・大腸の構造は解剖学でも問われやすい．

- 小腸の長さは，平滑筋が完全に弛緩した状態では約6mであるが，体内で平滑筋が緊張した状態では3〜4mぐらいである．
- 小腸は**十二指腸，空腸，回腸**の3つに区分される（図10-6）．十二指腸は胃につながる部分で，Cの文字のような形をしている．空腸と回腸の間に明瞭な境界はないが，十二指腸に続く約2/5を空腸，残りの約3/5を回腸という．
- 小腸粘膜には，栄養素の吸収に適した構造がみられる（図10-7）．
- 小腸の粘膜には多数のヒダ状の突起（輪状ヒダ）がある．輪状ヒダの表面にも突起（絨毛）があり，さらに絨毛の表面を覆っ

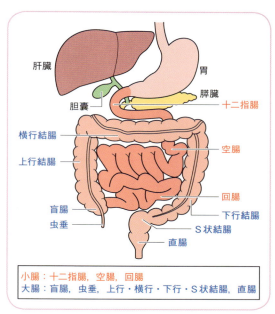

小腸：十二指腸，空腸，回腸
大腸：盲腸，虫垂，上行・横行・下行・S状結腸，直腸

図10-6　小腸と大腸
十二指腸につながる胃，および付属器官（肝臓，胆嚢，膵臓）も示す．

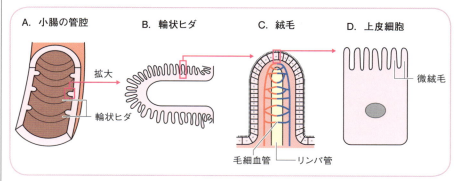

図10-7　小腸壁の構造
小腸は微絨毛の表面積が広く，絨毛内に毛細血管とリンパ管が発達し，吸収に適した構造をしている．輪状ヒダは空腸で最もよく発達しており，十二指腸の口側部と回腸の肛門側部にはない．

ている上皮細胞の表面(細胞膜)にも多数の細かい突起(微絨毛)がある．このような構造により，小腸の微絨毛の表面積は非常に広くなっている(合計約200 m^2)．
- 小腸に流れてきた内容物は，輪状ヒダの間をゆっくりと流れ，栄養素は微絨毛から上皮細胞に入り，絨毛内の毛細血管あるいはリンパ管に入る．
- 小腸の絨毛と絨毛の間にある腸腺(リーベルキューン腺)は，弱アルカリ性の液体を分泌している．この液体は細胞外液と似た組成で，ムチンを含む．

2. 十二指腸での消化

1) 十二指腸からの分泌液

- 十二指腸には，腸腺に加えて十二指腸腺(ブルンネル腺)も存在する．十二指腸腺はHCO_3^-を多量に含むアルカリ性の粘液を分泌し，胃から送られてくる酸性内容物を中和し，粘膜を保護している．
- 十二指腸には肝臓と胆嚢，および膵臓からの管が開口しており，胆汁や膵液が流れ込む(図10-8)．

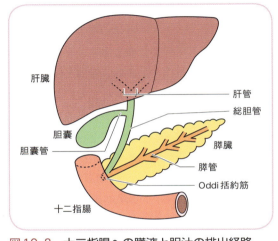

図10-8 十二指腸への膵液と胆汁の排出経路

2) 膵液

- 膵臓の大部分は腺房と導管からなる外分泌組織で，膵液を産生し，膵管を介して十二指腸に排出する．
- 膵液は多種類の消化酵素を含み，ほとんどすべての栄養素の消化にかかわる(表10-3)．膵液には多量のHCO_3^-も含まれており，胃から移送されてくる酸性内容物を中和する．

3) 胆汁

- 胆汁は肝臓(肝細胞)で産生・分泌され，胆嚢に送られる．胆嚢は胆汁を貯蔵し，水や電解質を吸収して5～10倍ぐらいに濃縮する．
- 胆汁の主成分は胆汁酸と胆汁色素(ビリルビン，→9章, 157頁参照)である．その他にコレステロールなどの脂質成分や血漿電解質(Na^+，Cl^-など)も含まれる(→SIDE MEMO)．
- 胆汁酸は表面活性作用をもち，脂肪の消化と吸収を助ける．つまり，脂肪を乳

国試に出る
膵液や胆汁の作用と分泌機序もおさえておきたい．

SIDE MEMO
胆石：胆汁成分が結晶化して石のように固まったものである．胆嚢内や胆道(胆汁の通り道)に生じる．胆石の成分からコレステロール胆石と色素胆石に分類され，わが国ではコレステロール胆石が多い．

国試に出る

消化に関与する酵素は複数ある. **表10-3**, **表10-4**などを活用して整理しておこう.

表10-3 膵液の主な消化酵素

消化酵素	基質	分解産物	備考
膵アミラーゼ（アミロプシン）	デンプン	マルトース（麦芽糖）	
トリプシン	蛋白質	ペプチド	不活性型のトリプシノゲンとして分泌され，エンテロペプチダーゼ*によって活性型のトリプシンになる.
キモトリプシン	蛋白質	ペプチド	キモトリプシノゲンとして分泌され，トリプシンによって活性化される.
リパーゼ	脂肪	脂肪酸，モノグリセリド	

*エンテロペプチダーゼは十二指腸の粘膜上皮細胞膜に存在する酵素である.

化してリパーゼの作用を受けやすくし，さらに脂肪の分解産物が小腸粘膜から吸収されるのを助ける.

- 脂肪の消化と吸収を助けた後，胆汁酸の大部分は小腸で吸収され，肝門脈を通って肝臓に戻り，胆汁の材料として再利用される. このように十二指腸に排出されたものが腸管で吸収されて肝臓に戻ることを腸肝循環という.
- 十二指腸に排出されたビリルビンの大部分は糞便中に排泄される（➡9章，図9-6，159頁参照）.

4) 十二指腸への膵液と胆汁の排出

(1) 膵管と総胆管

- 膵液は膵臓内の膵管を通って，胆囊内の胆汁は総胆管を通って，十二指腸に排出される（**図10-8**）.
- 膵管と総胆管は十二指腸の近くで合流して1本の管になり，十二指腸の大十二指腸乳頭〔Vater（ファーター）乳頭〕に開口する. この開口部にはOddi（オッディ）括約筋があり，膵液と胆汁の十二指腸への排出を調節している.

(2) 膵液と胆汁の調節

①消化管ホルモン

- 十二指腸および上部空腸の粘膜（内分泌細胞）から分泌されるコレシストキニン（CCK）とセクレチンは，膵液や胆汁の産生と分泌，十二指腸への排出を調節する（**表10-2**）.
- CCKの分泌は小腸に送られてきた脂肪性の内容物により増加する. CCKは膵液酵素の産生と分泌の促進，胆囊の収縮，Oddi括約筋の弛緩を引き起こし，膵液と胆汁の十二指腸への排出を増やす.
- セクレチンの分泌は酸性の内容物により増加する. セクレチンは膵液のHCO_3^-分泌を促進し，肝臓での胆汁分泌を促進する.

表10-4　小腸上皮細胞膜の主な消化酵素

消化酵素	基質	分解産物
スクラーゼ	スクロース（ショ糖）	グルコース，フルクトース（果糖）
マルターゼ	マルトース（麦芽糖）	グルコース
ラクターゼ	ラクトース（乳糖）	グルコース，ガラクトース
アミノペプチダーゼ	ペプチド	アミノ酸

②自律神経
- 摂食に伴う副交感神経（迷走神経）活動の増加によって，膵液分泌は促進され，胆嚢は収縮する．

③その他
- 腸肝循環で小腸から肝臓に戻った胆汁酸は，肝細胞での胆汁の産生と分泌を刺激する．

3. 上皮細胞での膜消化

- 小腸粘膜の上皮細胞の表面（管腔側の細胞膜）には，様々な消化酵素が存在する（表10-4）．
- 消化管腔に分泌された消化液（消化酵素）による消化を管腔消化といい，細胞膜の消化酵素による消化を膜消化という．小腸では管腔消化と膜消化の両方が行われる．

4. 栄養素の吸収

- 栄養素の吸収のほとんどは小腸で行われる．糖質，蛋白質，脂質，ビタミンはすべて小腸で吸収される．水と電解質も大部分は小腸で吸収されるが，一部は大腸でも吸収される．
- 消化作用により分解されて小分子になった栄養素は，消化管内腔の粘膜上皮細胞内に入り，それから毛細血管内（血液）あるいはリンパ管内（リンパ液）へ入る（図10-9）．

1）糖質
- 糖としての一番小さな単位は単糖である．糖は消化されて単糖（グルコース，フルクトース，ガラクトース）になって吸収される．
- グルコースとガラクトースは主に能動輸送で上皮細胞内へ輸送される．フルクトースは拡散（促通拡散）で輸送される．上皮細胞に入った単糖は拡散（促通拡散）によって毛細血管内へ入り，肝門脈に流れ込む．

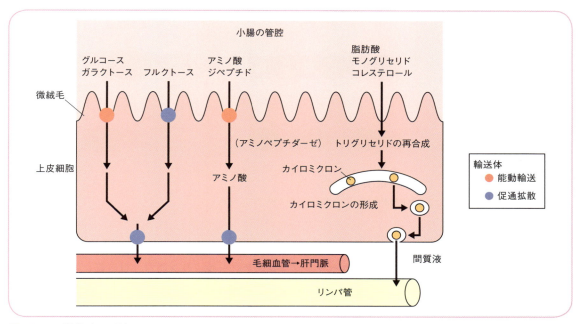

図 10-9　栄養素の吸収
主な吸収経路を模式的に示す．

2) 蛋白質

- 蛋白質は消化され，基本的にはアミノ酸になって上皮細胞内へ輸送される．ただし，ジペプチド（アミノ酸2個からなるペプチド）なども一部輸送される．
- アミノ酸とジペプチドは主に能動輸送で上皮細胞内に入る．ジペプチドは細胞内でアミノペプチダーゼの作用によりアミノ酸に分解される．アミノ酸は上皮細胞から毛細血管内へ入り（促通拡散），肝門脈に流れ込む．

3) 脂質

- 脂質は水に溶けないため，吸収の過程が糖質や蛋白質よりも複雑である．脂質は大きな脂肪球の形で胃から十二指腸に送られ，ここで胆汁酸の作用によって小さな脂肪粒子となり，水性懸濁液になる（乳化）．
- 食物に含まれる脂質の大部分はトリグリセリドである．乳化したトリグリセリドはリパーゼの作用を受けやすくなり，脂肪酸とモノグリセリドに分解される．
- このようにして生じた脂肪酸とモノグリセリドは，胆汁酸塩やリン脂質，コレステロールなどとミセルという小粒子（外側は親水性）を形成する．ミセルは上皮細胞の微絨毛に近づいて壊れ，脂肪酸，モノグリセリド，リン脂質，コレステロールなどが細胞膜を通過して細胞内に入る（単純拡散）．
- 上皮細胞内に入った脂肪酸とモノグリセリドから，再びトリグリセリドが合成

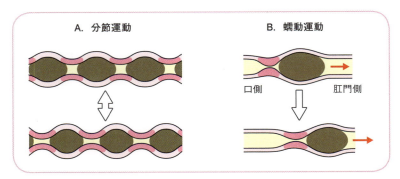

図10-10 小腸の運動
平滑筋が収縮している部位を赤で模式的に示す．

される．トリグリセリド，コレステロール，リン脂質，蛋白質などで**カイロミクロン**という微粒子が形成され，開口放出によって放出され，リンパ管に入る．そして乳び槽，胸管を経て静脈に流れ込む（→ 8章，150頁参照）．

4) 水と電解質
- 1日に飲食物として摂取する水は約2Lであるが，これに加えて，唾液や胃液など，約7Lの分泌液が消化管腔内に流れ込む．
- 消化管腔内の水の大部分（約80％）は小腸で吸収される．残りの水のほとんどは大腸で吸収され，約1％が糞便として排泄される．
- 水は主に浸透で吸収される．この浸透圧の原動力は吸収された栄養素によって生じるが，主要なものはNa^+の能動輸送で生じる浸透圧である．Na^+の吸収で生じる電気的勾配によってCl^-も拡散により吸収される．
- Ca^{2+}，Fe^{2+}，K^+，Mg^{2+}，HCO_3^-などの電解質も，小腸で吸収される．

5) ビタミン
- ビタミンには水溶性のものと脂溶性のものがある（→ 13章，242頁参照）．
- 水溶性ビタミンは拡散や能動輸送によって速やかに吸収される．ただし，ビタミンB_{12}は例外である．ビタミンB_{12}は胃液の内因子と結合して複合体を形成し，それが細胞膜の受容体に結合して吸収される．
- 脂溶性ビタミンは，脂質と同じように胆汁酸の作用を受け，ミセルを形成して吸収される．

6) 小腸の運動
- 小腸では分節運動，振子運動，蠕動運動がみられる．これらの運動は基本的に壁内神経叢によって調節される．
- **分節運動**は輪走筋が数cmおきに収縮してくびれ，くびれる部位が数秒ごとに

変わることを繰り返す（**図10-10A**）．この運動は内容物を混ぜるのに役立つ．

- 振子運動は縦走筋が収縮と弛緩を繰り返すものである．これによって内容物は長軸方向に振子のように往復移動して混和されるが，その作用は弱い．
- 蠕動運動は内容物を肛門側へ少しずつ移送する．輪走筋と縦走筋の協調的な作用による運動で，小腸の一部が内容物で伸展されると，その部位の口側は収縮して肛門側は弛緩する（**図10-10B**）．
- 回腸が盲腸につながる部位（回盲部）では，上下のヒダが盲腸の内腔に突き出している．この構造は回盲弁と呼ばれ，盲腸から回腸への逆流を防いでいる．胃に食物が入ると，反射性に回腸の蠕動運動が亢進し，内容物が回腸から盲腸へ送られる（胃回腸反射）．

5 大腸

1. 大腸の構造

- 大腸は盲腸，結腸（上行結腸，横行結腸，下行結腸，S状結腸），直腸からなる（**図10-6**）．盲腸の下端には虫垂が付着している．虫垂は小指ほどの大きさの盲管で，リンパ組織を含む．
- 盲腸と結腸の表面には3本の結腸ヒモと呼ばれる紐状の構造がある．これは縦走筋が集まって束になったものである．結腸ヒモの緊張により，結腸は長軸方向に軽度に収縮している．このため，結腸壁は小さな袋状の膨らみ（結腸膨起）が連なっている．
- 食べたものは（その内容や量にもよるが）4〜15時間ぐらいで大腸に送られる．送られた液状の内容物は水や電解質が吸収されながら大腸内（結腸内）に1〜3日ぐらい貯留される．
- 液状の内容物は徐々に固形状に変化していく．一般的には横行結腸では粥状，下行結腸では半固形状となり，最終的には糞便となって排泄される．

2. 大腸の分泌と運動

1) 大腸の分泌

- 大腸の分泌液は消化酵素を含まないが，ムチンを多く含む．ムチンは半固形状になった内容物を移送しやすくし，大腸壁を保護している．

2) 分節運動と蠕動運動

- 大腸でみられる主要な運動は分節運動と蠕動運動である
- 分節運動によって内容物は混和され，粘膜からの水と電解質の吸収が促進される．
- 蠕動運動は内容物をゆっくりと肛門側へ運ぶ．蠕動運動の収縮波は短い距離を

A. 排便反射の主な神経経路および大脳皮質の影響

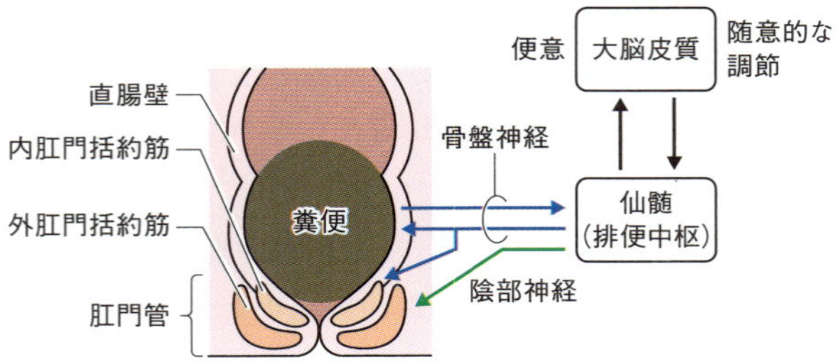

B. 直腸平滑筋および内・外肛門括約筋の神経支配

	交感神経 （下腹神経）	副交感神経 （骨盤神経）	体性神経 （陰部神経）
直腸壁 （平滑筋）	−	収縮	−
内肛門括約筋 （平滑筋）	収縮	弛緩	−
外肛門括約筋 （骨格筋）	−	−	収縮

神経の遠心性活動が増えたときの作用を示す．交感神経は排便反射にあまり関与しないと考えられている．

図10-11　排便反射

移動してすぐに消失するが，大蠕動と呼ばれる長い距離を移動する強い収縮もある．

- 大蠕動は1日に1〜3回ぐらい起こり，広範囲の結腸の内容物をまとめて肛門側に移送する．大蠕動によって糞便が直腸に送り込まれると便意が生じる．
- 胃壁の伸展刺激は大蠕動を引き起こす．これを胃結腸反射（あるいは胃大腸反射）という．このため，しばしば食後に便意が生じる．
- 上行結腸では，通常の蠕動運動に加えて，内容物を口側（盲腸側）に移送する逆蠕動もみられる．逆蠕動は内容物を上行結腸に長くとどめ，水分や電解質を十分に吸収するのに役立つ．

3) 排便

- 直腸の終末部は細い管状になっており，肛門管と呼ばれる．肛門管の内側には輪走筋（平滑筋）からなる内肛門括約筋があり，その外側を骨格筋（随意筋）からなる外肛門括約筋が取り巻いている（図10-11A）．これらの括約筋は，排便時以外は収縮して糞便が漏れるのを防いでいる．
- 排便は基本的に次のような反射反応である．糞便によって直腸壁が伸展されると，その情報は仙髄の排便中枢に伝えられ，直腸壁平滑筋の収縮，内肛門括約筋と外肛門括約筋の弛緩が同時に起こって糞便が排泄される（図10-11A）．
- 直腸壁の伸展情報は，骨盤神経（副交感神経）の求心性神経によって仙髄に伝えられる．この情報は大脳へも伝えられて便意を起こす．直腸平滑筋の収縮と内肛門括約筋の弛緩は骨盤神経（遠心性神経）活動の亢進によって，外肛門括約筋の弛緩は陰部神経（体性神経）の遠心性活動の抑制によってもたらされる（図10-11B）．
- 日常生活では，糞便が直腸に送り込まれても，すぐには排便しないことが多

国試に出る

排便機構については国試頻出である．確実に理解しておかなければならない．

い．仙髄の排便反射中枢は大脳皮質などの上位中枢によって持続的に抑制されており，排便するときにこの抑制がとれる．トイレに行くまでの間，意識的に外肛門括約筋を収縮させて排便を我慢することもできる．排便するときには，意識的に腹筋や横隔膜を収縮させて腹圧を高めて（いきんで）排便を促進する．

● 排便を長時間我慢することを繰り返していると，直腸壁の伸展受容器の感受性が低下して便意が生じにくくなり，慢性的な便秘になることがある．高齢者では大腸の蠕動運動が低下しやすいが，これも便秘の原因になる．

3. 腸内細菌

● 大腸には500〜1,000種の約100兆個もの細菌（ビフィズス菌，乳酸桿菌，大腸菌など）が生息し，安定した集団（腸内細菌叢あるいは腸内フローラ）を形成して，ヒトと共生している．腸内細菌叢を形成する細菌の種類や割合は，食習慣などの環境によって大きく影響される．

● ヒトは食物繊維（セルロース）を消化できない．セルロースの一部は大腸で腸内細菌によって発酵され，短鎖脂肪酸（酢酸，プロピオン酸，酪酸）とガス（H_2，CO_2，メタンなど）が作られる．短鎖脂肪酸は大腸粘膜から吸収され，ガスは屁として排出される．

6 肝臓

国試に出る

肝臓の機能については，内部障害の領域などでも問われる．

● 肝臓は胆汁を産生して分泌する他にも，多くの重要な働きをもつ（**図10-12**）．このため肝臓が障害されると，多様な症状が現れる．

1. 物質の代謝と貯蔵

● 肝臓は栄養素の代謝や貯蔵にかかわる．

● グルコースからグリコーゲンを合成し，貯蔵する．血糖が不足すると貯蔵していたグリコーゲンを分解し，血中にグルコースを放出する．さらに糖以外のもの（乳酸，グリセリン，アミノ酸など）からグルコースを合成する（糖新生）．

● アルブミン，血液凝固因子であるフィブリノゲンや抗凝固作用をもつヘパリン（➡9章，163頁参照），リポ蛋白など，様々な蛋白質を合成する．

● 肝臓は脂質の合成や分解にかかわる．例えば，体内のコレステロールの大半（70〜80％）は肝臓で合成されている．

● ビタミン（A，D，B_{12}）や鉄などを貯蔵する．

2. 薬物の代謝と解毒

● 薬物や毒物を代謝し，排泄を促す．例えば，アルコールは肝臓で分解される．

● 組織（細胞）で不要になった蛋白質は分解されるが，その過程でアンモニアが生じる．アンモニアは有害であるが速やかに肝臓に運ばれ，尿素回路（オルニ

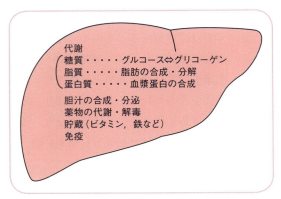

図10-12 肝臓の主な働き

チン回路）において無毒の尿素に変換される．

3. 免疫

- 肝臓にはKupffer（クッパー）細胞（組織マクロファージの一種）などの免疫細胞が常在しており，消化管から門脈に入って流れてきた異物を排除する．

mini test

次の文章で，正しいものには〇を，誤っているものには×を付けなさい．

Q1 嚥下の咽頭期では喉頭蓋が反射的に挙上する．

Q2 胃回腸反射により大蠕動が起こる．

Q3 迷走神経の興奮により消化管運動が盛んになる．

Q4 副交感神経が働くと内肛門括約筋が収縮する．

Q5 胆汁は肝臓で産生される．

Q6 胃の壁細胞は胃酸を産生する．

Q7 胃のペプシンは糖質を分解する．

Q8 膵臓のトリプシンは脂質分解に関与する．

Q9 小腸のラクターゼは乳糖をガラクトースとグルコースに分解する．

Q10 胆汁酸は脂質を乳化（ミセル構造に）して，小腸から吸収しやすくする．

[解答]

Q 1.	×	喉頭挙上により喉頭蓋の後方は反転して倒れる．
Q 2.	×	胃結腸反射により大蠕動が起こる．
Q 3.	〇	
Q 4.	×	交感（下腹）神経が働くと内肛門括約筋が収縮する．
Q 5.	〇	
Q 6.	〇	
Q 7.	×	蛋白質をオリゴペプチドに分解する．
Q 8.	×	トリプシンは蛋白質分解に関与する．
Q 9.	〇	
Q 10.	〇	

11章

腎臓と尿の排泄

学習のねらい

・ネフロンの構造と尿生成の仕組みを説明できる.
・尿細管における再吸収と分泌について理解する.
・腎クリアランスについて理解する.
・尿の組成を説明できる.
・細胞内液と細胞外液の特徴を説明できる.
・体液の量,浸透圧,pHを調節する仕組みを説明できる.
・蓄尿と排尿の仕組みを説明できる.

1 概要

- 腎臓はソラマメのような形をしたこぶし大の器官である(**図11-1A**).腰部脊柱の左右に一対あり,後腹壁の後ろに位置する(腹膜後器官あるいは後腹膜器官).腎臓の内縁側中央部を腎門といい,ここから腎動静脈,リンパ管,尿管,自律神経が出入りする.
- 腎臓の実質組織は,外側の腎皮質と内側の腎髄質に区別される(**図11-1B**).腎髄質は複数の腎錐体からなり,腎錐体の間の腎皮質組織を腎柱という.片方の腎臓には十数個の腎錐体が放射状に並んでいる.
- 腎臓は尿を生成することで体液(量,組成,浸透圧,pHなど)を調節し,代謝産物などの不要な物質を排泄する.腎臓で生成された尿は腎乳頭から腎杯を経て腎盤(腎盂)に集まり,尿管によって膀胱へ運ばれ,排泄される.
- 腎臓は尿を生成する他に,レニン,エリスロポエチン,ビタミンD_3などのホルモンを分泌する(➡12章,229頁参照).本章では腎臓の尿生成の仕組みと,膀胱の機能について説明する.

2 腎循環と尿の生成

1. 腎循環

- 腎動脈は腹大動脈から分枝して腎門から腎臓に入る.そして腎臓内で枝分かれ

11章 腎臓と尿の排泄

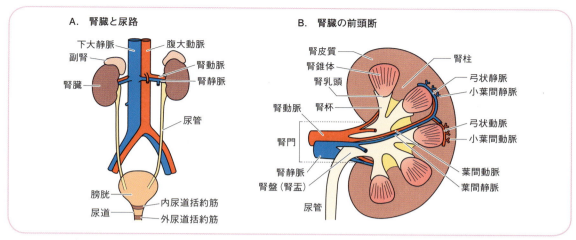

図11-1 腎臓の構造

> 📝 **国試に出る**
> 腎臓の機能は解剖学でも問われる．尿生成の仕組みと合わせて理解しよう．

して葉間動脈，弓状動脈，小葉間動脈になり，小葉間動脈から分枝した**輸入細動脈**から**糸球体毛細血管**に至る．

- 腎臓以外では，血液は動脈系，毛細血管，静脈系の順に流れるが，腎臓の糸球体毛細血管を流れた血液は**輸出細動脈**を経て**尿細管周囲毛細血管**に流れた後，静脈系に至る．このように腎臓には，糸球体と尿細管周囲の2か所に毛細血管がみられ，この特徴は尿生成機能に大きくかかわる．

- 尿生成は，糸球体毛細血管で血漿が濾過されることで始まる．濾過量は腎血漿流量に依存し，**腎血流量**（renal blood flow：RBF）は尿量を決定する重要な因子である．健常成人の腎血流量は心拍出量の約20%（約1L/分）である．

- 全身の血圧（平均血圧）が70～180mmHgぐらいの間で変動しても，腎血流量はほぼ一定に保たれる（**図11-2**）．これは主に血管平滑筋の性質（局所性調節，➡8章，146頁参照）によるもので，腎血流量の自己調節と呼ばれる．この仕組みにより，血圧が変動しても糸球体濾過量は影響を受けず，安定して尿が生成される．

2. ネフロンの構造と機能

- ネフロン（nephron）は尿生成の機能単位で，1つの**腎小体**〔糸球体およびBowman（ボーマン）嚢〕とそれに続く**尿細管**で構成される（**図11-3**）．ヒトでは，片方の腎臓に約100万個のネフロンが存在する．
- **腎小体**：腎小体は腎皮質に存在する．**糸球体**は毛細血管がボール状に集まったもので，Bowman嚢で包まれている．糸球体に流れてきた血液はここで濾過され，その濾液はBowman嚢から尿細管へと流れ込む．
- **尿細管**：Bowman嚢に近い部分から順に**近位尿細管**，**Henle（ヘンレ）ループ**（あるいは**Henle係蹄**），**遠位尿細管**，**集合管**に区分される．

197

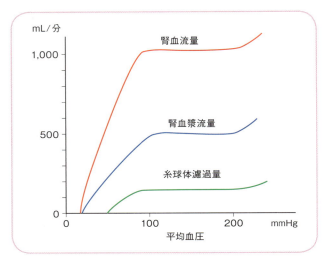

図11-2 腎血流量の自己調節

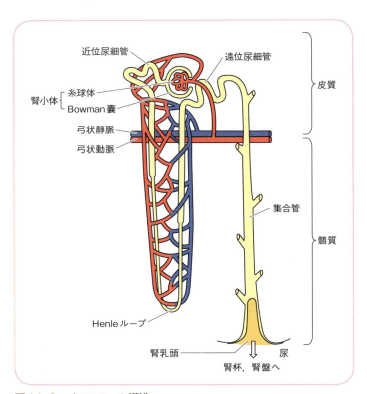

図11-3 ネフロンの構造

- 近位尿細管は腎皮質から腎髄質へと下行してHenleループに移行する．Henleループはロ字状で，腎髄質の深部に向かって下行してからUターンし，皮質に向かって上行して遠位尿細管へ移行する．遠位尿細管は腎小体の近傍に至り，その後，他の遠位尿細管と合流して集合管を形成する．集合管は次第に太くなって腎乳頭に開口する．

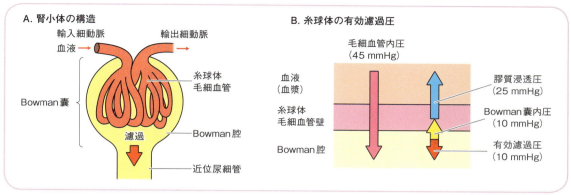

図11-4　糸球体での濾過

3. 糸球体での濾過

1) 糸球体での濾過の仕組み

- 糸球体毛細血管は有窓性で（→8章，140頁参照），血中の小さな分子（水，グルコース，アミノ酸，尿素や，Na^+，Ca^{2+}，Cl^-，K^+，HCO_3^- などの無機イオン）は，速やかに濾過されてBowman囊に入る（図11-4A）．血球（細胞成分），蛋白質や脂肪球などの大きな分子は濾過されず，血中に残る（→SIDE MEMO）．

- 糸球体の毛細血管内圧は約45 mmHgで，輸入細動脈から輸出細動脈に至るまでの間，ほとんど低下しない．この毛細血管内圧が糸球体での濾過の原動力になる（図11-4B）．一方，Bowman囊内圧（約10 mmHg）と血漿膠質浸透圧（約25 mmHg）は毛細血管内圧に拮抗する（逆向きに作用する）．したがって，"糸球体での有効濾過圧＝糸球体毛細血管内圧－Bowman囊内圧－血漿膠質浸透圧"となり，有効濾過圧は約10 mmHgである［45－10－25＝10（mmHg）］．

2) 腎血漿流量と糸球体濾過量

- 糸球体には，毎分約500〜700 mLの血漿が流入する．これを腎血漿流量（renal plasma flow：RPF）という．

- 糸球体では腎血漿流量の約20％が濾過される．糸球体での毎分の濾過量を糸球体濾過量（glomerular filtration rate：GFR）といい，約120 mL/分である．

- このように，糸球体での濾液は1日に約170 Lにもなるが，その99％以上は尿細管で再吸収されて血中に戻り，残りの1％以下（平均では1〜1.5 Lぐらい）が尿として排出される．

4. 尿細管での再吸収と分泌

- Bowman囊から尿細管に流れ込んだ濾液は，尿細管を通る間に組成が変化する．これは尿細管腔内の水や物質が体内に戻されたり，体内から尿細管腔内に

SIDE MEMO

蛋白尿：尿中の蛋白質が150 mg/日を超えた状態．一過性の蛋白尿は，発熱や激しい運動などでみられることがあるが，腎疾患（ネフローゼ症候群，糸球体腎炎，糖尿病性腎症など）では，蛋白尿が持続する．

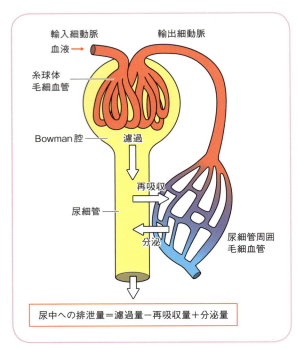

図11-5 尿が生成される過程

排出されたりするからである.

- 尿細管腔内から体内への水や物質の移動を<u>再吸収</u>,体内から尿細管腔内への移動を<u>分泌</u>という(図11-5).大まかには,身体に必要なもの(水,グルコース,アミノ酸,Na^+,Ca^{2+},Cl^-,HCO_3^-など)は再吸収され,不要なもの(代謝で生じた酸や老廃物,薬物など)は分泌され,尿中に排泄される.
- 尿細管における物質の再吸収や分泌は,受動輸送(拡散など)あるいは能動輸送によって行われる(→1章,4頁参照).
- 尿細管は部位によって上皮細胞のタイプが異なる.また輸送体やチャネルの発現にも差がある.このため,尿細管での再吸収と分泌は非常に複雑である.再吸収の大部分は近位尿細管で行われる.Henleループは腎髄質における浸透圧勾配の形成にかかわり,この浸透圧勾配は尿の濃縮に重要である.集合管では尿の量や浸透圧などが最終的に調整される(図11-6).
- ここでは水,Na^+,Cl^-,グルコースなどについて説明する.HCO_3^-の再吸収およびH^+の分泌については,「体液のpHの調節」の項(→205頁)で説明する.

1) Na^+,Cl^-,水の再吸収

(1) 近位尿細管

- 糸球体で濾過されたNa^+,Cl^-,水の60〜70%は近位尿細管で再吸収される.
- まず,能動的にNa^+が再吸収され,それによって生じる電気勾配によってCl^-も受動的に再吸収される.さらにNa^+とCl^-の再吸収によって生じた浸透圧勾

ADVANCED

透析療法(人工透析):
糖尿病性腎症や慢性糸球体腎炎など,慢性的に腎機能が低下したときに行われる治療.人工的に血液中の老廃物,過剰な水分や電解質(K^+など)を取り除き,不足している電解質(Ca^{2+}など)を補う.

国試に出る

尿細管における再吸収と分泌について理解しよう.

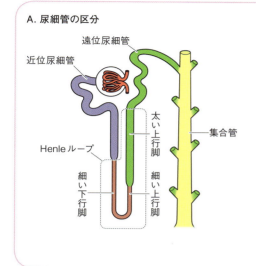

図11-6 尿細管での再吸収と分泌

配によって水も受動的に再吸収される．

(2) Henleループ
- Henleループの下行脚と上行脚では，Na⁺，Cl⁻，水の透過性に差がある．
- 細い下行脚に水チャネル（アクアポリン）が多くみられ，水の透過性が高い（→1章，3頁参照）．しかし，細い上行脚および太い上行脚は水を通さない．
- Na⁺とCl⁻の透過性は，細い下行脚と細い上行脚ではあまり高くない．太い上行脚では能動的にNa⁺が再吸収され，これに伴ってCl⁻も再吸収される．間質のNaCl濃度の上昇は，腎髄質（間質）の浸透圧を高く維持する一因となる．
- 間質の浸透圧が高いため，下行脚に流れてきた濾液中の水は間質に移動し，再吸収される．
- このようにして，糸球体で濾過されたNa⁺，Cl⁻，水は，近位尿細管とHenleループで約90％が再吸収される．

(3) 遠位尿細管と集合管
- Na⁺とCl⁻は遠位尿細管および集合管でも再吸収される．
- 水は遠位尿細管をほとんど透過できず，集合管で最終的に再吸収される．
- 集合管でのNa⁺や水の再吸収は，ホルモンによって調節される（→体液の量と浸透圧の調節の項，204頁参照）．

2) グルコース，アミノ酸の再吸収
- 糸球体で濾過されたグルコースとアミノ酸は，ほぼすべてが近位尿細管で能動的に再吸収される．
- グルコースの輸送はNa⁺依存性グルコーストランスポーターによって，アミノ

酸の輸送も主にNa^+依存性のトランスポーターによって行われる.

- グルコースやアミノ酸などの再吸収では，能動輸送のスピードに限界がある．このため血中濃度が高くなって濾過量が再吸収の限界を超えると，再吸収できなかったものが尿中に排泄される．
- 血糖値が高いと，尿中にグルコースが排泄される（糖尿）．健康であっても，食後には一時的な糖尿がみられる．しかし，空腹時にみられる糖尿は病的である（糖尿病, ➡ 12章, 224頁参照）.

3) K^+の再吸収と分泌

- 糸球体で濾過されたK^+の大部分（60〜70％）は近位尿細管で，残りの多くはHenleループ（太い上行脚）で再吸収される．このようにして濾過されたK^+は，近位尿細管およびHenleループを流れる間に，大部分が再吸収される．
- 一般的な食事にはK^+が多く含まれており，体内のK^+は過剰になることが多い．過剰なK^+は主に集合管で分泌される．

4) 尿素の再吸収と分泌

- 糸球体で濾過された尿素は，尿細管を流れる間に受動的に再吸収されたり分泌されたりする．最終的に，濾過量の半分ぐらい（40〜60％）が尿中に排泄される．
- 腎髄質（間質）は外層（皮質に近い部位）から内層に向かって浸透圧が高くなっているが，尿素はNaClとともに，この浸透圧勾配の維持にかかわる．
- 濾過された尿素は近位尿細管で再吸収された後，Henleループの主に細い下行脚で分泌される．腎髄質の集合管では管腔内の尿素濃度が間質よりも高いため，尿素は間質に拡散して再吸収される．
- 腎髄質で集合管から再吸収された尿素はHenleループの下行脚で分泌されて再利用されたり，毛細血管に入って運び去られたりする．

5. 腎クリアランス

- 血漿中に存在する物質が1分間にどれだけ除去（浄化）されるかをクリアランスという．腎クリアランスは血漿中の物質が尿中に排泄される速度で，以下の式で表される．

$$物質Xの腎クリアランス（mL/分）= \frac{Xの尿中濃度（mg/dL）\times 尿量（mL/分）}{Xの血漿濃度（mg/dL）}$$

- 腎クリアランスから腎機能を推定することができる．糸球体で濾過された物質が，①尿細管で再吸収も分泌もされなければクリアランス＝糸球体濾過量（GFR），②尿細管で分泌され，血液が1回腎臓を流れる間にすべて排泄されればクリアランス＝腎血漿流量（RPF），③尿細管ですべて再吸収されればクリアランス＝0，になる．

- 筋の代謝産物である**クレアチニン**は，尿細管で再吸収されず，ほとんど分泌されない．このように糸球体で濾過されたクレアチニンがほぼすべて尿中に排泄されるので，そのクリアランスはGFRに近い．

- 臨床では血清クレアチニン値を測定し，それから算出したクレアチニンクリアランスをGFRの推定値とすることが多い．この推定値は採血の結果だけで求められるので，簡便である．ただし，血漿クレアチニン濃度は筋肉量に依存して変動する．

- 正確なGFRを測定するためは，**イヌリン**という物質を薬剤として投与し，そのクリアランスを調べる．イヌリンは尿細管で再吸収も分泌もされず，濾過されたものがすべて排泄される．

- **パラアミノ馬尿酸**（PAH）という薬剤は，糸球体での濾過と近位尿細管での分泌により，血液が1回腎臓を流れる間に大部分（約90%）が尿中に排泄される．このため，PAHのクリアランスは，RPFの指標になる．

- グルコースは，糸球体で濾過された後，近位尿細管でほぼすべて再吸収され，尿中にはほとんど排泄されない．つまりグルコースのクリアランスは0mL/分である．

6. 尿の組成

- 正常な尿は淡黄色である．この色はウロビリンに由来する（→ 9章，図9-6，159頁参照）．尿の約95%は水で，電解質の他，窒素代謝物（尿素，尿酸など）を多く含む．

- 血漿中の濃度に対する尿中の濃度（濃縮率）は物質によって異なる．例えば，Na^+の尿中濃度は血漿濃度とほぼ同じである．窒素代謝物や酸性物質は濃縮率が高く，尿素の尿中濃度は血漿濃度の数十倍から百倍にもなる．

- 腎臓は尿を生成することによって体液の状態を安定に保っている．体液の状態が変化すると，その変化を打ち消すように，尿の組成は変化する．

- 成人の尿量は，800〜1,600mL/日ぐらいである．水分の摂取不足や多量の発汗などで体液が減少すると，尿量は減少して尿の色が濃くなる（黄褐色）．逆に水を多量に摂取すると，尿量が増えて色は薄くなる．

- 腎機能の障害（腎不全など）では，尿量が極端に少なくなる．1日の尿量が400mL以下を乏尿，100mL以下を無尿という．逆に極端に尿量が多い状態（おおよそ1日に2.5〜3L以上）を多尿といい，尿崩症（バソプレシンの機能が低下する病態）や糖尿病などでみられる（→ 12章，224頁参照）

- 尿のpHは4.5〜8.0で変動するが，平均的には6ぐらい（6.0〜6.5）である．アミノ酸の代謝で硫酸やリン酸などの不揮発性酸が生じるので，蛋白質の多い食事をとると，尿のpHが一時的に低下することがある．

3 体液の調節

- 前述のように，体液の量や組成は，水分摂取量や発汗量，運動量や食事の内容などの影響を受けやすいにもかかわらず，安定に保たれる．ここでは，腎臓が尿を生成することによって体液を安定に保つ仕組みについて説明する．

1. 体液の量

- 成人男性の体液量は，体重の約60%である．組織によって含まれる水分量（重量当たりの含水率）には差があり，骨格筋は高いが（75〜78%），脂肪は低い（6〜10%）．女性は一般に男性よりも骨格筋量が少なく脂肪が多いので，男性よりも体液量は少ない（体重の50〜55%ぐらい）．
- 乳幼児は成人よりも体液の割合が高い（体重の70〜80%）．高齢者では，骨格筋量の減少に伴って体液量が減少する（体重の45〜50%）．

2. 細胞内液と細胞外液

- 体液は細胞内液と細胞外液に区分される．体液の約2/3は細胞内液で，残りの約1/3は細胞外液である．細胞外液の主要なものは，間質液とリンパ（体重の約30%）および血漿（体重の約8%）で，その他に脳脊髄液など（体重の約2%）もある．
- 細胞内液と細胞外液の組成は大きく異なる（図11-7）．細胞内液にはK$^+$，HPO$_4^{2-}$，蛋白質などが多く，細胞外液にはNa$^+$，Cl$^-$，HCO$_3^-$などが多い．
- 間質液と血漿はどちらも細胞外液で，組成は似ているが，蛋白質濃度には差がある（図11-7）．間質液には蛋白質がほとんど含まれないため，血漿蛋白質によって生じる膠質浸透圧は，間質液の水分を毛細血管内に戻す力として働く（➡9章，155頁参照）．

3. 体液の量と浸透圧の調節

- 前述のように，糸球体で濾過された水およびNa$^+$の大部分は，尿細管（特に近位尿細管）で再吸収される．体液の量や浸透圧が変化すると，それに応じて尿細管での再吸収の量が調節され，体液を安定に保つ仕組みが働く．
- 尿細管での水およびNa$^+$の再吸収の調節には，ホルモン（バソプレシン，アルドステロン，心房性ナトリウム利尿ペプチドなど）が主要な役割を担っている．

1) バソプレシン

- 下垂体後葉から分泌されるバソプレシンは，主に集合管に作用して水チャネルを活性化し，水の再吸収を促進して尿量を減らす．
- バソプレシンの分泌は体液の浸透圧上昇によって刺激される．例えば，多量に発汗すると血漿浸透圧が上昇し，バソプレシンの分泌が増える．その結果，尿

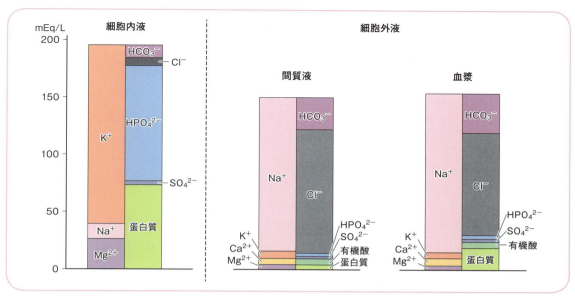

図 11-7 体液の区分と組成

量が減少して濃い尿が排泄される．逆に，水を多量に飲んで浸透圧が低下すると，バソプレシンの分泌が低下して尿量が増加し，薄い尿が排泄される．

2) アルドステロン

- 副腎皮質から分泌される**アルドステロン**は，主に集合管に作用してNa^+輸送を活性化し，Na^+の再吸収を促進する．Na^+の再吸収に伴って生じる浸透圧勾配によって水の再吸収も増えるため，尿量は減少する．
- アルドステロンの分泌は，レニン-アンジオテンシン系によって促進される（→ 12章，226頁参照）．

3) 心房性ナトリウム利尿ペプチド

- 体液量が増えて心臓への負荷が大きくなると，心臓からのナトリウム利尿ペプチド分泌が増える（→ 12章，229頁参照）．特に心房から分泌される**心房性ナトリウム利尿ペプチド（ANP）**は体液調節に重要である．
- ANPは主に糸球体と尿細管（主に集合管）に作用する．糸球体での濾過量を増やし，尿細管でのNa^+および水の再吸収を減らす．この結果，尿量が増える（利尿）．

4. 体液のpHの調節

- 体内では常に代謝が行われ，酸性物質（H^+）が生じている．それにもかかわらず，体液（動脈血）のpHは7.40±0.05という非常に狭い範囲に保たれている．

この調節は主に，血液の緩衝系，呼吸による揮発性酸（CO_2）の排泄（→7章，122頁参照），腎臓でのHCO_3^-生成と再吸収および不揮発性酸の排泄，によって行われている．

1) 尿細管でのH⁺の分泌とHCO₃⁻の再吸収

- 尿細管でのH^+の分泌とHCO_3^-の再吸収は能動輸送で，その大部分は近位尿細管で行われる．
- 濾液のHCO_3^-は，そのままでは尿細管腔から上皮細胞に入りにくいが，尿細管腔内に分泌されたH^+と反応すると速やかに入れるようになり，上皮細胞内から間質に能動輸送されて再吸収される．
- このようにしてHCO_3^-が再吸収されるときに，管腔内のH^+が消費される．通常，管腔内のH^+はHCO_3^-よりも多いので，濾過されたHCO_3^-はほぼすべて再吸収される．

2) 尿細管でのNH₄⁺とHCO₃⁻の生成

- 近位尿細管細胞では，血中から取り込んだグルタミン酸を代謝して，NH_4^+（アンモニウムイオン）とHCO_3^-が生成される．NH_4^+は尿細管腔に分泌され，排泄される．HCO_3^-は間質を経て血中に入り，体内の酸塩基平衡の維持に働く．

3) 酸塩基平衡の障害

- 腎不全などで腎臓でのHCO_3^-の再吸収が低下すると，体液が酸性に傾き，代謝性アシドーシスになる．この場合，呼吸性代償が働いて呼吸が増え，CO_2の排泄が増える．
- 肺水腫などの呼吸機能障害で血中CO_2濃度が増加すると，呼吸性アシドーシスになる．このような場合，腎性代償が働いて腎臓でのHCO_3^-の再吸収が増える．
- アルカローシスでは，尿細管腔内でH^+よりもHCO_3^-が多くなるため，過剰なHCO_3^-は再吸収されず，尿中に排泄される．
- 呼吸性代償の効果は呼吸が変化するとすぐに現れるが，腎性代償の効果が十分に現れるまでには数日かかる．

4 蓄尿と排尿

1. 膀胱と尿道の概要

- 腎臓で生成された尿は，尿管を通って膀胱に運ばれる（図11-8）.
- 膀胱は伸縮性に富んだ袋状の器官で，尿を溜めるとき（蓄尿時）には大きくなり，排尿時には強く縮んで小さくなる．膀胱壁は，内側から順に粘膜，筋層，

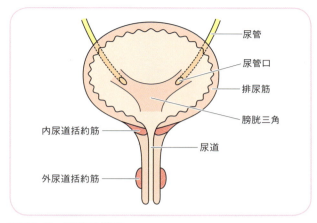

図11-8 膀胱の構造

表11-1 蓄尿と排尿にかかわる遠心性神経
各神経が活動したときの作用を示す．（　）の作用については，議論がある．

神経	脊髄の起始分節	排尿筋	内尿道括約筋	外尿道括約筋
交感神経 （下腹神経）	T11〜L2	弛緩	収縮	—
副交感神経 （骨盤神経）	S2〜4	収縮	（弛緩）	—
体性神経 （陰部神経）	S2〜4	—	—	収縮

> **国試に出る**
>
> 膀胱の蓄尿と排尿の機能については国試頻出である．表11-1を参考に，関与する筋や支配神経も確実に覚えておこう．

外膜からなる．
- 膀胱壁の筋層は3層の発達した平滑筋で構成され，収縮により排尿を起こす（排尿筋）．排尿筋は副交感神経（骨盤神経）の興奮により収縮し，交感神経（下腹神経）の興奮により弛緩する（表11-1）．
- 膀胱内に溜まった尿は，尿道を通って体外に排出される．尿道には2種類の括約筋が存在する．1つは尿道の起始部（膀胱側）の内尿道口に存在する内尿道括約筋（平滑筋）で，もう1つは尿道の遠位部に存在する外尿道括約筋（横紋筋）である（図11-8）．
- 内および外尿道括約筋は尿道を輪状に囲んでおり，収縮により尿道を閉鎖する．内尿道括約筋は交感神経（下腹神経）の興奮によって，外尿道括約筋は体性神経（陰部神経）の興奮によって収縮する（表11-1）．

2. 蓄尿と排尿の仕組み

- 膀胱は尿を溜めて（蓄尿），溜まった尿を排泄する（排尿）．成人の排尿回数は，

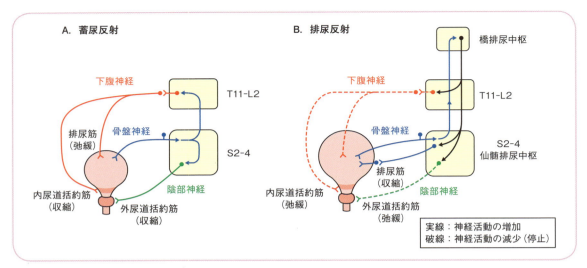

図 11-9 蓄尿と排尿のメカニズム
本図では反射経路のみを示し，尿意が生じる経路，大脳皮質から排尿中枢を抑制する経路，随意的に外尿道括約筋を収縮させる経路などは示さない．

1日に4〜7回ぐらいである．蓄尿も排尿も基本的には反射性に調節されている．

1) 蓄尿

- 腎臓で生成された尿は，尿管の蠕動運動により，腎臓から膀胱へ少しずつ送られる（約1mL/分）．
- 空の膀胱に少しずつ尿が溜まっていくと，膀胱壁の伸展受容器からの情報が仙髄（S2-4）に伝えられ，蓄尿反射が起こる（図11-9A）．
- 下腹神経の活動が増えて排尿筋が弛緩するため，尿が溜まっても膀胱内圧はあまり上昇しない．下腹神経の興奮は内尿道括約筋の収縮も起こす．また，陰部神経も興奮し，外尿道括約筋も収縮する．これらの括約筋の収縮は尿が漏れるのを防ぐ．
- 蓄尿反射は主に脊髄のレベルで制御される（脊髄反射）．
- 膀胱内の尿量が150〜200mLぐらいになると，膀胱壁の伸展受容器からの情報は大脳皮質にも伝えられるようになり，尿意が生じる．通常，尿意が生じても，しばらくの間は排尿を我慢できる．

2) 排尿

- 膀胱内の尿量がさらに増えると，膀胱壁の伸展受容器の興奮が強くなり，尿意が高まる．伸展受容器の強い興奮は，脳幹（橋）の排尿中枢を興奮させ，排尿反射が起こる（図11-9B，→ SIDE MEMO）．
- 橋の排尿中枢からの指令により，骨盤神経遠心路が興奮して排尿筋が収縮す

SIDE MEMO

脳幹と排尿：橋排尿中枢と中脳水道周囲灰白質（periacueductal gray：PAG）が排尿にかかわる．橋排尿中枢は仙髄排尿中枢に直接指令を送って排尿を起こす．PAGは膀胱が充満された情報を受け取り，大脳皮質や橋排尿中枢に伝える．

SIDE MEMO

排尿困難：頻尿や尿失禁とは逆に，尿が出にくい状態である．尿道の狭窄や前立腺肥大（男性）などの下部尿路の障害や，排尿筋の機能低下などが原因となる．排尿に要する時間が長くなり，残尿が増えることもある．

る．同時に陰部神経が抑制されて，外尿道括約筋が弛緩する．さらに下腹神経も抑制され，内尿道括約筋も弛緩する（**図11-9B**）．

- このように，排尿筋の収縮と尿道括約筋の弛緩が同時に起こり，膀胱に溜まった尿が排出される．排尿時に膀胱が強く収縮するとき，膀胱内圧は一気に上昇し，おおよそ100cmH$_2$Oに達する．

- 成人の膀胱容量は300〜500mLぐらいである．尿意が生じても排尿をある程度我慢できる．意識的に我慢するときには，大脳皮質からの指令で随意的に陰部神経の活動を高めて外尿道括約筋を収縮させ，尿が漏れるのを防ぐ．

- 脳血管障害などで大脳皮質が障害されると，頻尿や尿失禁がみられることが多い（ ➡ SIDE MEMO）．特に前頭葉は排尿中枢を抑制性に制御しており，排尿時にその抑制がとれると考えられている．

- 乳幼児は大脳皮質による排尿の制御が未熟で，尿が溜まるとすぐに排尿反射が起こってしまう．3歳ぐらいになると，トイレに行くまで排尿を我慢できるようになる．

- 排尿反射は通常，脳幹の排尿中枢によって制御されているが，脊髄反射の経路も存在する．したがって，脊髄損傷などで脳幹と仙髄の連絡が絶たれると随意性の排尿調節はできなくなるが，脊髄反射による排尿は可能である．

mini test

次の文章で，正しいものには○を，誤っているものには×を付けなさい．

Q 1 　Na$^+$や水は，主に近位尿細管で再吸収される．

Q 2 　血球はBowman嚢で濾過される．

Q 3 　アミノ酸やグルコースは，主に近位尿細管で再吸収される．

Q 4 　血液のpHが低下すると尿細管からH$^+$の分泌が促進される．

Q 5 　腎機能が低下すると呼吸が促進される．

Q 6 　NH$_4^+$は尿細管で分泌される．

Q 7 　グルコース・クリアランスは10mL/分である．

Q 8 　アルドステロンは，集合管に作用して水の分泌を促進する．

Q 9 　骨盤神経の遠心性線維が興奮すると排尿筋が弛緩する．

Q10　排尿を随意的に抑制するときは下腹神経が興奮する．

[解答]

Q 1.　○

Q 2.　×　血球や蛋白質は濾過されない．

Q 3.　○

Q 4.　○

Q 5.　○

Q 6.　○

Q 7.　×　ほとんど再吸収されるので，0mL/分である．

Q 8.　×　Na$^+$の再吸収を促進する．

Q 9.　×　排尿筋が収縮して，排尿する．

Q 10.　×　体性神経の陰部神経が興奮する．

12章

内分泌

学習のねらい

・ホルモンの作用機序を理解する.

・ホルモン分泌の階層的支配と負のフィードバックについて理解する.

・視床下部と下垂体の関係を理解する.

・視床下部，下垂体，甲状腺，副甲状腺，膵臓，副腎，性腺から分泌されるホルモンの名称と働き，分泌調節を理解する.

・血漿 Ca^{2+} 濃度が調節される仕組みを説明できる.

・血糖値が調節される仕組みを説明できる.

1 内分泌系の概要

1. 内分泌系と神経系

● 内分泌系は神経系とともに，身体機能の調節に重要な働きをしている.

● 神経系では，ニューロンが軸索を標的細胞に伸ばしてシナプスを形成し，神経終末から放出された神経伝達物質が標的細胞の受容体に結合して作用する.

● 内分泌系では，内分泌細胞と標的細胞は離れており，内分泌細胞は基本的にホルモンを血中に放出する. 血中に入ったホルモンは全身を巡り，各ホルモンの標的細胞にある受容体に結合して作用する. このため，内分泌系の作用は神経系よりもゆっくりと長く続く.

2. ホルモンとは

● 古典的には，ホルモンは内分泌腺（内分泌細胞の集合体）から血液中に分泌されるとされていた. しかし，内分泌腺ではない器官から分泌されるホルモンもある.

● 例えば，一部の視床下部ニューロンは血中に化学物質，つまりホルモンを放出する. このように血中にホルモンを分泌するニューロンを神経内分泌細胞という.

● その他に，心臓，腎臓，消化管，脂肪組織などもホルモンを分泌することがわかってきている.

211

> **国試に出る**
> 主要な分泌器官から，それぞれどのようなホルモンが分泌されるのか整理しておこう．

- 一部のホルモンは血液に入らず，間質液を拡散して周辺の細胞に作用する．このような分泌を傍分泌（パラクリン）という．
- 本章では，まず視床下部ホルモンおよび古典的な内分泌腺について説明する（図12-1）．最後に，その他のホルモンについても簡単に説明する．

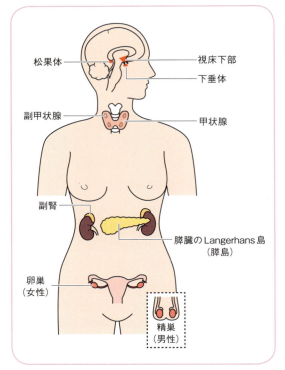

図12-1 主要な内分泌器官

2 ホルモンの作用機序と分泌調節

- ホルモンは標的細胞の受容体に結合して情報を伝える．ホルモンの受容体の存在部位や作用機序は，ホルモンの化学的な性質〔親水性あるいは脂溶性（疎水性）〕によって異なる．

1. 化学構造に基づくホルモンの分類

1) ペプチド（蛋白質）ホルモン

- アミノ酸がペプチド結合でつながったホルモンをペプチドホルモンという．ホルモンを構成するアミノ酸の数は数個から数百個で，例えば，バソプレシンは9個，成長ホルモンは191個のアミノ酸からなる．
- アミノ酸数が少ないものをペプチドホルモン，多いものを蛋白質ホルモンと呼んで区別することもあるが，ペプチドと蛋白質の区分は曖昧である．本書では両者の区別をせず，"ペプチドホルモン"と表現する．
- ホルモンの大多数はペプチドホルモンである．ペプチドホルモンは水溶性である．

2) アミノ酸誘導体ホルモン

- アミノ酸から生合成されるホルモンをアミノ酸誘導体ホルモンという．アミノ

基（アミン）をもつので，アミン類ともいう．

- アミノ酸誘導体ホルモンは，甲状腺ホルモンと副腎髄質ホルモンがある．甲状腺ホルモンは脂溶性，副腎髄質ホルモンは水溶性である．

3) ステロイドホルモン

- 化学構造にステロイド骨格をもつホルモンで，コレステロール（あるいはコレステロールの前駆体）から合成される．
- 主要なステロイドホルモンは副腎皮質ホルモンと性ホルモンである．ステロイドホルモンは脂溶性である．

2. ホルモンの受容体と作用機序

1) 水溶性ホルモン

- 水溶性ホルモンの受容体は，標的細胞の細胞膜に存在する（**図12-2A**）．これらの受容体はG蛋白質共役型（➡ SIDE MEMO）のものが多いが，インスリンなどの受容体はチロシンキナーゼ型（➡ SIDE MEMO）である．
- G蛋白質共役型受容体にホルモン（ファーストメッセンジャー）が結合すると，G蛋白質が活性化されてセカンドメッセンジャーの生成を介して細胞内酵素の活性化やイオンチャネルの開閉などが生じ，細胞に様々な反応が誘発される．
- 主要なセカンドメッセンジャーは，サイクリックAMP（cAMP）とイノシトール3リン酸（IP3）である．cAMPはプロテインキナーゼの活性化を，IP3は細胞内 Ca^{2+} 濃度上昇を起こし，それによって蛋白質がリン酸化され，細胞の機能が調節される．
- チロシンキナーゼ型受容体にホルモンが結合すると，チロシンキナーゼが活性化する．これによって細胞内情報伝達系が作動し，細胞に反応が引き起こされる．

2) 脂溶性ホルモン

- 脂溶性ホルモンの受容体は細胞内に存在する（**図12-2B**）．脂溶性ホルモンは細胞膜（脂質二重層）を速やかに透過し，細胞内の受容体に結合してホルモン–受容体複合体を形成する．
- ホルモン–受容体複合体は細胞核内でDNAの転写（mRNAの形成）を制御し，蛋白質合成を調節する．このようにして特定の蛋白質（細胞内酵素など）の産生を促進（あるいは抑制）することにより，細胞機能を変化させる．
- 脂溶性ホルモンの作用は蛋白質合成を介するため，水溶性ホルモンよりも作用の発現に時間がかかり，長期にわたって作用する．

3. ホルモンの分泌調節

- ホルモンは血中に放出されるため，多くの場合，血液で薄まった状態で効果器

📝 **SIDE MEMO**

G蛋白質：グアニンヌクレオチド結合蛋白質の略称．細胞内情報伝達にかかわり，受容体と共役するものは細胞膜の内側に存在する．

📝 **SIDE MEMO**

チロシンキナーゼ：プロテインキナーゼ（PK，蛋白質リン酸化酵素）の1種で，チロシンをリン酸化する．細胞内の蛋白質（酵素など）は，リン酸化によって活性化するものが多く，PKは細胞の様々な機能にかかわる．

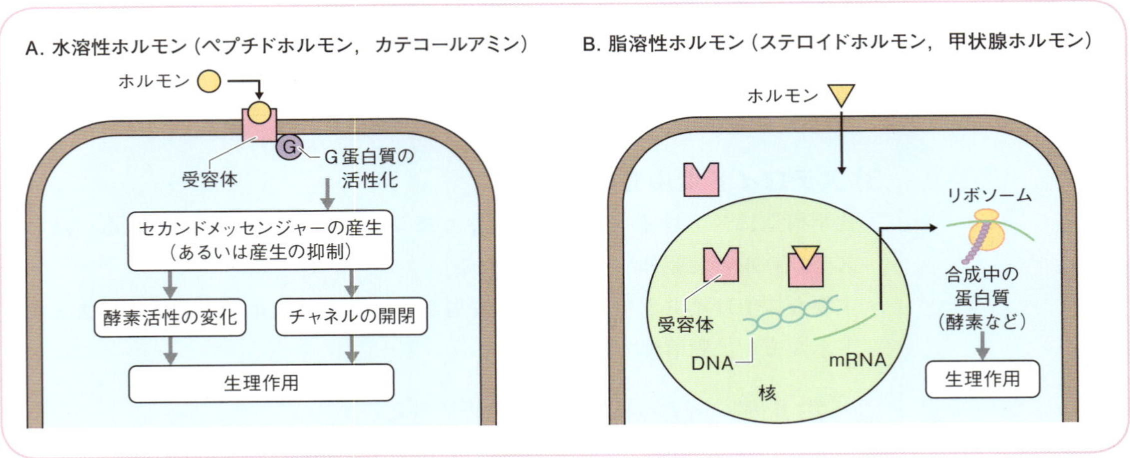

A. 水溶性ホルモン（ペプチドホルモン，カテコールアミン）

B. 脂溶性ホルモン（ステロイドホルモン，甲状腺ホルモン）

図12-2　ホルモンの作用機序

細胞に到達するが，微量でも十分に作用する．ホルモンの分泌（血中濃度）は，様々な仕組みによって適切に調節されている．

1) ホルモンによる調節（階層的支配と負のフィードバック）

- あるホルモンが他のホルモンの分泌を支配することをホルモン分泌の階層的支配という．視床下部ホルモンは，下垂体前葉ホルモンの分泌を調節し，下垂体前葉ホルモンはさらに下位の内分泌腺（甲状腺，副腎皮質，性腺）のホルモン分泌を調節する（図12-3）．

- 階層的支配では負のフィードバック調節がみられ，下位のホルモンは上位のホルモン分泌を抑制する．例えば，下垂体前葉から分泌される甲状腺刺激ホルモンは甲状腺ホルモンの分泌を促進するが，甲状腺ホルモンは下垂体前葉に負のフィードバック作用を及ぼし，甲状腺刺激ホルモンの分泌を抑制する．この仕組みはホルモンの血中濃度を適切なレベルに維持するのに役立つ．

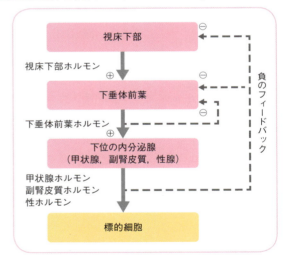

図12-3　ホルモン分泌の階層的支配とフィードバック調節

2) 自律神経や血中の物質による調節

- 自律神経や血中物質（グルコース，Ca^{2+}など）によって分泌が調節されるホルモンもある．
- 副腎髄質からのカテコールアミン分泌や腎臓からのレニン分泌は，交感神経の活動によって増加する．レニン分泌は，腎臓の輸入細動脈圧の低下や濾液量の減少によっても増加する．
- 膵臓からのインスリンとグルカゴンの分泌は，交感神経と副交感神経による調節を受ける．ただし，これらのホルモン分泌細胞は血糖値を感知しており，主な調節は血糖値によるものである．
- 血中Ca^{2+}濃度を調節するホルモン（カルシトニンとパラソルモン， ➡ 221頁参照）は，主に血中Ca^{2+}濃度によって調節される．

3) ホルモン分泌の日内変動

- いくつかのホルモンの分泌は日内変動がみられる．
- 糖質コルチコイド（副腎皮質ホルモンの一種）は早朝から起床するころに最も高くなり，日中から夜にかけて低下し，深夜に最も低くなる．副腎髄質ホルモンは日中に分泌が高く，夜間は低い．
- 成長ホルモンの分泌は入眠直後の徐波睡眠中に最も高くなる．松果体から分泌されるメラトニンは入眠前に分泌が高まり，睡眠の誘発にかかわる．

3 視床下部と下垂体

SIDE MEMO

下垂体中葉：下垂体前葉と後葉の間にあり，メラニン細胞刺激ホルモンを分泌する．両生類や魚類で発達していて，周囲の環境に合わせて体色を変化させるのに役立つ．しかし，ヒトでは痕跡的で不明瞭である．

- 下垂体は小指の先ぐらいの小さな内分泌器官で，視床下部にぶら下がっている（図12-4）．視床下部と下垂体は，構造および機能の面で深くかかわっている．
- 下垂体は前葉と後葉に区分される（ ➡ SIDE MEMO）．前葉は腺細胞が集まった組織で腺性下垂体と呼ばれる．後葉は神経組織からなり，神経性下垂体と呼ばれる．

1. 視床下部の神経内分泌細胞

- 視床下部のニューロンの一部はホルモンを分泌する神経内分泌細胞である．通常，ニューロンは神経終末から神経伝達物質を放出し，シナプス後細胞に情報を伝える．これに対して，神経内分泌細胞は神経終末から血液中にホルモンを分泌し，離れた部位の標的細胞に情報を伝える．
- 視床下部の神経内分泌細胞は2種類に大別される．1つは視床下部ホルモンを分泌し，もう1つは下垂体後葉ホルモンを分泌する（図12-4）．
- 視床下部ホルモンを分泌するニューロンは，軸索を視床下部の下方（正中隆起）に伸ばし，神経終末から血管（下垂体門脈）にホルモンを分泌する．視床下部ホルモンは下垂体門脈を通って下垂体前葉に至り，下垂体前葉ホルモンの分泌

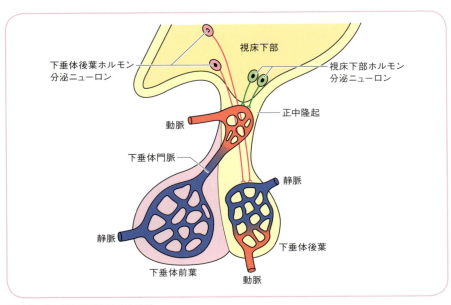

図12-4　視床下部と下垂体

を調節する．
- 下垂体後葉ホルモンを分泌するニューロンは，軸索を下垂体後葉に伸ばし，神経終末から血管にホルモンを分泌する（→ SIDE MEMO）．

2. 視床下部ホルモン

- 視床下部ホルモンは，下垂体前葉ホルモン分泌を促進あるいは抑制する．視床下部ホルモンの名称は，調節する下垂体前葉ホルモンの名前＋放出ホルモン（releasing hormone：RH）あるいは，下垂体前葉ホルモン＋抑制ホルモン（inhibiting hormone：IH）で表される（表12-1）．

3. 下垂体前葉ホルモン

- 下垂体前葉ホルモンは，大きく分けると5種類ある．これらのホルモンの分泌は，視床下部ホルモンによって調節される（図12-5）．

1) 成長ホルモン (growth hormone：GH)

- GHは直接あるいはインスリン様成長因子（insulin-like growth factor：IGF，ソマトメジンとも呼ばれる）の1つであるIGF-Ⅰを介して作用する．IGF-ⅠはGHの作用によって主に肝臓で産生・分泌される．
- GH（IGF-Ⅰ）は，骨端軟骨の増殖（→ SIDE MEMO），様々な細胞での蛋白質合成の促進，血糖値の上昇，脂肪組織での脂肪分解促進などの作用をもつ．このようにGHおよびIGF-Ⅰは，成長期だけではなく生涯にわたって重要な働きを担う．
- GHの分泌は睡眠中（特に睡眠の初期）に増加する．

SIDE MEMO
視床下部の神経内分泌細胞：視床下部ホルモンを分泌するニューロンの細胞体は弓状核などに，下垂体後葉ホルモンを分泌するニューロンの細胞体は室傍核と視索上核に存在する．

国試に出る
視床下部ホルモンと下垂体前葉ホルモンの関係性を理解しよう．下垂体前葉ホルモンと下垂体後葉ホルモンそれぞれの働きをおさえておこう．

SIDE MEMO
骨端閉鎖：骨端軟骨は長骨の骨端と骨幹の間に明瞭にみられる組織で，増殖すると骨は長軸方向に成長する．成長期が終わると骨端軟骨は増殖できなくなり，骨端線という痕跡になる（骨端閉鎖）．

表12-1　下垂体前葉ホルモンとその分泌を調節する視床下部ホルモン

下垂体前葉ホルモン	視床下部ホルモン	
	放出ホルモン	抑制ホルモン
成長ホルモン (GH)	成長ホルモン放出ホルモン (GHRH)	成長ホルモン抑制ホルモン (GHIH) (ソマトスタチン)
プロラクチン (PRL)	―	プロラクチン抑制ホルモン (PIH) (ドパミン)
甲状腺刺激ホルモン (TSH)	甲状腺刺激ホルモン放出ホルモン (TRH)	―
副腎皮質刺激ホルモン (ACTH)	副腎皮質刺激ホルモン放出ホルモン (CRH)	―
性腺刺激ホルモン (GnH)	性腺刺激ホルモン放出ホルモン (GnRH)	―

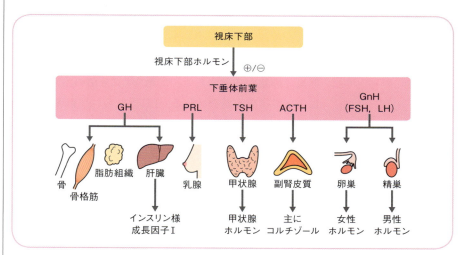

図12-5　下垂体前葉ホルモン
GH：成長ホルモン，PRL：プロラクチン，TSH：甲状腺刺激ホルモン，ACTH：副腎皮質刺激ホルモン，GnH：性腺刺激ホルモン，FSH：卵胞刺激ホルモン，LH：黄体形成ホルモン．

2) プロラクチン (prolactin：PRL)

- プロラクチンは女性の乳腺の発育を促進し，出産後（授乳期）には乳汁産生を促進する．
- プロラクチン分泌は，授乳時に乳児が乳頭を吸引すると刺激される．授乳しない状態が続くとプロラクチン分泌は低下し，乳汁は産生されなくなる．
- プロラクチンは視床下部からの性腺刺激ホルモン放出ホルモン (GnRH) の分泌を抑制する．GnRHは排卵を誘発するので，授乳して血中プロラクチン濃度が高くなっていると，排卵が起こりにくい（妊娠しにくい）．

3) 甲状腺刺激ホルモン (thyroid-stimulating hormone：TSH)

- 甲状腺ホルモン（サイロキシンとトリヨードサイロニン）の合成と分泌を促進する.

4) 副腎皮質刺激ホルモン (adrenocorticotropic hormone：ACTH)

- 副腎皮質ホルモン（主に糖質コルチコイド）の合成と分泌を促進する.

5) 性腺刺激ホルモン (gonadotropic hormone：GnH)

- 性腺（精巣と卵巣）の機能を亢進する. GnHには卵胞刺激ホルモン (follicle-stimulating hormone：FSH) と黄体形成ホルモン (luteinizing hormone：LH) の2種類がある. FSHとLHは卵巣に関連した名称であるが, どちらのホルモンも卵巣と精巣の両方に作用する.

(1) **卵胞刺激ホルモン (FSH)**

- 女性では卵巣に作用し, 卵胞の成熟および卵胞ホルモン（女性ホルモンの一種）の合成と分泌を促進する.
- 男性では精巣に作用し, 精細管の発育および精子形成を促進する.

(2) **黄体形成ホルモン (LH)**

- 女性ではFSHとともに卵巣に作用し, 卵胞ホルモンの合成と分泌を促進する. 卵巣で卵胞が成熟すると, 急激なLH分泌の増加 (LHサージ) が起こり, これによって排卵が誘発される. LHはさらに, 排卵後の黄体形成および黄体からの黄体ホルモン（女性ホルモンの一種）の分泌を促進する.
- 男性では精巣の間質細胞に作用し, 男性ホルモンの合成と分泌を促進する.

4. 下垂体後葉ホルモン

- 下垂体後葉ホルモンは, 視床下部（神経内分泌細胞の細胞体）で合成され, 軸索輸送によって下垂体後葉に運ばれて分泌される. バソプレシンとオキシトシンの2種類がある.

1) バソプレシン (バゾプレッシン/抗利尿ホルモン, antidiuretic hormone：ADH)

- バソプレシンは腎臓（集合管）に作用して水の再吸収を促進し, 尿量を減らす（図12-6）. このように抗利尿作用をもつため, 抗利尿ホルモン（ADH）とも呼ばれる.
- 血漿浸透圧が上昇すると, 視床下部にある浸透圧受容器が興奮し, その結果バソプレシンの分泌が増える.
- バソプレシンは血管平滑筋を収縮させて, 血圧を上昇させる作用もある. ただし, この作用は多量のとき（薬として投与したとき）にみられるもので, 生理的に下垂体から分泌される量ではみられない.

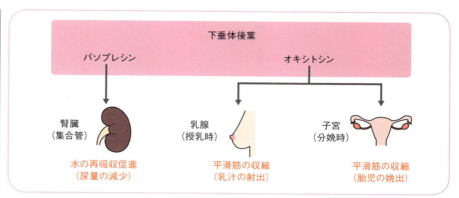

図12-6 下垂体後葉ホルモン

2) オキシトシン

- オキシトシンの作用は，分娩時と授乳時についてよく知られている（図12-6）．
- 妊娠末期には子宮平滑筋のオキシトシン受容体数が増加する．分娩時にオキシトシン分泌が増加すると，子宮が強く収縮して分娩が促進される．
- オキシトシンは乳腺の筋上皮細胞を収縮させる作用ももつ．乳児が乳頭を吸引すると，その刺激でオキシトシン分泌が増え，乳腺に作用して乳汁を排出させる．これを射乳反射といい，乳児が乳汁を吸うのを助ける．

4 甲状腺と副甲状腺

1. 甲状腺

- 甲状腺は気管の前面にあり，蝶ネクタイのような形をしている（図12-7A，B）．
- 甲状腺内には濾胞と呼ばれる小球がたくさん詰まっている．濾胞の壁は濾胞細胞からなり，内部はコロイド（ゼリー状の液体）で満たされている（図12-7C）．濾胞と濾胞の間には少数の傍濾胞細胞がある．
- 甲状腺からは甲状腺ホルモンとカルシトニンが分泌される．甲状腺ホルモンは濾胞で，カルシトニンは傍濾胞細胞で産生される．

1) 甲状腺ホルモン

- 甲状腺から分泌されるホルモンのうち，サイロキシン（T_4）とトリヨードサイロニン（T_3）を甲状腺ホルモンという．どちらもアミノ酸誘導体ホルモンであり，ヨウ素を含む．T_4とT_3の数字は，1分子に含まれるヨウ素原子の数を表している．
- T_3はT_4よりも作用が強い（10〜15倍）．分泌される甲状腺ホルモンのほとんどはT_4であるが，T_4の多くは様々な組織（標的細胞など）でT_3に変換されてから，作用する．

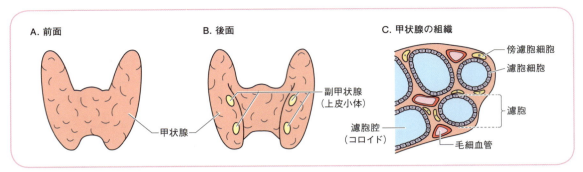

図12-7　甲状腺と副甲状腺

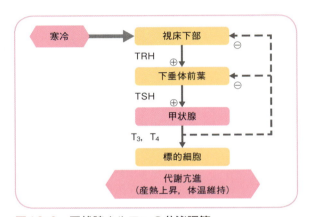

図12-8　甲状腺ホルモンの分泌調節

- 甲状腺ホルモンは様々な細胞を標的とする．多様な作用をもつが，主要なものは代謝の促進である．

代謝の促進：甲状腺ホルモンは全身のほとんどの組織に作用して代謝を高める．このため酸素消費量が増大し，産熱が高まって体温が上昇する．寒冷時には視床下部（TRH）-下垂体前葉（TSH）系が作動し，甲状腺ホルモンの分泌が増える（図12-8）．

他のホルモンへの作用（許容作用）：甲状腺ホルモンは成長ホルモン（GH）の分泌を促進するとともに，GHの作用を増強する．また，カテコールアミンの作用も増強する．このように他のホルモンの効果を強める働きを許容作用という．

中枢神経系への作用：胎生期から乳幼児期にかけての脳の発達（ニューロンの髄鞘化など）に重要な働きをしており，この時期に甲状腺ホルモンが不足すると知能の発達が遅れる．成人においても正常な脳機能の維持に必要で，欠乏により意欲や記憶力の低下，過剰により不安感の亢進などの症状が現れる．

2) カルシトニン

- カルシトニンは甲状腺の傍濾胞細胞から分泌されるペプチドホルモンで，血漿Ca^{2+}濃度を低下させる作用をもつ．
- 骨組織は，骨芽細胞による骨形成と破骨細胞による骨吸収により，少しずつ入れ替わっている．カルシトニンは破骨細胞を抑制し（骨吸収を抑制し），骨か

ら血漿へのCa^{2+}放出を抑制する.

- カルシトニン分泌は主に血漿Ca^{2+}濃度によってフィードバック調節されている. つまり, 血漿Ca^{2+}濃度が上昇すると, カルシトニン分泌が増加する.

2. 副甲状腺

- 副甲状腺 (上皮小体) は小さな粒状の組織で, 甲状腺の後面の左右に2個ずつ存在する (**図12-7B**). 副甲状腺ホルモンはペプチドホルモンで, パラソルモン (あるいはパラトルモン, parathormone：PTH) とも呼ばれる. カルシトニンとは逆に, 血漿Ca^{2+}濃度を上昇させる作用をもつ.
- パラソルモンは破骨細胞を活性化して骨吸収を促進し, 骨から血漿へのCa^{2+}放出を増やす. また, パラソルモンは腎臓尿細管でCa^{2+}の再吸収を促進し, 尿へのCa^{2+}排泄を減らす.
- パラソルモンは腎臓におけるビタミンDの活性化 (活性型ビタミンD_3の生成) を促進し, 活性型ビタミンD_3は小腸でのCa^{2+}の吸収を促進する.
- パラソルモン分泌は主に血漿Ca^{2+}濃度によってフィードバック調節され, 血漿Ca^{2+}濃度が低下するとパラソルモン分泌は増加する.

3. 血漿Ca^{2+}濃度の調節

- カルシウムは体内で産生できない. 飲食物から摂取したカルシウムの30～40％は腸 (主に小腸) で吸収され, 残りは糞便中に排泄される.
- 体内のカルシウムの99％は骨 (および歯) の構成成分として存在し, 骨は体内のカルシウム貯蔵庫になっている.
- 健常人の血漿Ca^{2+}濃度は8.5～10.2mg/dLで, 非常に狭い範囲に維持されている. この調節にかかわるカルシトニン, パラソルモン, 活性型ビタミンD_3の作用を**表12-2**にまとめる.
- ヒトでは, 血漿Ca^{2+}濃度は主にパラソルモンと活性型ビタミンD_3によって調節されており (**図12-9**), 生理的に分泌されるカルシトニンの役割は小さい.

5 膵臓

- 10章で消化管の付属器官として膵臓の機能を学んだ. 膵臓の大部分は膵液を分泌する外分泌組織であるが, 容積の約1～2％は内分泌細胞である. 内分泌細胞は小さな集合体となって外分泌組織の海に浮かぶ島のように点在しており, 膵島あるいはLangerhans (ランゲルハンス) 島と呼ばれる (**図12-10**).
- 膵島の内分泌細胞の60～75％はβ細胞 (B細胞), 15～20％はα細胞 (A細胞), 約5％はδ細胞 (D細胞) である (**表12-3**). ここでは, インスリンとグルカゴンについて説明する.

表12-2　血漿Ca²⁺濃度の調節にかかわるホルモンの作用

	骨		腎臓		小腸
	骨吸収	骨形成	Ca再吸収	ビタミンDの活性化	Ca吸収
カルシトニン	（抑制）	—	（抑制）	—	—
パラソルモン	促進	—	促進	促進	—
活性型ビタミンD₃	—	促進	（促進）	—	促進

※（　）は弱い作用を示す．

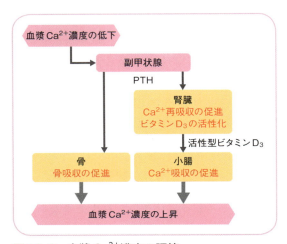

図12-9　血漿Ca²⁺濃度の調節

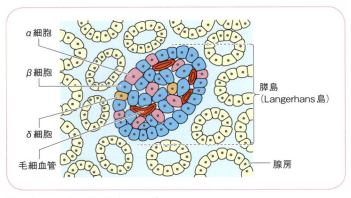

図12-10　膵島の内分泌細胞
膵島は外分泌組織（腺房など）の間に散在している．

1. インスリン

- インスリン（→SIDE MEMO）は主に肝細胞，骨格筋細胞，脂肪細胞に作用して血糖値を下げる（図12-11A）．

> 📝 SIDE MEMO
>
> **インスリン抵抗性**：インスリンに対する標的細胞の反応性が低下した状態．インスリン抵抗性の増加は，インスリン受容体の数・機能の低下やインスリンと受容体の結合の阻害で生じ，2型糖尿病の原因になる．

表12-3 膵島の内分泌細胞

内分泌細胞	産生・分泌するホルモン	ホルモンの主な作用
α（A）細胞	グルカゴン	血糖値を上げる
β（B）細胞	インスリン	血糖値を下げる
δ（D）細胞	ソマトスタチン	傍分泌により，周囲のα細胞とβ細胞を抑制する

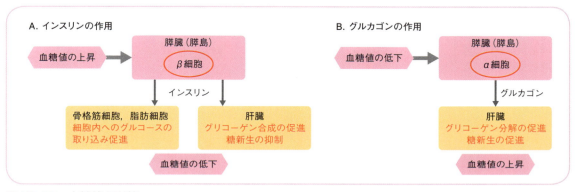

図12-11 血糖値の調節

- 肝細胞でグルコースからのグリコーゲン合成を促進し，糖新生を抑制する．糖新生は糖でないもの（例：アミノ酸）からグルコースを合成することである（→13章，239頁参照）.
- 骨格筋細胞と脂肪細胞では，インスリンによって細胞膜のグルコーストランスポーター（→234頁参照）の1つであるGLUT4が活性化され，細胞内へのグルコース取り込みが促進される．さらに取り込んだグルコースを原料として，骨格筋細胞ではグリコーゲンの，脂肪細胞では脂肪の合成と貯蔵が促進される．
- インスリンは蛋白質と脂質の代謝にもかかわる．肝臓と骨格筋細胞に作用して，アミノ酸の取り込みを促進し，蛋白質合成を促進する．肝臓ではグルコースから脂肪酸の生成，および肝臓で合成された脂肪の脂肪細胞への取り込みも促進する．
- インスリンの分泌は主に血糖値によって調節される．食後は血糖値が上昇するため，インスリンの分泌が増える．その他に，迷走神経による分泌促進作用もある．

2. グルカゴン

- グルカゴンはインスリンとは逆に血糖値を上げる．
- グルカゴンの主要な作用は，肝臓におけるグリコーゲン分解と糖新生の促進で

ある（**図12-11B**）．肝臓では蛋白質分解も促進され，生じたアミノ酸は糖新生に利用される．

● グルカゴンの分泌は主に血糖値によるフィードバック調節を受ける．空腹時に血糖値が低下するとグルカゴンの分泌が増え，血糖値は正常レベルに維持される．

3. 血糖値の調節とその異常

1) 血糖値の調節

● 空腹時の血糖値（血中グルコース濃度）は約90mg/dL（70〜110mg/dL）に維持されている．多くの組織はエネルギーを産生するのにグルコースに加えて脂肪酸やアミノ酸も利用できる．しかし，脳はグルコースしか利用できないため，血糖値を維持することは，非常に重要である．

● 血糖値の上昇には，グルカゴン，成長ホルモン，副腎皮質ホルモン（糖質コルチコイド），副腎髄質ホルモン（主にアドレナリン）など，多種類のホルモンがかかわる．このため，意識が消失するような重度の低血糖は起こりにくい．

● 血糖値を低下させるホルモンはインスリンだけなので，インスリンの分泌あるいは作用が障害されると，持続的な高血糖になる（糖尿病）．

2) 糖尿病

(1) 糖尿病の病態と成因

● 慢性的に血糖値が高い状態を糖尿病という．診断基準はいくつかあるが，その1つは「空腹時血糖値が126mg/dL以上」である（➡ SIDE MEMO）．

● 血中グルコースは腎臓で濾過された後，健常人では尿細管でほぼ100％再吸収される．しかし，血糖値が高いと，濾過されるグルコースが多くなり，再吸収しきれなくなったグルコースが排泄される（糖尿）．

● 尿細管内のグルコース濃度が高くなると，それに伴って浸透圧が上昇するため，尿細管内の水が増えて尿量が増える（浸透圧利尿）．つまり，糖尿病では尿量が増え，口渇を感じて水を多く飲むようになる（多飲多尿）．

● 糖尿病ではインスリンによる細胞内へのグルコースの取り込みが低下し，グルコースをエネルギー源として利用しにくくなるため，蛋白質や脂肪が利用されるようになる．

● 脂肪の代謝に伴ってケトン体が産生されるが，その多くは酸性であるため，糖尿病では体液が酸性に傾くことがある（代謝性アシドーシス）．代謝性アシドーシスでは，代償性に呼吸が増加する．

● このとき産生されるケトン体の1つであるアセトンは揮発性で，呼気に排泄されてアセトン臭（甘酸っぱいにおい）の元になる．

(2) 糖尿病のタイプ

● 糖尿病は1型糖尿病（糖尿病の約5％）と2型糖尿病（約95％）に分類される．

✎ 国試に出る

血糖値の上昇・低下に関与するホルモンの名称とその働きについて理解しよう．

📝 SIDE MEMO

ヘモグロビンA1c：糖化ヘモグロビン（グルコースと結合したヘモグロビン）の一種で，過去およそ1〜2か月間の血糖値（平均）の指標となる．このため糖尿病の診断基準や治療効果の目安として利用されている．

⚠ ADVANCED

糖尿病の3大合併症：糖尿病網膜症，糖尿病腎症，糖尿病神経障害を糖尿病の3大合併症という．長期間の高血糖により，細い血管が障害されることで発症する．

- 1型糖尿病は膵島のβ細胞が破壊される自己免疫疾患で，15歳以下で発症することが多い．β細胞の破壊に伴ってインスリン分泌が低下するので，インスリン注射が必要になる（→SIDE MEMO）．進行するとインスリンはほとんど分泌されなくなる．
- 2型糖尿病ではインスリン分泌機能低下とインスリン抵抗性がみられる．生活習慣が発症にかかわっており，成人（特に40歳以上）で発症することが多い．
- 2型糖尿病は食事療法や運動療法で改善される場合もあるが，改善されない場合は薬物療法（血糖降下薬，インスリン注射など）も行われる．食事療法や運動療法で体脂肪を減らすと，脂肪組織から放出されるインスリン抵抗性を高める物質を減らすことができる．また運動自体もインスリン抵抗性を改善する．

SIDE MEMO
糖尿病性低血糖：治療のためのインスリン投与が過剰になると，低血糖を引き起こしてしまう．血糖値が50〜70mg/dLになると不安感，震え，発汗などがみられ，50mg/dLより低くなると意識が失われることがある．

6 副腎

国試に出る
副腎から分泌されるホルモンの名称とその働きについて理解しよう．

- 副腎は左右の腎臓の上部に接している．外側の皮質と内側の髄質が区別される（図12-12）．

1. 副腎皮質

- 副腎皮質ホルモンは，糖質コルチコイド，電解質コルチコイド，副腎アンドロゲンの3つに大別される．これらのホルモンはすべて，コレステロールから合成されるステロイドホルモンである．

1）糖質コルチコイド

- ヒトの主要な糖質コルチコイドは**コルチゾール**（コルチゾル）である．
- 糖質コルチコイドは肝臓での糖新生を促進し，血糖値を上昇させる．蛋白質や脂肪の分解を促進し，それによって生じたアミノ酸やグリセロールは，糖新生の材料として利用される．
- 様々なストレスによって糖質コルチコイドの分泌が増加する．糖質コルチコイドの作用（血糖値上昇など）がストレスに対抗するのに役立つと考えられている（抗ストレス作用）．
- 多量の糖質コルチコイドは炎症反応や免疫機能を抑制するので，糖質コルチコイドの合成類似薬が免疫抑制剤や抗炎症剤として用いられる（ステロイド剤）．
- 多量の糖質コルチコイドは，胃酸分泌の促進，骨吸収の促進などの作用をもつ．このため，ステロイド剤の副作用として，胃潰瘍や骨粗鬆症になることがある．
- 糖質コルチコイドの分泌は，視床下部-下垂体前葉系によって調節される（図12-13）．視床下部から分泌される副腎皮質刺激ホルモン放出ホルモン（corticotropin-releasing hormone：CRH）は下垂体前葉に作用して副腎皮質刺激ホルモン（adrenocorticotropic hormone：ACTH）の分泌を増やし，ACTH

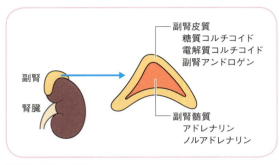

図12-12　副腎

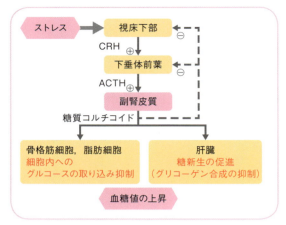

図12-13　糖質コルチコイドの分泌調節
様々な作用があるが，この図では糖代謝作用を示す．

は副腎皮質に作用して糖質コルチコイドの分泌を増やす．

2) 電解質コルチコイド

- 電解質コルチコイドの主要なものはアルドステロンである．アルドステロンは腎臓の尿細管（主に集合管）に作用し，Na^+の再吸収とK^+の分泌を増やす．Na^+の再吸収が増えると，それに伴って水の再吸収も増え，体液量が維持される．
- アルドステロンの分泌は，主にレニン-アンジオテンシン系によって調節される（図12-14）．レニンは腎臓の傍糸球体細胞から分泌されるホルモンで，血液中に存在するアンジオテンシノゲンをアンジオテンシンIに変換する．
- アンジオテンシンIは肺循環で酵素の作用を受けてアンジオテンシンIIに変換される．アンジオテンシンIIは副腎皮質に作用してアルドステロンの分泌を増やす．これによって細胞外液量および血圧が維持される．
- アンジオテンシンIIは強力な血管収縮作用ももつ．全身の血管（細動脈）を収縮させ，血圧を上昇させる．
- レニン分泌細胞は，糸球体の輸入細動脈の血管壁に存在する（傍糸球体細胞）．この細胞は，血圧低下（腎血流量低下）や血漿Na^+の低下を感知し，レニン分泌を増やす．
- レニン分泌細胞は交感神経の支配も受けている．血圧低下や血液量減少によって交感神経活動が亢進すると，レニン分泌が増える．
- 血漿K^+の上昇は副腎皮質を刺激してアルドステロン分泌を増加させる．この結果，K^+の排泄が促進される．

3) 副腎アンドロゲン

- 副腎皮質からはデヒドロエピアンドロステロン（dehydroepiandrosterone：

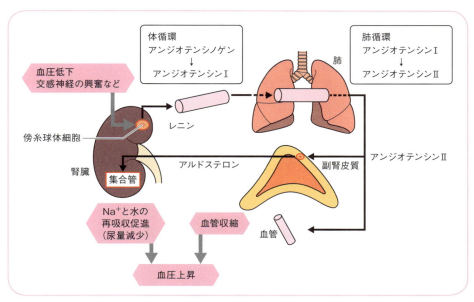

図12-14　アルドステロンの分泌調節

DHEA)というアンドロゲン(男性ホルモン)が分泌される.
- 男性ホルモンは主に精巣から分泌される．DHEAは分泌量も少なく，活性も低い．

2. 副腎髄質

- 副腎髄質からはカテコールアミン(→SIDE MEMO)が分泌される．副腎髄質ホルモンの約80％はアドレナリンで，残りのほとんど(約20％)はノルアドレナリンである．ドパミンもごく少量分泌されるが，ここではアドレナリンとノルアドレナリンについて説明する．
- アドレナリンとノルアドレナリンは，大まかには交感神経と類似した作用をもつ．例えば，循環機能を高め，グリコーゲンや脂肪の分解を促進して代謝を高める．また消化機能を抑制する(→SIDE MEMO)．
- アドレナリンとノルアドレナリンはアドレナリン受容体(→6章，107頁参照)に結合するが，結合の強さには差がみられる(表12-4)．特に大きく異なるのは$β_2$受容体への結合性で，アドレナリンは高い結合性を示すが，ノルアドレナリンはあまり結合しない．
- 全身の血管の多くは$α_1$受容体しかもたないが，骨格筋血管は$α_1$受容体に加えて$β_2$受容体を多くもつ．$α_1$受容体は血管収縮を起こすが，$β_2$受容体は血管拡張を起こす．運動時の骨格筋血管の拡張は主に代謝産物によって生じるが，運動時に分泌が増えるアドレナリンも血管拡張にかかわっている．
- 副腎髄質のホルモン分泌細胞は，交感神経によって支配されているが，この交

SIDE MEMO

カテコールアミン：分子内にカテコールをもつ生体アミンで，アドレナリン，ノルアドレナリン，ドパミンなどがある．アミノ酸のチロシンから合成され，副腎髄質ホルモンや神経伝達物質として重要な働きをしている．

SIDE MEMO

緊急反応：敵と遭遇したときのような緊急事態には，交感神経-副腎髄質系が働いて，心拍出量の増加，血圧上昇，血糖値の上昇など，闘争あるいは逃走に適した生体反応が起こる．これを緊急反応という．

表12-4　アドレナリン受容体

受容体		主な存在部位	作用	受容体との結合しやすさ
α受容体	α₁	血管平滑筋（全身）	収縮	NAd≧Ad
		胃腸平滑筋	弛緩	
		膀胱括約筋	収縮	
	α₂	交感神経節後線維の神経終末	NAd放出の抑制	Ad≧NAd
β受容体	β₁	心臓	心拍数・心収縮力の増加	Ad＝NAd
	β₂	気管支平滑筋	弛緩（気管支拡張）	Ad≫NAd
		血管平滑筋（骨格筋・冠状動脈）	弛緩（血管拡張）	
	β₃	脂肪組織	脂肪の分解促進	Ad＝NAd

NAd：ノルアドレナリン，Ad：アドレナリン

感神経は例外的に節前ニューロンである（神経伝達物質はアセチルコリンである）．

7 性腺

- 精巣（男性）と卵巣（女性）を性腺という．性腺は精子や卵子を形成する役割と，性ホルモンを合成して分泌する役割をもつ．
- 性腺および性ホルモンの詳細は15章（生殖）で説明する．ここでは性ホルモンの概略を説明する．
- 性ホルモンはステロイドホルモンである．男性あるいは女性に特有の身体的特性や性欲をもたらし，生殖機能に非常に重要な役割をもつ．
- 思春期になると性ホルモンの分泌が増え，第二次性徴の発現を促し，精子あるいは卵子の形成を促進する．
- 男性ホルモンは蛋白質同化作用が強いので，一般に男性は女性よりも筋量が多い．
- 女性ホルモンの分泌には周期的な増減がみられる（性周期，→ 15章，264頁参照）．
- 高齢になると性腺からのホルモン分泌が低下する．男性ホルモンの分泌低下は緩やかであるが，女性ホルモンは50歳代ころに急激に分泌が低下し，ほとんど分泌されなくなり閉経する．
- 性腺からのホルモン分泌は，視床下部-下垂体系によって調節される．
- 精巣からは男性ホルモン（テストステロン）が，卵巣からは女性ホルモン（卵胞ホルモンと黄体ホルモン）が分泌される．主要な卵胞ホルモンはエストロゲン，黄体ホルモンはプロゲステロンである．

8 松果体

- 松果体は小さな内分泌腺で，視床の上部に位置する.
- 松果体からはメラトニンが分泌される．メラトニンは睡眠を誘発する作用をもつ.
- メラトニンの分泌は光によって抑制され，夜間に増加する.

9 その他のホルモン分泌器官

1. 心臓

- 心臓からは2種類のナトリウム利尿ホルモンが分泌される．循環血液量が増加して心臓へ流入する血液が増えると，これらのホルモンの分泌が増える．ナトリウム利尿ホルモンは，腎臓でNa^+および水の排泄を促進して尿を増やし（ナトリウム利尿），循環血液量を正常化する.
- 心房からは心房性ナトリウム利尿ペプチド（atrial natriuretic peptide：ANP）が，心室からは脳性ナトリウム利尿ペプチド（brain natriuretic peptide：BNP）が分泌される（➡ SIDE MEMO）.
- BNPは脳で発見されたため"脳性"と命名されたが，BNPは主に心臓で産生・分泌されている.

> **SIDE MEMO**
>
> **心不全とBNP**：心臓のポンプ機能が低下した状態を心不全という．心不全で心臓の負荷が増大すると，ANPとBNPの分泌が増える．特にBNPの増加は顕著であるため，血中BNP濃度は心不全の重症度の指標として重要である.

2. 消化管

- 消化管からはガストリン，コレシストキニン，セクレチンなどの消化管ホルモンが分泌される（➡ 10章，183頁参照）.

3. 肝臓

- 肝臓からはインスリン様成長因子 I （IGF-I）が分泌される．インスリン様成長因子 I は骨や筋での蛋白質合成を促進し，その分泌は成長ホルモンによって刺激される（➡ 図12-5，217頁参照）.

4. 腎臓

- 腎臓からはレニン（➡ 226頁参照）やエリスロポエチンが分泌される．エリスロポエチンは低酸素状態で分泌が増え，赤血球の産生を促進する（➡ 9章，158頁参照）.
- ビタミンDは皮膚が日光に曝されると産生される．ビタミンDは肝臓で修飾された後，腎臓で活性型ビタミンD_3となって血中に放出されて標的細胞に作用する．このため，活性型ビタミンD_3は腎臓で産生されるホルモンと考えられている.

SIDE MEMO

食欲を促進する生理活性物質：胃底腺から分泌されるグレリンというホルモンや，一部の視床下部ニューロンの神経伝達物質であるオレキシンは，食欲を促進する．オレキシンは覚醒状態を適切に維持する働きももつ．

5. 脂肪組織

● 脂肪組織からはレプチンが分泌される．レプチンは視床下部に作用して食欲を抑制し，体脂肪の量を安定に保つように働く（➡ SIDE MEMO）．

---

column

ホルモン系の異常

　ホルモンは微量で作用するので，血中濃度は精密に調節されている．ホルモンの分泌量，受容体の数や機能に異常が生じると，様々な病態が引き起こされる（**表**）．

表　ホルモン系の異常の例

内分泌腺	ホルモン	機能亢進でみられる病態	機能低下でみられる病態
下垂体前葉	成長ホルモン	巨人症 (成長期) 先端巨大症 (成長期以降)	小人症 (成長期)
下垂体後葉	バソプレシン (抗利尿ホルモン)	抗利尿ホルモン不適合分泌症候群 (SIADH)	尿崩症
甲状腺	甲状腺ホルモン	Basedow (バセドウ) 病	橋本病 (慢性甲状腺炎)
膵臓 (膵島)	インスリン	低血糖症	糖尿病
副腎皮質	コルチゾール	Cushing (クッシング) 症候群	Addison (アジソン) 病
	アルドステロン	原発性アルドステロン症	

mini test

次の文章で，正しいものには〇を，誤っているものには×を付けなさい．

Q1 副腎皮質ホルモンはステロイドホルモンである．

Q2 下垂体前葉ホルモンは階層的支配を受ける．

Q3 水溶性ホルモンの受容体は細胞膜上にある．

Q4 インスリンは血糖値を上げる．

Q5 バソプレシンとオキシトシンは下垂体後葉から分泌される．

Q6 パラソルモンは骨吸収を抑制する．

Q7 糖質コルチコイドは免疫機能を促進する．

Q8 副腎髄質ホルモンは交感神経に似た働きを示す．

Q9 コルチゾールは午後に分泌が増加する．

Q10 サイロキシンは基礎代謝を抑制する．

[解答]

Q 1.	〇	
Q 2.	〇	
Q 3.	〇	
Q 4.	×	細胞へのグルコースの取り込みを促進して，血糖値を下げる．
Q 5.	〇	
Q 6.	×	骨からCa^{2+}放出を促進して，骨吸収を促進する．
Q 7.	×	免疫機能を抑制することで，抗炎症作用をもたらす．
Q 8.	〇	
Q 9.	×	早朝に分泌が増える．
Q 10.	×	基礎代謝を高めて，体温を上げる．

13章

栄養と代謝

学習のねらい

・栄養素の種類と働きを理解する.

・三大栄養素の代謝でエネルギーが産生される仕組みを説明できる.

・エネルギー源となる栄養素と呼吸商の関係を説明できる.

・代謝量 (基礎代謝量, エネルギー代謝率, 代謝当量) を説明できる.

SIDE MEMO

食物繊維: セルロースやペクチンなど, 食物中に含まれていて, ヒトが消化できない物質のこと. 吸収されないが, 整腸作用や有害物質の排泄促進作用などの有用な働きをもつため, 第6の栄養素と呼ばれることがある.

- 私たちは生命を維持するために食物 (栄養素) を摂取しなくてはならない. 摂取する必要がある栄養素やエネルギーの量は, 年齢や活動量によって異なる. 健康の保持・増進を図るうえで摂取することが望ましいエネルギーおよび栄養素の量は,「日本人の食事摂取基準 (厚生労働省)」に示されている.

- 摂取した栄養素は, 体内で必要な物質の合成に使われたり, 分解されてエネルギー産生に利用されたりする. このような合成の過程 (同化) と分解の過程 (異化) を合わせて代謝という. また, 代謝を物質変化の面からみたものを物質代謝, エネルギー変化の面からみたものをエネルギー代謝という.

- 糖質, 脂質, 蛋白質, ビタミン, ミネラルを五大栄養素という (➡ SIDE MEMO). 本章では, これらの栄養素の役割について説明する. 栄養素の代謝については, 主に糖質, 脂質, 蛋白質の代謝 (特にエネルギー産生) について説明する.

1 三大栄養素

- 私たちの身体は, 水 (体液は体重の約60%), 蛋白質 (約18%), 脂質 (約15%), 糖質 (約7%) などで構成されている.

- ビタミンとミネラルはエネルギー源にならないが, 糖質, 脂質, 蛋白質はエネルギー源になる. 糖質, 脂質, 蛋白質を三大栄養素あるいはエネルギー産生栄養素という.

- 三大栄養素の分解で生じるエネルギーは, 糖質で約4kcal/g, 脂質で約9kcal/g, 蛋白質で約4kcal/gである.

1. 糖質 (炭水化物)

- 糖質は主要なエネルギー源である. 私たちが必要とするエネルギーの50〜70%は糖質から得ることが推奨されている (「日本人の食事摂取基準 (2020年

13章 栄養と代謝

> **SIDE MEMO**
>
> 糖質と炭水化物：化学では糖質＝炭水化物であるが，栄養学では，炭水化物＝糖質＋食物繊維と定義される．つまり，栄養学では，炭水化物のうち，消化吸収されるものを糖質とする．本書は化学の立場で説明している．

版）」より）．

- 糖質は炭素（C），水素（H），酸素（O）の化合物で，分子式は$C_mH_{2n}O_n$（$m \geq n$）である．水素と酸素の割合が水（H_2O）と同じであるため，炭水化物とも呼ばれる（➡ SIDE MEMO）．

1) 単糖類

- 単糖は糖質の最小単位で，化学式は$C_nH_{2n}O_n$である．
- 消化管で吸収されるのは，主に**グルコース**（ブドウ糖），**フルクトース**（果糖），**ガラクトース**である．これら3つの単糖は，いずれも炭素数が6個の六炭糖で同じ分子式（$C_6H_{12}O_6$）であるが，分子構造はそれぞれ異なる．
- 血液中に含まれる糖のほとんどはグルコースである．血液中のグルコースを血糖，その濃度（mg/dL）を血糖値という．グルコースは生命活動を支える，基本的なエネルギー源である．
- グルコースやフルクトースは，果物や蜂蜜に多く含まれる．グルコースはブドウに多く含まれることから，ブドウ糖とも呼ばれる．食品中のガラクトースは主に，二糖類や多糖類の構成成分となっている．
- 単糖同士はグリコシド結合でつながって，二糖や多糖になる．

2) 二糖類

> **SIDE MEMO**
>
> 乳糖不耐症：ラクトース分解酵素の活性が弱いと，牛乳を飲んだときに下痢などの症状が現れる（乳糖不耐症）．この酵素活性は乳児期に高く，成長すると低下する．欧米と比べて日本の成人は，酵素活性が低い人が多い．

- 2つの単糖が結合したものである．代表的な二糖である**スクロース**（ショ糖），**マルトース**（麦芽糖），**ラクトース**（乳糖）の分子式はいずれも$C_{12}H_{22}O_{11}$であるが，分子構造は異なる．
- **スクロース**はグルコースとフルクトースが結合したもので（**図13-1**），砂糖の主成分である．
- **マルトース**は2分子のグルコースが結合したもので，体内ではデンプンがアミラーゼで分解されて生じる．食品では，水あめに多く含まれる．
- **ラクトース**はグルコースとガラクトースが結合したもので，乳汁に含まれる（➡ SIDE MEMO）．

3) 多糖類

- 多数の単糖が結合したものを多糖類という．このうち，単糖の数が少ないものを少糖類（オリゴ糖）と呼ぶことがある．オリゴ糖の定義は曖昧であるが，単糖の数が2〜10個あるいは3〜10個程度のものを指すことが多い．
- デンプン，グリコーゲン，セルロースは，いずれもグルコースが多数結合したもの〔分子式：$(C_6H_{10}O_5)_n$〕であるが，分子構造は異なる．
- **デンプン**は，緑色植物が光合成を行って合成して，種子や根などに貯蔵している．特に穀物やイモ類に多く含まれ，ヒトの主要なエネルギー源（主食）である．直鎖状のアミロースと分岐状のアミロペクチンで構成され，平均的にはア

233

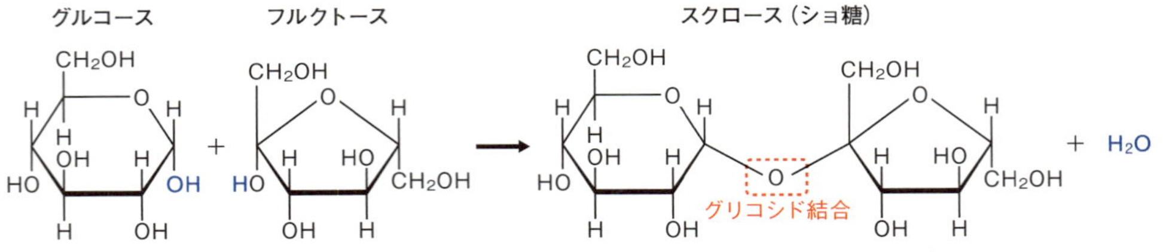

図13-1　単糖と二糖の例
2個の単糖が結合して二糖になる．この結合はグリコシド結合と呼ばれ，結合の際にH_2Oがはずれる．例えば，グルコースとフルクトースの結合によりスクロースが生成される．

📝 SIDE MEMO

アミロペクチン：ご飯を炊いたときのように，デンプンを水とともに加熱すると，粘り気が出る．これはアミロペクチンの作用である．もち米のデンプンは，ほとんどがアミロペクチンである．

ミロペクチンの割合が高い（70〜80％ぐらい，　➡ SIDE MEMO）．

- グリコーゲンは，ヒトを含めた動物が肝臓や骨格筋で合成し，貯蔵している．肝臓に貯蔵されたグリコーゲンは，血糖値が低下すると分解されてグルコースとなり血中に放出される．骨格筋のグリコーゲンは，骨格筋が活動するためのエネルギー源として使われる．

- セルロースは，植物の細胞壁の主成分で，食物繊維の一種である．

- これらの他にも，様々な種類の多糖がある．例えば，マンナンは，主にマンノース（六炭糖の一種）からなる多糖である．コンニャクの主成分も多糖で，グルコースとマンナンからなる（グルコマンナン）．

- ムコ多糖はアミノ酸をもつ多糖で，動物の結合組織などに存在する．ムコ多糖の一種であるヒアルロン酸やコンドロイチン硫酸は，皮膚や関節（軟骨）などに多く存在する．

2. 脂質

- 脂質は，糖質や蛋白質よりも，単位重量当たりのエネルギー放出量が大きく，少ない重量で多くのエネルギーを蓄えることができる．脂質は体内の主要な貯蔵エネルギーである．

- 脂肪組織は主に皮下や内臓周辺にあり，余分な脂質を貯蔵する．脂質は熱伝導率が低いので，皮下脂肪は体温を安定に保つのに役立つ．

- 脂質も糖質と同じように炭素（C），水素（H），酸素（O）からなる．脂質を構成する成分に基づいて，単純脂質，複合脂質，誘導脂質に分類される．

- 単純脂質の構成成分は脂肪酸（➡ SIDE MEMO）とアルコールである．中性脂肪（トリグリセリド，あるいはトリアシルグリセロールともいう）は食品に含まれる主要な脂質で，単純脂質の代表である．

- トリグリセリドは貯蔵脂肪として重要である．1分子のグリセリン（アルコールの一種で，グリセロールともいう）に3分子の脂肪酸が結合したものである（図13-2）．

- 脂肪酸は炭化水素の鎖にカルボキシル基（-COOH）が結合したもので，炭化水

📝 SIDE MEMO

必須脂肪酸：体内で合成できないため，摂取しなくてはならない脂肪酸のことで，リノール酸やリノレン酸などがある．これらの脂肪酸は細胞膜の構成要素や生理活性物質の前駆体となる．

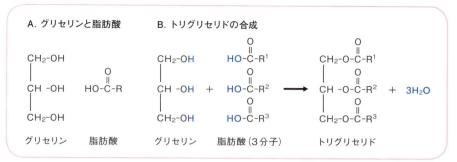

図13-2　グリセリン，脂肪酸，トリグリセリド
1分子のグリセリンと3分子の脂肪酸が結合してトリグリセリドが生成される．この反応で3分子のH₂Oが脱離する．

> **SIDE MEMO**
> **脂肪酸の二重結合**：炭化水素のCとCの間に二重結合がないものを飽和脂肪酸，二重結合があるものを不飽和脂肪酸という．二重結合の数が多いほど融点は低い．不飽和脂肪酸を多く含む植物油や魚油は，常温で液体である．

素のCの数や二重結合の数などによって，融点（つまり，常温で液体であるか固体であるか）が決まる（→ SIDE MEMO）．

- 脂肪酸とアルコールに加えて，リン酸や糖などを含むものを複合脂質という．リン脂質は細胞膜の主要な構成成分である．また，細胞膜表面の糖鎖の一部は，糖脂質である．
- 誘導脂質は，単純脂質や複合脂質の分解によって誘導されたもので，ステロイド（コレステロール，胆汁酸，ステロイドホルモン），脂溶性ビタミンなどがある．

3. 蛋白質

- 蛋白質は身体（細胞）の主要な構成成分である．その他にも，体内の化学反応，物質輸送，情報伝達，細胞運動や筋収縮など，様々な生命活動において重要な役割を担っている（**表13-1**）．
- 蛋白質は多数のアミノ酸がペプチド結合でつながったもので（**図13-3**），炭素（C），水素（H），酸素（O），窒素（N）を含む．
- アミノ酸は，アミノ基（-NH₂）とカルボキシル基（-COOH）をもつ（**図13-3**）．自然界に存在するアミノ酸の種類は非常に多いが，蛋白質を構成するアミノ酸は20種類だけである（**表13-2**，→ SIDE MEMO）．

> **SIDE MEMO**
> **分岐鎖アミノ酸（branched-chain amino acid：BCAA）**：側鎖（図13-3のR¹やR²）が分岐しているアミノ酸（イソロイシン，ロイシン，バリン）のこと．運動時に筋肉でエネルギー源になる他，蛋白質合成を促進（分解を抑制）する．

- 20種類のアミノ酸のうち，ヒトが体内で十分な量を合成できないものが9種類ある．これらは食物として摂取しなくてはならないため，必須アミノ酸（あるいは不可欠アミノ酸）という（**表13-2**）．これに対して，体内で十分に合成できる11種類を非必須アミノ酸（あるいは可欠アミノ酸）という（**表13-2**）．
- 蛋白質は，単にアミノ酸がつながった長い鎖ではない．アミノ酸の配列順序に基づいて，それぞれ特有な立体構造をとる．蛋白質の立体構造が熱やpHなどによって変化すると，その機能が失われる（蛋白質の変性）．

表13-1　蛋白質の主な働き

働き	例
構造体	細胞外：コラーゲン 細胞内（細胞骨格）：微小管（チューブリン），アクチン
化学反応の触媒	酵素（アミラーゼ，ATPアーゼ）
物質輸送	細胞内外：細胞膜の輸送体 血中：アルブミン，グロブリン，リポ蛋白質
情報伝達	ホルモン，神経伝達物質，受容体
細胞運動・筋収縮	ミオシン，アクチン，キネシン，ダイニン
その他	免疫：抗体（γ-グロブリン） 血液凝固：トロンビン，フィブリン

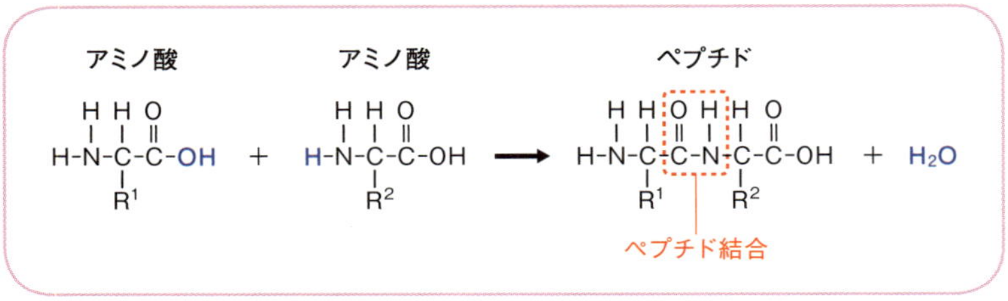

図13-3　ペプチド結合

ペプチド結合では，1つのアミノ酸のカルボキシル基と別のアミノ酸のアミノ基からH_2Oがはずれる．

表13-2　蛋白質を構成するアミノ酸

	名称	略号		名称	略号
必須アミノ酸	ヒスチジン	His (H)	非必須アミノ酸	チロシン	Tyr (Y)
	イソロイシン	Ile (I)		システイン	Cys (C)
	ロイシン	Leu (L)		アスパラギン酸	Asp (D)
	リシン（リジン）	Lys (K)		アスパラギン	Asn (N)
	メチオニン	Met (M)		セリン	Ser (S)
	フェニルアラニン	Phe (F)		グルタミン酸	Glu (E)
	トレオニン（スレオニン）	Thr (T)		グルタミン	Gln (Q)
	トリプトファン	Trp (W)		プロリン	Pro (P)
	バリン	Val (V)		グリシン	Gly (G)
				アラニン	Ala (A)
				アルギニン	Arg (R)

*アミノ酸の略号は，アルファベット3文字のものと1文字のものがある．

4. 三大栄養素の代謝

- 三大栄養素が代謝されて生じたエネルギーは，ATPとして貯蔵され，あらゆる生命活動に利用される．ATPに貯蔵されないエネルギーは熱エネルギーとして放出され，体温になる．
- 細胞内でのATP産生の基本は，グルコースの代謝である．他の糖質やアミノ酸，脂質（脂肪酸，グリセリン）は，いくつかのステップを経た後，グルコースの代謝の過程に合流する．

1) 糖質の代謝

- 小腸で吸収されたフルクトースとガラクトースの大部分は，肝臓でグルコースに変換されて血中に放出される．血中の糖質のほとんどはグルコースで，基本的なエネルギー源となっている．
- グルコースは，細胞質での解糖系（嫌気的，無酸素的）と，それに続いてミトコンドリアで行われる好気的（有酸素的）な過程（クエン酸回路および電子伝達系）によって代謝される（図13-4）．
- 嫌気的な代謝で産生されるATPはわずかであり，ATPの大部分は好気的な代謝で産生される．ミトコンドリア内で，酸化反応によってADPがリン酸化されてATPが産生される過程を，酸化的リン酸化という．

(1) 解糖系

国試に出る
ATP産生に関する仕組みを理解しよう．

- 1分子のグルコースは，いくつかのステップを経て2分子のピルビン酸に変換される．この過程で2分子のATPと2分子のNADH（電子伝達体の1つ）が産生される．

　　グルコース→2ピルビン酸＋2ATP＋2NADH

- 解糖系は酸素を必要としない．解糖系で産生されたピルビン酸は，多くの場合（酸素が十分に存在する場合），ミトコンドリア内に移動して好気的に代謝される．酸素が不十分な場合（例；激しい運動中の筋細胞），ピルビン酸は嫌気的に代謝され，乳酸が生じる．

(2) 酸化的リン酸化

- ミトコンドリア内では，酸素を消費してADPがリン酸化される（ATPが生成される）．この好気的な過程を酸化的リン酸化という．
- まず，ピルビン酸からCO_2が放出されてアセチルCoAになる．この過程でNADHが生成される．

　　ピルビン酸→アセチルCoA＋CO_2＋NADH

- アセチルCoAはクエン酸回路（TCA回路ともいう）に入り，オキサロ酢酸にアセチル基を渡してクエン酸になる．その後，次々と6種類の有機酸に変換され，再びオキサロ酢酸になる．この回路が一巡する間に，CO_2，電子（e^-）を受け取った電子伝達体（NADH，$FADH_2$），GTPが放出される．

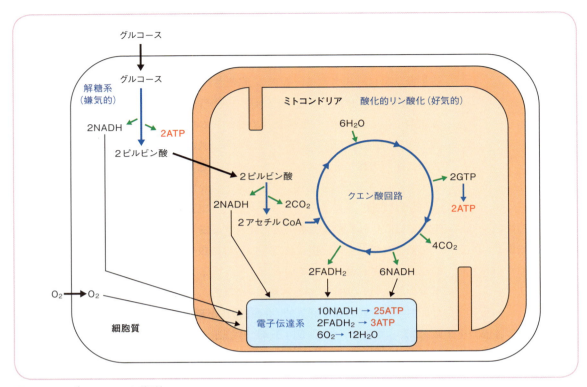

図13-4 グルコースの代謝

SIDE MEMO

電子伝達体：解糖およびクエン酸回路で生じた電子エネルギーは，NADHやFADH₂の形で電子伝達系に運ばれ，ATPの合成に利用される．このように電子を運ぶ化合物を電子伝達体という．NADとFADは酸化還元反応の補酵素でもある．

SIDE MEMO

電子伝達系でのATP産生：以前は1分子のNADHとFADH₂からそれぞれ3分子と2分子のATPが合成される，つまり，1分子のグルコースから38分子のATPが産生されると考えられていた．

アセチルCoA → 3NADH + FADH₂ + GTP + 2CO₂

- GTP（グアノシン三リン酸）はATPと似た物質で，ADPにリン酸基とエネルギーを渡してATPを生成する．
- **電子伝達系**は，ミトコンドリアの内膜に埋まっている複数の酵素のグループ（酵素複合体）で，呼吸鎖と呼ばれることもある．解糖およびクエン酸回路で生成された電子伝達体（→ SIDE MEMO）から電子を受け取り，そのエネルギーを利用してATPが産生される．
- 1分子のNADHおよびFADH₂は，それぞれ2.5分子と1.5分子のATPを生成する．つまり，1分子のグルコースの代謝により，電子伝達系で28分子のATPが合成される（2.5×10 + 1.5×2 = 28）．
- 解糖系で2分子，クエン酸回路でも2分子のATP（GTPから合成される）が生成されるので，1分子のグルコースの代謝により，合計32分子のATPが合成される*（→ SIDE MEMO）．

$C_6H_{12}O_6 + 6O_2 \rightarrow 6CO_2 + 6H_2O + 32ATP$

（*解糖系で生じたNADHがミトコンドリア内に移動するときにエネルギーが消費されるため，差し引くと1分子のグルコースから30分子のATPが産生されることになる）

13章 栄養と代謝

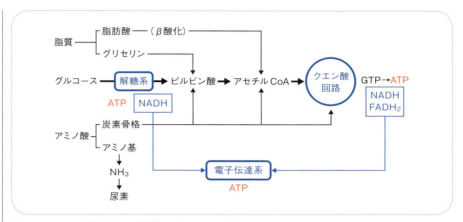

図13-5　三大栄養素の代謝によるATP産生

- クエン酸回路と電子伝達系は連動してATPを産生している．細胞内ATPが不足すると，クエン酸回路の反応は促進される．
- 余ったグルコースは肝臓でグリコーゲンに合成され，貯蔵される．ただしグリコーゲンとして貯蔵できる量はあまり多くない（1日の必要量よりも少ない）．さらに余剰なグルコースは，肝臓や脂肪組織で脂肪酸の合成に利用され，それからトリグリセリドに合成され，貯蔵される．
- グルコースが不足すると，肝臓に貯蔵されたグリコーゲンが分解され，血中にグルコースが供給される．肝臓では糖新生の経路も働き，糖以外の物質（乳酸，グリセリン，アミノ酸など）からグルコースが合成される．

2) 脂質の代謝

- 脂肪組織に貯蔵されているトリグリセリドは，まず脂肪酸とグリセリンに分解される（図13-5）．脂肪酸は β 酸化（→ SIDE MEMO）を受け，アセチルCoAと電子伝達体（$FADH_2$，NADH）が産生される．アセチルCoAはクエン酸回路に入り，電子伝達体は電子伝達系に電子を運ぶ．
- グルコースが不足すると，脂肪酸の分解が亢進してアセチルCoAの産生が増える．肝臓では，過剰になったアセチルCoAからケトン体が産生され，生じたケトン体は血中に放出される．
- 多くの組織はケトン体をエネルギー源として利用できるが，糖尿病のようにグルコース代謝が病的に低下していると，産生されるケトン体が過剰になる．ケトン体は酸性なので，過剰なケトン体はアシドーシスの原因になることがある（糖尿病性アシドーシス，ケトアシドーシス，→ 12章，224頁参照）．
- グリセリンは，肝臓で解糖系の中間物質に変換されて，解糖系に合流する．

> **SIDE MEMO**
>
> β 酸化：脂肪酸の炭化水素鎖において，カルボキシル基側から数えて2つ目のCの位置を β 位という．β 酸化では β 位のCが順次酸化され（Cが2個ずつ切断され），アセチルCoAが生成される．

3) アミノ酸の代謝

- まずアミノ酸のアミノ基が，他の物質に転移される．ほとんどのアミノ酸では，アミノ基がはずれた残りの部分（炭素骨格）はピルビン酸，アセチルCoA，クエン酸回路の有機酸（オキサロ酢酸など）のいずれかになってTCA回路に合流する（図13-5）．
- アミノ基を転移された物質は，肝臓に運ばれて分解される．このときに生じるアンモニアは有毒であるが，肝臓で速やかに無毒の尿素に変換される（尿素回路）．

4) 呼吸商 (respiratory quotient：RQ)

- 呼吸で呼出されたCO_2と消費されたO_2の量（モルあるいは体積）の比（CO_2/O_2）を呼吸商という．呼吸商はエネルギー源となる栄養素によって異なる．
- もし，グルコースだけがエネルギー源として消費されていれば，$C_6H_{12}O_6 + 6O_2 \rightarrow 6CO_2 + 6H_2O$ より，呼吸商は6/6＝1.0になる．
- 脂質や蛋白質の呼吸商は，分子を構成するC，H，Oの比率によって異なるが，平均的な値として脂質は約0.7，蛋白質は約0.8である．
- エネルギー源として糖質が多く消費されると呼吸商は1.0に近づき，脂質の消費が多いと0.7に近づく．激しい運動中に骨格筋で嫌気的な代謝が増えると，呼吸商は1.0よりも大きくなることがある．

5) 運動時のエネルギー源（エネルギー基質）

- 運動時のエネルギー産生には，主に糖質と脂質が利用される．両者が利用される割合は，運動の強度や持続時間によって変化する．
- 運動強度が低いときには脂質が多く利用されるが，中強度・高強度の運動では主に糖質（特に筋細胞内のグリコーゲン）が利用される．
- 同じ強度の運動を行う場合，運動時間が長くなると，徐々に脂質が利用される割合が増える．

国試に出る
運動強度や持続時間によるエネルギー源の変化を理解しよう．

5. 代謝量

- 私たちが消費（あるいは放出）するエネルギーの量を代謝量という．代謝量は単位時間当たりで表すので，代謝率ということもある．
- 代謝量は，身体から発生する熱量あるいは酸素消費量として測定できる．一般には代謝量として，酸素消費量を測定する．

1) 基礎代謝量 (basal metabolic rate：BMR)

- 基礎代謝量（BMR）は覚醒状態で生命を維持するために必要な最低限の代謝量で，基礎代謝率ともいう．BMRの測定は，食後12時間以上経ってから，快適な環境（快適な室温，ストレスの少ない環境）で安静仰臥位（筋緊張が最小）の

状態で行う．睡眠中の代謝量はBMRよりも低い．

- BMRは一般に，女性よりも男性のほうが高い．「日本人の食事摂取基準（2020年版）」によると，18〜29歳の平均的な体格の日本人のBMRは，男性で1,530 kcal/日，女性で1,110 kcal/日である．

- BMRは一般に，体格が大きいほど高いため，体表面積当たりかつ1時間当たり（kcal/m^2/時）で表すことが多い．このようにして表すと，年齢と性別が同じであれば，BMRの値はほぼ同じになり，小児では高く，高齢者では低い．また，BMRは夏には低く，冬には高い．

- 脂肪組織は代謝が非常に低いため，BMRと体重は比例しないが，体重から脂肪を除くと（除脂肪体重）ほぼ比例する．

- 日常生活で必要なエネルギー量は，BMRよりも多い．「日本人の食事摂取基準（2020年版）」では，身体活動レベルが"ふつう"である18〜29歳の推定エネルギー必要量は，男性で2,650 kcal/日，女性で2,000 kcal/日である．

- 安静時における臓器の単位重量当たりのエネルギー消費量（kcal/kg/日）は，心臓，腎臓，脳，肝臓などで高く，骨格筋では低い．しかし，骨格筋は体重の30〜40％を占めるので，骨格筋の消費エネルギーは安静時においても全身の20％以上になる．運動時に骨格筋の消費エネルギーは非常に増加する．

2) エネルギー代謝率 (relative metabolic rate：RMR)

- 身体活動時にはエネルギー消費量，すなわち代謝量が増大する．活動時に増加した代謝量を労作代謝量といい，労作代謝量が基礎代謝の何倍であるかを示したものをエネルギー代謝率という．

     労作代謝量＝身体活動時の代謝量−安静座位時の代謝量

     エネルギー代謝率＝労作代謝量÷基礎代謝

- エネルギー代謝率は，軽い運動では1.0以下で，強い運動では4.0以上である．

3) 代謝当量 〔metabolic equivalent：MET (METs)〕

✎ **国試に出る**

代謝当量（MET）に関する問題は頻出である．しっかり理解しておこう．

- 代謝当量は安静座位時の代謝量を基準（1MET）として，身体活動時の代謝量が何倍であるかを示したものである．1METの酸素消費量は約3.5 mL/kg/分である．

     代謝当量＝身体活動時の代謝量÷安静座位時の代謝量

- 代謝当量は，軽い運動では2.5〜5.0 METs，強い運動では7.5〜10.0 METsである．臨床医学（運動処方など）では，エネルギー代謝率よりも代謝当量が用いられることが多い．

2 ビタミン

国試に出る

ビタミンの主な働きと欠乏症について整理しておこう.

- 生育や代謝などにかかわる有機物(三大栄養素以外のもの)で,体内で十分な量を合成できないものをビタミンという.ビタミンは微量で作用を発揮する.
- ビタミンの軽度な不足(insufficiency)は,様々な疾患のリスクを高める.欠乏(deficiency)は不足よりも重度な状態で,それぞれのビタミンに特徴的な欠乏症が現れる.
- ビタミンは13種類あり,水溶性ビタミン(9種類)と脂溶性ビタミン(4種類)に大別される(**表13-3**).
- ビタミンの名称は,アルファベット(+数字)あるいは化学名で表される.例えば,ビタミンB_1の化学名はチアミンである.ナイアシン(B_3),パントテン

表13-3 ビタミン

		名称	主な含有食品	主な働き	欠乏症
水溶性	ビタミンB群	B_1(チアミン)	豚肉,魚介,胚芽	糖質代謝,神経機能の維持	脚気,Wernicke-Korsakoff症候群
		B_2(リボフラビン)	レバー,アーモンド,チーズ,卵	三大栄養素(特に脂質)の代謝	口角炎,舌炎,皮膚炎
		ナイアシン(ニコチン酸)	動物性食品	糖質代謝,ステロイドホルモンの合成,DNAの修復・合成	ペラグラ(皮膚炎,下痢,精神神経症状)
		B_6(ピリドキシン)	動物性食品,種実類	アミノ酸代謝,糖新生	皮膚炎,神経障害
		B_{12}(シアノコバラミン)	動物性食品	赤血球新生・DNA合成	貧血*,末梢神経障害
		葉酸	葉野菜,レバー	赤血球の新生,DNA合成	貧血,胎児の神経管閉鎖障害(妊娠初期)
		パントテン酸	食品全般(肉,魚介,卵,豆,野菜)	様々な化学反応	皮膚炎,副腎機能低下
		ビオチン	レバー,卵,種実類	三大栄養素の代謝	皮膚炎
	C(アスコルビン酸)		野菜,果物	コラーゲンの合成,抗酸化作用	壊血病
脂溶性	A(レチノール)		レバー,緑黄色野菜(β-カロテン)	ロドプシンの合成	夜盲症
	D(コレカルシフェロール)		魚介,きのこ類	腸管でのカルシウムとリンの吸収	小児:くる病 成人:骨軟化症
	E(トコフェロール)		植物油,種実類	抗酸化作用	溶血性貧血(新生児)
	K(メナキノン)		緑色植物,納豆	血液凝固因子の合成,骨形成	血液凝固障害

*胃内因子の不足によるビタミンB_{12}の吸収障害で起こる貧血を悪性貧血という.

酸（B_5），ビオチン（B_7），葉酸（B_9）の名称は，化学名を用いることが多い．

1. 水溶性ビタミン

- 水溶性ビタミンは，ビタミンB群（8種類）とビタミンCである．水溶性であるため，尿中に排泄されやすく，体内に蓄積されにくい．

1) ビタミンB群

- ビタミンB群は補酵素として働き，栄養素の代謝，酸化還元反応，エネルギー産生など，体内の様々な化学反応を促進する．

2) ビタミンC

- 野菜や果物に多く含まれる．
- ビタミンCはコラーゲンの合成に必要である．欠乏してコラーゲン合成が低下すると結合組織がもろくなって皮膚や歯肉などで出血しやすくなる（壊血病）．
- ビタミンCは強い還元作用をもつ．代謝に伴って，あるいは生理活性物質として体内で生成される活性酸素は酸化力が強く，組織の脂質，蛋白質，核酸などを損傷することがある．体内には活性酸素を除去する酵素群が存在するが，ビタミンCも活性酸素を除去する作用をもつ（抗酸化作用）．

2. 脂溶性ビタミン

- 脂溶性ビタミンは脂質と一緒に摂取すると，効率よく吸収され，脂肪組織に蓄積される．通常の食事でとりすぎることはないが，サプリメントなどで多量に摂取すると，過剰症が現れることがある．

1) ビタミンA

- レバーやウナギなど，動物性食品に多く含まれる．緑黄色野菜などに含まれるβ-カロテンは，プロビタミンA（ビタミンAの前駆体）の一種で，小腸で吸収されるときにビタミンAに変換される．
- ビタミンAは網膜の視細胞（杆体細胞）の感光色素（ロドプシン， ➡ 5章，89頁参照）の合成に不可欠であり，欠乏すると薄暗いときに見えにくくなる（夜盲症）．その他にも，皮膚や粘膜の細胞の分化と成長に必要である（➡ SIDE MEMO）．
- 過剰摂取により肝障害や，妊婦の場合は胎児への影響が現れることがある（催奇形性）．

2) ビタミンD

- 魚介類やきのこ類に多く含まれる．ビタミンDは，腎臓で活性化されて活性型（ビタミンD_3， ➡ 12章，229頁参照）になる．ヒトは日光に当たると（紫外線照射によって）皮膚でビタミンD_3を合成することができる．

SIDE MEMO

ロドプシンとビタミンA：ロドプシンの構成成分であるレチナールは，ビタミンAの仲間である．栄養素として吸収されるビタミンAは主にレチノールで，レチノールは体内でレチナールに変化する．

- ビタミンD_3は腸管（主に小腸）でのカルシウムとリンの吸収を促進する．このため，不足して低カルシウム血症になると，副甲状腺からのパラソルモン分泌が亢進して骨吸収が促進され，骨折や骨粗鬆症のリスクが高まる（→12章, 225頁参照）．欠乏すると骨へのカルシウムとリンの沈着（石灰化）が障害され，小児ではくる病，成人では骨軟化症になる．
- 過剰摂取により腎不全を起こすことがある．

3）ビタミンE

- 植物油や種実類に多く含まれる．通常の食事をしていれば不足しない．
- ビタミンEは抗酸化作用をもち，自身が酸化されることで組織の酸化を防ぐ．酸化されたビタミンEはビタミンCによって還元される．
- ビタミンEは末梢血管を拡張させ，血流をよくする作用も知られている．

4）ビタミンK

- 緑色植物（葉緑体）に多く含まれる．納豆菌などの微生物はビタミンKを産生するので，納豆やチーズなどの発酵食品にも多く含まれる．
- 腸内細菌もビタミンKを産生する．新生児では腸内細菌叢が未熟なため欠乏症になることがあるが，成人ではなりにくい．
- ビタミンKはプロトロンビンなどの血液凝固因子を合成するのに必要である．欠乏すると，血液凝固が障害されて，出血しやすくなる（血液凝固障害）．
- ビタミンKには，骨形成を促進する作用もあり，骨粗鬆症の治療薬として用いられている．

3 ミネラル

- 炭素（C），水素（H），酸素（O），窒素（N）以外の元素をミネラル（無機質）という．
- ヒトは体内でミネラルを合成できない．健康を維持するために摂取する必要があるミネラルを必須ミネラルという．必須ミネラルは16種類で，体内の量が比較的多い多量ミネラルと，少ない微量ミネラルに大別される．
- ミネラルの働きは様々であるが，大まかにまとめると「組織や生体物質の構成成分」と「生体機能の調節」である（**表13-4**）．

1．多量ミネラル

- 多量ミネラルは7種類ある．体内の量が多い順にカルシウム（Ca），リン（P），硫黄（S），ナトリウム（Na）とカリウム（K），塩素（Cl），マグネシウム（Mg）で，成人の1日摂取量はそれぞれによるが，各数百〜数千mgぐらいである．
- CaとPは骨や歯の主要な成分である．Caは神経や筋の興奮，ホルモンの分泌などにおいても重要な役割を担う．PはATP，核酸，リン脂質などの成分で

13章　栄養と代謝

表13-4　ミネラルの主な働き

働き		主なミネラル
組織や生体物質の構成成分	骨，歯	Ca, P, Mg
	細胞膜（リン脂質），ATP，核酸	P
	皮膚，髪，爪	S
	ヘモグロビン（ヘム）	Fe
	甲状腺ホルモン	I
生体機能の調節	体液の浸透圧	Na, Cl, K
	神経や筋の興奮性の維持，筋収縮	Na, K, Ca, Mg, P
	神経伝達物質やホルモンの分泌，血液の凝固	Ca
	酵素の補因子	Mn, Fe, Co, Cu, Zn, Se, Mo
	インスリン作用の増強	Cr

もある.

- Na（およびCl）とKは，それぞれ細胞外液と細胞内液の主要なイオンとして体液の浸透圧にかかわる．日常的な生活では，Naの摂取量は必要量を上回ることが多い．慢性的にNaが過剰であると，高血圧の原因になる．Kは腎臓でのNa排泄を促進する.
- Mgは骨の構成成分である他，神経活動や筋収縮にもかかわる.
- アミノ酸のうち，メチオニンとシステインはSを含む．これらのアミノ酸は様々な蛋白質の材料になるが，システインは特に皮膚，髪，爪に多く含まれる.

2.　微量ミネラル

📝 SIDE MEMO

酵素の補因子：酵素の触媒作用は，多くの場合，蛋白質以外の化学物質（補因子）の助けを必要とする．補因子には，補酵素（ビタミンや金属イオンを含む有機物）や単体の金属イオンなどがある.

- 微量ミネラルは9種類ある．体内の量が多い順に鉄（Fe），亜鉛（Zn），銅（Cu），ヨウ素（I）とマンガン（Mn），セレン（Se），モリブデン（Mo），コバルト（Co）とクロム（Cr）で，成人の1日摂取量はそれぞれによるが，各数十 μg〜十数mgぐらいである．以下にいくつかの微量ミネラルについて説明する.
- Feはヘモグロビンやミオグロビン中のヘムを構成する他，様々な酵素の成分としても働く（➡ SIDE MEMO）．欠乏すると鉄欠乏性貧血になる.
- Znは細胞分裂や蛋白質合成にかかわる．欠乏により味覚障害になる.
- Cuはヘモグロビンの合成を助けるため，欠乏すると貧血になる.
- Iは甲状腺ホルモンの構成成分である．欠乏しても過剰になっても，甲状腺機能が障害される.

245

mini test

次の文章で，正しいものには〇を，誤っているものには×を付けなさい．

Q1 三大栄養素で貯蔵エネルギーとなるのは，主に糖質である．

Q2 アミノ酸の分解で生じるアンモニアは，肝臓で尿酸に変換される．

Q3 糖以外のものから糖を作ることを糖新生という．

Q4 グルコースをクエン酸まで分解する過程を解糖という．

Q5 解糖系では乳酸が生じる．

Q6 酸化的リン酸化では大量のATPが合成される．

Q7 三大栄養素で呼吸商が1に近いのは糖質である．

Q8 基礎代謝量は安静座位時の代謝量である．

Q9 年齢と性別が同じであれば，基礎代謝量は体表面積に比例する．

Q10 冬よりも夏のほうが基礎代謝量は高い．

[解答]

Q 1.	×	脂質である．
Q 2.	×	肝細胞の尿素回路で，尿素に変換される．
Q 3.	〇	
Q 4.	×	ピルビン酸まで分解する過程を解糖という．
Q 5.	〇	
Q 6.	〇	
Q 7.	〇	
Q 8.	×	1METは安静座位時の代謝量である．
Q 9.	〇	
Q 10.	×	夏のほうが基礎代謝量は少ない．

14章

体温

学習のねらい

・核心温と皮膚温の特徴を説明できる.
・体温の生理的な変動を説明できる.
・体熱の産生(熱産生)と放出(熱放散)にかかわる因子を説明できる.
・体温調節の仕組みを説明できる.
・体温の異常について理解する.

● 体内では常に代謝が行われて熱が産生されている. 一方, 私たちは通常, 体温よりも低い温度の環境で生活しているため, 体熱は常に周囲の環境に放出され, 失われている. ヒトを含めた哺乳動物や鳥類は体温が高く, 身体深部の温度は37℃付近に維持されている.

● 体温が安定に保たれているのは, 体熱の産生と放出のバランスがとれているからである. 体温は行動性調節や反射性調節によって安定に維持されるが, ヒトは他の動物に比べて, どちらの調節も非常によく発達している.

1 体温の概要

1. 体温の部位差

● 体温は, 身体の深部(脳, 胸腔や腹腔など)の温度である核心温(あるいは深部体温)と, 身体表面の温度である皮膚温(あるいは外殻温)に分類される. 日常的には, 体温という言葉は核心温の意味で用いられる. 気温が30℃から25℃に低下しても核心温はあまり影響されないが, 皮膚温は低下しやすい(図14-1). また, 頭部や体幹などの中心部の温度は低下しにくいが, 体肢の末梢にいくほど(特に指先)温度が低下しやすい.

● 体温(核心温)の測定を胸腔や腹腔で行うのは現実的ではなく, 腋窩温, 口腔温, 鼓膜温などを体温とすることが多い. 一般に, 腋窩温＜口腔温＜鼓膜温＜直腸温である. 直腸温は腋窩温よりも0.8℃ぐらい高く, 核心温に近い. このため体温障害(高体温や低体温)などの際には, 直腸温を測定することがある.

247

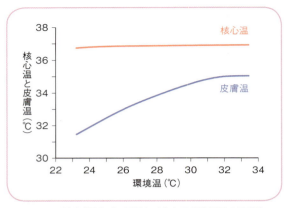

図14-1　核心温と皮膚温に対する環境温の影響

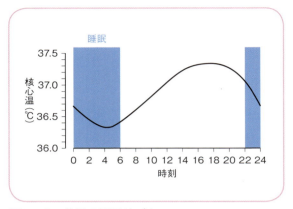

図14-2　体温の概日リズム

2. 体温の周期的な変動

- 体温には概日リズム（日内変動）がみられる（図14-2）．体温は早朝に最も低くなり，目覚める少し前から上昇し始め，夕方ころに最も高くなった後，徐々に低下する．夕方の体温は，早朝よりも1℃ぐらい高い．
- 月経周期がみられる女性では，それに伴って体温が変動する．この変動は黄体ホルモンの体温上昇作用によって誘発される．黄体ホルモンは排卵後に分泌が増えるため，排卵後に体温は排卵前よりも約0.5℃高くなる（基礎体温，➡15章，265頁参照）．

2 体熱の産生と放出

1. 体熱の移動

- 身体と周囲の環境の間で，熱は放射，対流，伝導，蒸発によって移動する．
- 放射，対流，伝導によって，熱は温度が高いところから低いところへ移動する．このとき，温度差が大きいほど速やかに移動し，温度差がなくなると平衡状態になる．
- 多くの場合，私たちは体温よりも低い温度の環境にいるので，体熱は外部へ放出される．ただし，夏の炎天下や入浴中などのように，周囲の温度が体温よりも高ければ，身体に熱が吸収されて体温は上昇する．
- 水は蒸発するときに周囲から熱を吸収する．これを気化熱といい，水1g当たり約580 cal/g（37℃のとき）である．環境温が体温より高くても蒸発が起これば気化熱が奪われ，身体は冷却される．
- 蒸発による体熱の放出（熱放散，放熱）を蒸発性熱放散，放射・対流・伝導によるものを非蒸発性熱放散という．

2. 体熱の産生

- 体熱は，栄養素の代謝に伴って産生されるので，代謝が増えれば，体熱の産生（熱産生，産熱）も増える．
- 基礎代謝量は覚醒時の最小の代謝量である（➡ 13章，240頁参照）．日常生活では，様々な身体活動に伴う代謝が基礎代謝に加わる．
- 骨格筋は体重の30〜40％を占める．臓器の単位重量当たりで考えると，安静時の熱産生は，腎臓，心臓，肝臓などの内臓や脳で多く，骨格筋では少ない．しかし，骨格筋は総重量が多いので，骨格筋での熱産生量が最も多い．骨格筋の熱産生は，安静時には全体の約40％であるが，運動時には筋収縮に伴って増加するため，全体の90％にも達することがある．
- 寒いときには，不随意的な筋収縮がみられることがある．これをふるえといい，筋が律動的に（リズミカルに）細かく収縮と弛緩を繰り返す．ふるえは熱産生を増やし，体温の低下を防ぐのに役立つ（➡ SIDE MEMO）．
- 食後，しばらくの間，吸収された栄養素の代謝に伴って熱産生が増え，体温が少し高くなる．これを食事誘発性熱産生（diet induced thermogenesis：DIT）あるいは特異動的作用（specific dynamic action：SDA）という．この熱産生は，蛋白質を摂取したときに特に大きい．
- 甲状腺ホルモン，カテコールアミン，黄体ホルモンなど，代謝を促進するホルモンは熱産生を増やす．
- 甲状腺ホルモンの分泌には季節変動がみられ，夏に少なく冬に多い．甲状腺ホルモンは長期的な寒さに適応し，体温を維持するのに役立つ．

3. 体熱の放出

- 身体から周囲の環境への体熱の放出（熱放散）は，主に皮膚から行われる．衣服で皮膚を覆うと，熱放散は減少する．
- 体温は，壁や天井のように身体と接触していないものへ，放射（輻射）によって移動する（図14-3）．
- 座っていると椅子が温まるように，体熱は身体と接触しているものへ伝導する．体熱が皮膚（着衣で覆われていない部位）から周囲の空気へ伝導すると，体熱で温まった空気が上昇して対流が起こる．その結果，皮膚と接する空気が入れ替わって熱放散が促進される．対流による熱放散は，無風状態では少ないが，風があると多くなる．同じ気温でも風があるほうが涼しい．
- 身体からの水分の蒸発には，不感蒸散と発汗がある．不感蒸散は，気づかないうちに起こっている皮膚や気道からの蒸発で，1日に600〜900mLぐらいである．
- 発汗は暑いときに起こる体温調節反応である．汗腺から分泌された汗が皮膚表面から蒸発するときに気化熱が奪われ，身体が冷却される．

📝 SIDE MEMO

体温調節としての熱産生：ふるえで生じるふるえ熱産生とそれ以外の非ふるえ熱産生に分類される．非ふるえ熱産生はホルモンや自律神経を介する代謝亢進で，褐色脂肪組織（➡ 251頁参照）の代謝亢進がよく知られている．

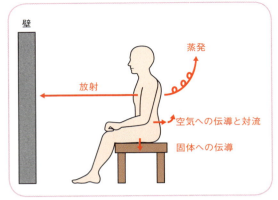

図14-3 放熱の機序

表14-1 暑熱時と寒冷時の体温調節反応

	皮膚		代謝		骨格筋
	血管	汗腺	褐色脂肪組織	他の組織	
暑熱時	拡張	発汗	―	―	―
寒冷時	収縮	―	促進	促進	ふるえ

- どの機序で体熱が放散されるかは，環境（温度，湿度，風など）や着衣などの影響を受ける．一般的な室内環境（室温20℃前後）で着衣せずに座っている状態では，放射によるものが最も多い（熱放散の約60%）．
- 環境温が皮膚温よりも高くなると，放射，伝導，対流による体熱の放散（非蒸発性熱放散）は起こらず，むしろ周囲から身体に熱が移動し，体温が上昇してしまう．このような状況では，発汗による熱放散（蒸発性熱放散）が非常に重要になる．湿度が高いと蒸発しにくくなるため，高温多湿の環境では，熱中症になりやすい（→高体温と低体温の項，254頁参照）．

3 体温の調節

- 環境温が変化すると衣服を調節したり，空調機器をつけたりする．このような行動性体温調節の他に，無意識のうちに反射性体温調節反応も起こっている．ここでは，反射性体温調節の仕組みについて説明する（表14-1）．

1. 体温調節中枢と温度受容器

> 国試に出る
> 体温調節の中枢を覚えよう．

- 体温調節中枢は視床下部にあり，核心温や環境温の情報を受け取って，熱産生と熱放散を調節し，体温を安定に維持する（図14-4）．空調機器の設定温度と同じように，体温調節中枢も体温レベルを設定し，その温度になるように調節している．この体温の設定レベルをセットポイントという．

> 国試に出る
> 体温の調節機構について理解しよう．

- 核心温を感知する主な受容器は，視床下部の一部のニューロン（温度感受性ニューロン）である．温度感受性ニューロンは血液のわずかな温度変化に反応する．温度の上昇で興奮する温ニューロンと，低下で興奮する冷ニューロンがあり，温ニューロンのほうが多い．
- 環境温の変化は主に皮膚の温度受容器によって感知される．皮膚の温度受容器には，25～30℃ぐらいで最大に興奮する冷受容器と，40℃ぐらいで最大に興奮

14章 体温

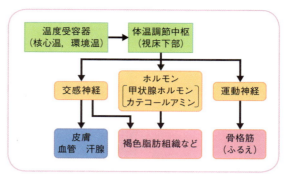

図14-4 体温調節反応

する温受容器がある．これらの温度受容器の密度は身体部位によって異なるが，温受容器よりも冷受容器のほうが多い．

- 寒冷時には，体温調節中枢からの指令により，熱産生の増加と熱放散の減少が起こる．運動神経を介する不随意的な骨格筋のふるえや，交感神経を介する褐色脂肪組織の代謝亢進などによって，熱産生が増加する（→ SIDE MEMO）．カテコールアミンや甲状腺ホルモンも代謝を亢進させ熱産生を増やす．交感神経を介する皮膚血管の収縮は皮膚温を低下させ，熱放散を減少させる．
- 暑熱時の体温調節反応では，熱放散の増加が重要である．皮膚血管が拡張して血流が増加すると，皮膚温が上昇して熱放散が増える．この血管拡張は主に皮膚血管を支配する交感神経活動の低下によって起こる．
- 暑熱時には汗腺を支配する交感神経の活動が増えて発汗が起こり，汗の蒸発に伴って気化熱が奪われ，体温の上昇が防がれる．この体温調節としての発汗は，手掌と足底を除く全身で起こる．一般に交感神経節後ニューロンはノルアドレナリンを放出するが，汗腺支配の交感神経節後ニューロンは例外（特殊）で，アセチルコリンを放出する（→ 6章，106頁参照）．

2. 体温調節に重要な皮膚の構造

- 皮膚は外界と接しているため，熱放散の大部分は皮膚から行われる．これまで説明してきたように，皮膚の汗腺や血流は，体温調節に重要な役割を果たしている．ここでは，体温調節に重要な皮膚の構造について述べる（図14-5）．

1）汗腺

- 汗腺は真皮の深部にあるらせん状の部位と，そこから皮膚表面に開口する導管からなる．

(1) 汗腺の種類

- ヒトの汗腺は大部分がエクリン腺で，これまで述べてきた体温調節としての汗は，エクリン腺から分泌される．一般に汗腺という言葉は，エクリン腺の意味

SIDE MEMO

褐色脂肪組織：体脂肪の多くはエネルギーを貯蔵する白色脂肪で代謝が低いが，褐色脂肪は代謝（熱産生）が高い．褐色脂肪組織は新生児期から幼児期に多くみられるが，成人でも寒冷時の熱産生に関与している．

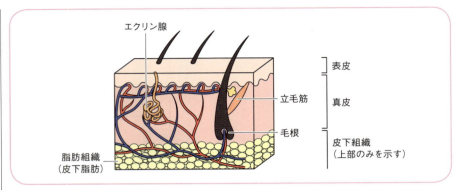

図14-5　皮膚の構造

で用いられる.
- エクリン腺は全身に分布し，水分の多い汗を分泌する．汗はエクリン腺の底部（らせん状に巻いた部位，分泌管）で分泌され，導管を通って皮膚表面に至る．分泌直後の液体のNaCl濃度は血漿とほぼ同じであるが，導管で再吸収されるため，皮膚表面に分泌される汗のNaCl濃度は血漿よりも低くなる．発汗速度が速くなると再吸収が少なくなり，汗のNaCl濃度は高くなる．
- アポクリン腺という汗腺もある．アポクリン腺は皮膚の有毛部に存在し，導管は毛包の上部に開口する．ヒトでは腋窩や外陰部などに限局しており，有機物（脂質や蛋白質）を多く含んだ粘り気のある汗を少量分泌する．分泌された有機物は常在菌によって分解され，特有の臭気を発する．

(2) 発汗の種類

- 暑いときに体温調節反応として起こる発汗を，温熱性発汗という．温熱性発汗は，手掌と足底以外の全身でみられる．
- 体温調節とは関係なく，精神的に緊張するようなときに，手掌や足底で発汗がみられる．このような発汗を精神性発汗という．
- 香辛料が多く含まれた料理を食べると，顔面（鼻など）に汗をかくことがある．このような発汗を味覚性発汗という．味覚性発汗は，食事誘発性熱産生（特異動的作用）による体温上昇を小さくするのに役立つ．

2) 動静脈吻合

- 体熱は身体の深部で産生され，血液によって皮膚に運ばれる．皮膚血流が増えると皮膚温は上昇するが，このとき環境温が皮膚温よりも低ければ，皮膚温の上昇により非蒸発性熱放散が増える．
- 皮膚は静脈叢が発達している．さらに手足や顔の皮膚には，毛細血管を経ずに細動脈から細静脈に血液を流すバイパス（動静脈吻合）がある（→8章，図8-16, 148頁参照）．このような構造によって，皮膚血流量は大きく変化することができる．涼しいときの皮膚血流量は心拍出量の7〜8%程度であるが，暑くなる

と約30％にまで増加する.

3) 皮下脂肪

- 脂肪は熱伝導率が低い．このため，皮下脂肪は断熱材のように働き，寒冷時に熱放散を防いで体温を維持するのに役立つ.

4) 立毛筋

- 皮膚の有毛部では，毛根に平滑筋（立毛筋）が付着している．立毛筋は交感神経によって支配されており，寒冷時に収縮して立毛（鳥肌）を起こす.
- 動物では体毛が多いため，立毛によって皮膚表面の空気層が厚くなる．空気層は断熱材として働いて熱放散を減らすので，立毛は寒冷時に体温を維持するのに有効である．しかし，ヒトは体毛が少ないので，立毛が起こっても体温調節には役立たない.

4 体温の異常

1. 発熱

- 様々な病気で発熱がみられる．発熱時には，体温調節中枢のセットポイントが上昇しており，体温調節中枢が積極的に体温を正常よりも高くしている．このため，発熱が始まると寒いと感じ（悪寒），寒冷時と似た現象（ふるえ，皮膚血管の収縮による青白い顔色など）がみられる（図14-6）.
- 身体に細菌やウイルスなどが侵入すると，マクロファージなどの免疫系細胞はインターロイキンなど（サイトカインの一種）を産生して，病原体を排除しようとする．病原体から放出される毒素やインターロイキンなどは，視床下部の体温調節中枢に作用してセットポイントを上昇させる．このようにセットポイントを上昇させる物質を発熱物質という.
- 発熱物質がなくなるとセットポイントは正常に戻り，熱が下がる（解熱）．解熱が始まると暑く感じるようになり，暑熱時と似た現象（発汗，皮膚血管の拡張など）がみられる．解熱剤は上昇したセットポイントを正常に戻す作用をもつ.
- 発熱して体温が少し高くなると，免疫系細胞の働きが高まることが知られている．この点において，発熱は病原体から身体を防御するのに役立つ．ただし，高熱は苦痛を伴うことも多く，代謝の亢進は身体を消耗させるので，しばしば解熱剤が使われる．特に40℃を超えるような高熱が続くと，脳障害などの重篤な状態になることがあり，危険である.

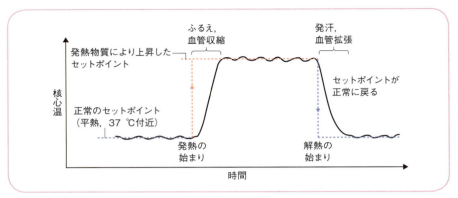

図14-6 発熱と解熱

2. 高体温と低体温

- セットポイントが正常であるのに体温が上昇している状態を高体温(あるいは、うつ熱)という(→SIDE MEMO)．一般には体温(核心温)が40℃以上に上昇した状態とされる．高体温が続くと体温調節中枢が障害されるため，発汗が起こらなくなって体温がさらに上昇し，適切な処置を受けないと死に至る．
- 高体温は，熱放散よりも熱産生が多いとき，あるいは体温よりも環境温が高いときに生じる．暑熱環境で起こる高体温を熱中症という．暑い日(特に湿度が高く，風がないとき)に運動(肉体労働)を行うと，熱中症になりやすい．また，環境温が皮膚温に近い(あるいは皮膚温よりも高い)ときには，安静にしていても熱中症の危険が高くなるので，空調機器などで環境温を下げなくてはならない．
- 高体温は発熱とは異なり，セットポイントは正常なので解熱剤は効かない．涼しい場所に移動させ，身体(特に太い血管がある前頸部，腋窩部，鼠径部など)を冷やし，体温を下げる．
- 核心温が35℃以下になると，体温調節機能が障害され始める．この状態を低体温という．調節機能が徐々に障害されるため，体温はさらに低下していく．28℃以下になると，昏睡に陥り，呼吸や心臓が止まる．このような状態になった患者でも，適切な方法で温めると回復することがある．

> **SIDE MEMO**
> 高体温症：発熱と高体温は発生機序が異なり，生理学では一般に両者を区別する．臨床では体温が正常よりも高い状態を高体温症といい，受動的高体温症(うつ熱)と能動的高体温症(発熱)の両者を含めることがある．

5 季節への適応

- 日本のように季節がある地域に住んでいると，季節への適応がみられる(→SIDE MEMO, 255頁参照)．
- ふるえは熱産生を増やすが，骨格筋収縮に伴う筋血流増加などによって熱放散も増やしてしまうため，熱産生の効率はあまりよくない．秋から冬にかけて身体が寒さに慣れてくると，ふるえは起こりにくくなり，代謝亢進による熱産生

SIDE MEMO

適応と馴化：環境(特に気温や高度)に適応して生理機能が変化することを馴化という. 例えば, 寒さへの適応を寒冷馴化, 暑さへの適応を暑熱馴化という.

が増えてくる. また, 寒くなると皮下脂肪が増えて断熱性が高まる.

● 暑さへ適応するときには, 主に発汗機能が向上し, 発汗しやすくなって発汗量が増える. 通常, 発汗量が増えると(発汗速度が速くなると)汗のNaCl濃度は高くなるが, 暑さに適応するとNaCl濃度の低い汗が分泌されるようになる.

mini test

次の文章で，正しいものには○を，誤っているものには×を付けなさい．

Q1 手足の皮膚温は変動しやすい．

Q2 深部体温で，口腔温より直腸温が高い．

Q3 接していないものに熱が伝わることを，放射という．

Q4 体温調節中枢は視床にある．

Q5 体温は昼から夕方にかけて低くなる．

Q6 体温上昇時に皮膚血管は拡張する．

Q7 黄体ホルモンは体温を上昇させる．

Q8 温熱性発汗ではアポクリン腺が働く．

Q9 脂質摂取後の特異動的作用が最も大きい．

Q10 熱産生量は骨格筋より肝臓が多い．

[解答]

Q 1.	○	
Q 2.	○	
Q 3.	○	
Q 4.	×	体温調節中枢は視床下部にある．
Q 5.	×	体温は昼から夕方にかけて高くなる．
Q 6.	○	
Q 7.	○	
Q 8.	×	エクリン腺が働く．
Q 9.	×	蛋白質摂取後の作用が最も大きい．
Q 10.	×	骨格筋の熱産生量が最も多い．

15章

生殖

学習のねらい

- 性が決定する仕組みを理解する.
- 生殖器の構造と機能を理解する.
- 性ホルモンの作用と分泌調節を説明できる.
- 精子形成と卵子形成の過程を理解する.
- 男性の性反射について説明できる.
- 女性の性周期について説明できる.
- 受精と妊娠の仕組みを理解する.
- 生殖機能の加齢変化を理解する.

- 生物は個体としては寿命があるが，新しい個体を生み出して種を維持する．新しい個体を作る過程を生殖という．ヒトの場合は精子と卵子が受精して新しい個体が生じる.
- 遺伝的な性は受精のときに決定し，母体内で発育する間に生殖器は男性型あるいは女性型に分化する.
- 思春期になると急激に男性ホルモンあるいは女性ホルモンの分泌が増加し，それぞれの性に特有な生殖機能がみられるようになる.

1 性の決定と生殖器の分化

1. 減数分裂と遺伝子の組換え

- ヒトの染色体は23対（46本）である．このように対になった2組の染色体をもつ細胞（あるいは個体）を二倍体という．23対の染色体のうち，22対（44本）は常染色体，1対（2本）は性染色体である（→1章, 図1-7, 7頁参照）.
- 卵子および精子は，減数分裂で形成され（→1章, 図1-8, 9頁参照），染色体数が半分（22本の常染色体と1本の性染色体）の一倍体になっている．卵子と精子が融合した受精卵は二倍体に戻って，新しい個体となる.
- 減数分裂の第1分裂（第1減数分裂）のときに，相同染色体が対合する．対合した相同染色体は交叉し，遺伝子の組換えが起こる（図15-1, →1章, 6頁参照）.

257

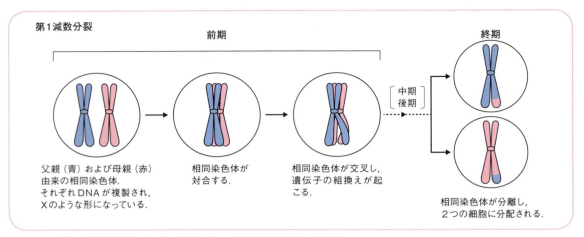

図 15-1　第1減数分裂における染色体の交叉と遺伝子の組換え
1対の染色体での交叉を模式的に示す（中期と後期は図示しない）.

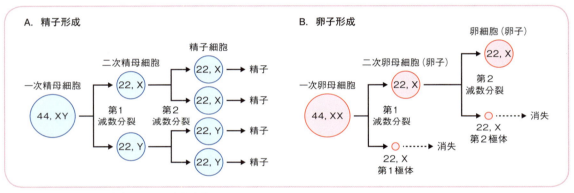

図 15-2　精子形成（A）と卵子形成（B）
二次卵母細胞は卵巣から放出される（排卵）．卵子形成の第2減数分裂は，受精したときに完了する．

　　交叉は染色体のランダムな部位で生じるので遺伝子の組み合わせはランダムに変化し，精子や卵子は多様な遺伝情報をもつようになる．
- 精子は減数分裂が完了しているが，卵子は減数分裂の途中（第2減数分裂の途中）の状態で卵巣から放出され（排卵），受精直後に減数分裂が完了する（図15-2）．

2. 性の分化

- 遺伝的な性は性染色体によって決定される．ヒトの性染色体はX染色体とY染色体の2種類で，女性はX染色体を2つもち（XX），男性はX染色体とY染色体を1つずつもつ（XY）．減数分裂で性染色体も半減する．すべての卵子はX染色体をもち，精子はX染色体をもつものとY染色体をもつものが1：1で形成される（図15-2）．

- 生殖腺の分化には，Y染色体が重要な役割を担っている．Y染色体をもつ場合，受精後7〜8週ころ（胎生7〜8週ころ）に未分化の性腺は精巣に分化する．分化した精巣はホルモン（テストステロンなど）を分泌し，その作用によって他の生殖器も男性型に分化する．Y染色体がない場合，胎生10週ころに未分化の性腺は卵巣に分化し，生殖器も女性型に分化する．

2 男性の生殖機能

1. 男性生殖器

> **国試に出る**
> 男性生殖器の構造と機能を理解しよう．

- 男性生殖器は，生殖腺（精巣）と副生殖器からなる．副生殖器は，内生殖器（精巣上体，精管，精囊）と外生殖器（陰茎，陰囊），およびこれらの付属腺（前立腺，尿道球腺）からなる（図15-3A）．
- 精巣（睾丸）は左右に一対あり，多数の曲がりくねった精細管と，精細管の隙間を埋める間質からなる（図15-3B）．精細管では精子が形成され，間質では男性ホルモン（主にテストステロン）が産生される．
- 精巣は陰囊内に収まっており，陰囊は通常，腹腔内よりも2.0℃ぐらい温度が低い．精子は体温（核心温）よりも少し低い温度環境でのみ形成されるため，この構造は精子形成に適している．

2. 男性ホルモン

- 主要な男性ホルモンは，精巣から分泌されるテストステロンである．テストステロンはLeydig（ライディッヒ）細胞（間質細胞）で産生される（図15-3C）．テストステロンの分泌は思春期に急激に増加する．テストステロンは，精子形成の促進，第二次性徴の発現（生殖器の発達，声変わり，体毛の増加など），蛋白質合成の促進（筋肉の発達），などの作用をもつ．

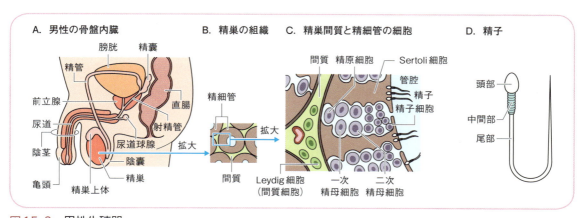

図15-3　男性生殖器
A：左側面からみた図であるが，陰茎と直腸は正中面を示している．

- テストステロンの分泌は，視床下部-下垂体前葉系によって階層的に調節されている（図15-4）．視床下部ホルモンの性腺刺激ホルモン放出ホルモン（GnRH）が下垂体前葉からの黄体形成ホルモン（LH）分泌を促進し，LHが精巣からのテストステロン分泌を刺激する．一方，テストステロンはGnRHおよびLHの分泌を抑制する（負のフィードバック）．

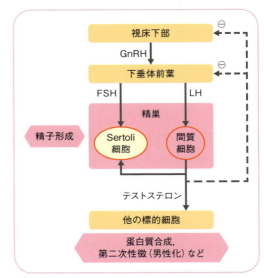

図15-4　テストステロンの主な作用と分泌調節

- 視床下部から分泌されるGnRHは下垂体前葉からの卵胞刺激ホルモン（FSH）分泌も促進する．FSHはSertoli（セルトリ）細胞に作用し，Sertoli細胞を介して精細管のテストステロン濃度を高め，精子形成を促進する．
- 副腎皮質の男性ホルモン（DHEA）も，思春期に分泌が増える．しかし，DHEAはテストステロンよりも分泌量が少なく生理活性も低いため，男性における生理作用は小さい．女性ではDHEAは第二次性徴（陰毛や腋毛の発育）にかかわる．

3. 精子形成

- 胎生期に精巣で生じた未分化の生殖細胞（精原細胞あるいは精祖細胞，→SIDE MEMO）は，思春期になると体細胞分裂で増殖し，減数分裂を行って精子へ分化する．
- 増殖した精原細胞の一部は一次精母細胞となる．一次精母細胞は第1減数分裂を行って二次精母細胞になり，さらに第2減数分裂を行って精子細胞になる（図15-2A）．この過程で，細胞は精細管の外側から内側（管腔側）へと移動していく（図15-3C）．1つの一次精母細胞から4つの精子細胞が生じる（図15-2A）．
- Sertoli細胞は大型の細胞で，精原細胞から精子が形成される過程の細胞を包んでいる．Sertoli細胞はこれらの細胞に栄養を供給し，化学物質を放出して精子形成を調節している．
- 精子細胞は丸い細胞であるが，精子になるときに形態が大きく変化する．精子の頭部には核があり，その先端は卵子に侵入するための先体となっている．尾部は卵子に到達するための運動を行う鞭毛であり，尾部の頭部に続く部位（中

SIDE MEMO

始原生殖細胞：将来，生殖細胞に分化する細胞で，胎生期の初期に現れる．始原生殖細胞は，男性では精原細胞→精母細胞→精子細胞→精子，女性では卵原細胞→卵母細胞→卵子（卵細胞），と分化する．

表15-1　勃起反射と射精反射の経路

受容器	求心路	性反射の種類	反射中枢	遠心路	効果器の反応
陰茎（触覚）	陰部神経	勃起反射	仙髄	副交感神経（骨盤神経）	陰茎の血管拡張（勃起）
		射精反射	腰仙髄	交感神経（下腹神経）	精管・前立腺の平滑筋収縮（精液の射出）内尿道括約筋の収縮
			仙髄	体性神経（陰部神経）	球海綿体筋・坐骨海綿体筋の収縮（射精）

間部）には運動に必要なエネルギーを産生するミトコンドリアが存在する（**図15-3D**）．このように精子の形態は，卵子に到達して受精するという目的に適している．

- 精巣で形成された精子は精巣上体に運ばれ，1〜2週間ぐらいかけて通過する．この間に精巣上体からの分泌物の作用を受け，精子は運動できるようになる（運動能の獲得）．

- 若い男性では，毎日数千〜2億個ぐらいの精子が形成される．精子形成は高齢者でもみられるが，形成される精子の数や機能は中年期以降，徐々に低下する．

4.　性反射

- 男性の性反射には勃起反射と射精反射がある．両者とも，基本的には陰茎〔主に亀頭（先端の膨大部）〕の触刺激によって誘発される脊髄反射であるが，この反射は高位中枢からの影響（情動や精神活動など）も受ける．これらの反射の主な経路を**表15-1**にまとめる．

1）勃起反射

- 勃起は陰茎の海綿体に血液が流れ込んで，その体積が増えた状態である．全身の血管の大部分は交感神経の単独支配を受けるが，陰茎の細動脈は例外で，交感神経と副交感神経の支配を受ける．勃起反射の遠心路は副交感神経（骨盤神経）で，血管を拡張させて血流を増やす．この血管拡張にはNO（一酸化窒素，➡ SIDE MEMO）がかかわる．

2）射精反射

- 精子は主に精巣上体に貯蔵され，射精時に精管，射精管を経て尿道へ運ばれる（**図15-3A**）．この間に，精嚢や前立腺などからの分泌液が加わって精液になる．

📝 **SIDE MEMO**

NO：血管内皮細胞や神経細胞で合成され，血管平滑筋を弛緩させる．勃起反射での血管拡張は，主に副交感神経から放出される（神経伝達物質としての）NOの作用であるが，血管内皮細胞由来のNOも一部かかわると考えられている．

- 射精反射も陰茎の触刺激によって生じる脊髄反射である．この反射には，精液を尿道へ送り出す過程（射出）と，尿道から体外へ排出する過程（射精）がある．
- 射出は交感神経（下腹神経）の活動により，精管と前立腺の平滑筋が収縮することで生じる．このとき，交感神経活動は内尿道括約筋も収縮させるため，精液は膀胱に流入しない．
- 尿道に精液が到達すると，その刺激で体性神経（陰部神経）を介して球海綿体筋や坐骨海綿体筋が律動的に収縮し，精液は尿道から体外へ排出される（射精）．精液に含まれる精子の数は約1億個/mLで，1回で射精される精液の量は2〜4mLである．

3 女性の生殖機能

1. 女性生殖器

国試に出る

女性生殖器の構造と機能を理解しよう．

- 女性生殖器は，生殖腺（卵巣）と副生殖器からなる．副生殖器は，内生殖器（卵管，子宮，膣），外生殖器（陰核，外陰部）とその付属腺（大前庭腺など）からなる（図15-5）．
- 卵巣は左右に一対ある．卵巣では女性ホルモンが産生・分泌され，卵子が形成される．

2. 女性ホルモン

SIDE MEMO

卵胞ホルモン（エストロゲン）：エストラジオール，エストロン，エストリオールの総称である．これらのうち，エストラジオールが最も強い生理作用をもつ．

- 卵巣から分泌される主要な女性ホルモンは，卵胞ホルモン（エストロゲン，SIDE MEMO）と黄体ホルモン（プロゲステロン）である．女性ホルモンの分泌は卵巣周期に伴って変動する（➡264頁参照）．エストロゲンは主に卵胞（胞状卵胞）から分泌され，プロゲステロンは黄体から分泌される．
- エストロゲンとプロゲステロンの分泌は思春期に急激に増加し，第二次性徴を発現させる．女性ホルモンは生殖器を発達させ，卵子形成（卵胞の成熟）や排卵を起こし，妊娠に備えて子宮の状態を整える（表15-2）．さらに，妊娠時には妊娠を維持するように働き，出産後の授乳の準備にもかかわる．

国試に出る

性ホルモンの作用と分泌機序を整理しておこう．

- エストロゲンとプロゲステロンの分泌は，視床下部-下垂体前葉系によって階層的に調節されている（図15-6）．つまり，視床下部から分泌される性腺刺激ホルモン放出ホルモン（GnRH）が下垂体前葉を刺激し，下垂体前葉から卵胞刺激ホルモン（FSH）と黄体形成ホルモン（LH）が分泌される．卵胞はFSHとLHによって刺激され，エストロゲンを分泌する．黄体はLHによって刺激され，主にプロゲステロンを分泌する．エストロゲンとプロゲステロンは，GnRHおよびFSHとLHの分泌を通常は抑制する（負のフィードバック）．

15章 生殖

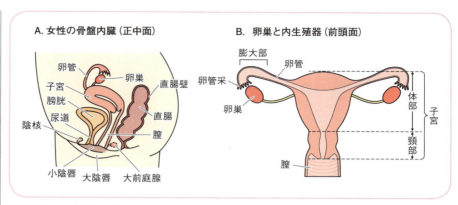

図15-5 女性生殖器

表15-2 女性ホルモンの主な作用

エストロゲン	プロゲステロン
第二次性徴の発現 〔生殖器の発達，乳房（乳管）の発達，皮下脂肪の蓄積，体形の女性化など〕 卵胞の成熟 子宮内膜の増殖 排卵に際してのLHサージの誘発 血管拡張 骨吸収の抑制	子宮内膜の分泌腺の発達 基礎体温の上昇 子宮平滑筋の弛緩（妊娠の維持） 乳腺の発達（乳汁分泌機能の維持）

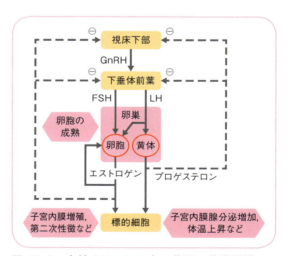

図15-6 女性ホルモンの主な作用と分泌調節
GnRH：性腺刺激ホルモン放出ホルモン，FSH：卵胞刺激ホルモン，LH：黄体形成ホルモン．

263

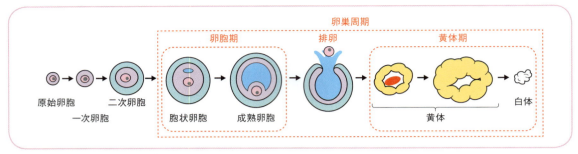

図15-7 卵胞の発達および黄体の形成と消退

3. 卵子形成と性周期

1）胎生期（原始卵胞の形成）

- 男性の精子形成は思春期になってから始まるが，女性の卵子形成は胎生期に始まる．卵巣が分化した後，卵原細胞は胎生5か月ころまで，体細胞分裂を繰り返して増殖し，一次卵母細胞に分化する．一次卵母細胞は，周囲を支持細胞で囲まれ，原始卵胞になる（図15-7）．
- 一次卵母細胞はすぐに減数分裂を開始するが，第1減数分裂の前期で分裂を停止して休止状態になり，出生後も思春期までずっと休止する．
- 胎生期に卵原細胞の増殖が完了するころ，原始卵胞は約700万個もあるが，その後は徐々に消失し，減少していく．

2）卵子形成と性周期

- 原始卵胞は出生時には約200万個あるが，思春期には数十万個ぐらいに減少している．思春期になると，複数の原始卵胞のグループが成熟を開始し，2〜5か月ぐらいかけて，一次卵胞を経て二次卵胞になる．さらに成長して胞状卵胞になると，性腺刺激ホルモンの受容体が発現して性腺刺激ホルモンの作用を受けるようになる．
- 胞状卵胞以降の過程には周期性がみられ，卵巣周期と呼ばれる（図15-7，15-8）．卵巣周期は，卵胞期，排卵，黄体期からなる．個人差はあるが，卵巣周期の平均は28日ぐらい（卵胞期：約14日，黄体期：約14日）である．

(1) 卵巣周期

①卵胞期
- 下垂体前葉から分泌されるFSHの刺激によって，複数の胞状卵胞が同時に発育し始める．胞状卵胞が分泌するエストロゲンの量は，その発育に伴って徐々に増加する（図15-8C）．
- 発育中の胞状卵胞の1つだけが，2週間ぐらいかけて成熟卵胞（グラーフ卵胞）になり，他は途中で成長を停止して消失する．

> 📝 国試に出る
>
> 女性の性周期(卵巣周期，月経周期)について理解しよう．

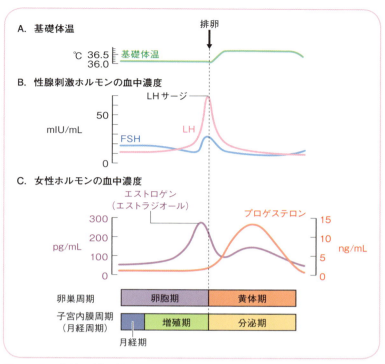

図15-8 女性の性周期

- 成熟卵胞が十分に発達すると，急激に多量のエストロゲンが分泌される．このエストロゲンに刺激されて，下垂体前葉からLHが一過性に多量に分泌される．これをLHサージという（図15-8B）．
- ホルモン分泌の階層的支配では一般に，下位のホルモンは上位のホルモン分泌に対して負のフィードバック調節を行う（図15-6）．しかし，排卵時は例外で，排卵直前に増加したエストロゲンがLH分泌を刺激し，LHサージを起こす（正のフィードバック調節）．
- LHサージが起こるころ，一次卵母細胞は第1減数分裂を終了する．この分裂で細胞質は著しく不均等に分かれ，大きな二次卵母細胞とほとんど細胞質をもたない第1極体が生じる（図15-2B）．

②排卵
- 周期の14日目ころ，LHサージに刺激されて成熟卵胞が破れ，二次卵母細胞が卵巣から放出される．これを排卵といい，放出された二次卵母細胞を一般に卵子と呼ぶ．卵子は，卵管采から卵管に入る．
- 女性が排卵できる期間は約40年である．原始卵胞のうち排卵に至るのは400〜500個だけで，残りは退化する（卵胞閉鎖）．

③黄体期
- 排卵後の卵胞から黄体が形成される（図15-7）．黄体は主にプロゲステロンを

分泌するが，エストロゲンも分泌する（図15-8C）．プロゲステロンは子宮内膜の分泌腺の発達・分泌を促進し，受精卵が着床できるようにする．

- 黄体は排卵後，1週間ぐらいかけて発達する．その後，妊娠しない場合は徐々に退縮し，排卵後14日ころに白体となってホルモンを分泌しなくなる（図15-7）．女性ホルモンの血中濃度が低下すると，下垂体前葉からのFSH分泌が増え（図15-8B），それによって卵巣で再び複数の胞状卵胞が発育を開始し，次の卵巣周期が始まる．
- プロゲステロンは体温上昇作用をもつ．基礎体温（朝，目が覚めた直後に安静状態で測定した口腔温）は排卵後（黄体期）に上昇し，卵胞期よりも0.5℃ぐらい高くなる（図15-8A）．

(2) 子宮内膜周期（月経周期）

- 卵巣周期（ホルモン分泌の周期的な変動）に伴って，子宮内膜にも周期的な変化がみられる．子宮内膜周期は月経周期とも呼ばれ，月経期，増殖期，分泌期からなる．月経期と増殖期は卵巣周期の卵胞期に一致し，分泌期は黄体期に一致する．

①月経期
- 卵巣で黄体が退縮してプロゲステロンとエストロゲンの分泌が低下すると，子宮内膜が剥離して排出され，出血する（月経）．個人差が大きいが，月経期は5日ぐらいである．

②増殖期と分泌期
- 月経期に子宮内膜が剥がれ落ちた後，排卵までの間に子宮内膜は増殖する．この増殖は，主に卵胞の発育に伴うエストロゲン分泌の増加によって起こる．排卵後，黄体から分泌されるプロゲステロンは，子宮内膜の分泌腺を発達させ，分泌物を増やす．
- 排卵前に子宮内膜が増殖し，排卵後に子宮内膜の腺分泌が亢進することで，受精卵が子宮内膜に着床できるようになる．このように女性ホルモンは着床の準備を整える．妊娠（着床）しなければ月経期に移行して子宮内膜が剥がれ落ち，改めて次の着床の準備が始まる．

4 妊娠と分娩

1. 受精

国試に出る

受精〜妊娠〜分娩の仕組みを理解しよう．

- 卵管采から卵管に入った卵子は，卵管の線毛によってゆっくりと子宮に向かって運ばれる．卵子は排卵後，24時間ぐらいしか生存できない．射精された精子は，子宮内で2日ぐらい生存できる．
- 膣内へ放出された精子は，子宮から卵管へと移動する間に受精能（→ SIDE MEMO, 267頁参照）を獲得する．受精は一般に卵管膨大部で起こる．1回の射精

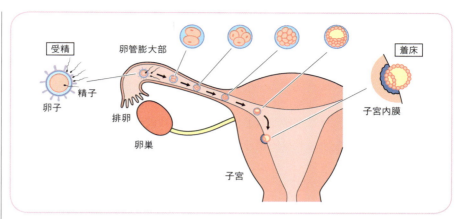

図15-9 受精と着床

SIDE MEMO

受精能：卵子は透明帯と呼ばれる糖蛋白質で覆われて保護されている．受精の際，精子の頭部が透明帯を通過して卵子の細胞質内に侵入するが，この能力を受精能という．射精直後の精子は受精能をもたない．

SIDE MEMO

妊娠検査：hCGは妊娠初期に分泌が増加するので，妊娠検査に応用されている．市販の妊娠検査薬の多くは，尿中のhCGを検出する．

SIDE MEMO

臍帯血：臍帯に含まれる血液は造血幹細胞を多く含む．このため，白血病などの患者に対して臍帯血を移植することがある．臍帯血は免疫細胞も未熟であるため，拒絶反応が起こりにくい．

で2〜4億個の精子が放出され，そのうちの50〜100個ぐらいが卵管膨大部に到達するが，受精できるのは1つだけである．

- 精子は卵子に到達すると先端から酵素を放出して，卵子を覆っている被膜を通過する．精子頭部の細胞膜と卵子の細胞膜が融合し，精子の核が卵子の細胞内に入る（受精）．受精するとすぐに受精卵の表面が変化し，他の精子は侵入できなくなる．
- 受精卵には卵子由来の雌性前核と精子由来の雄性前核があり，どちらも1組（23本）の染色体を含む．両者が融合することによって，両親の遺伝情報を受け継いだ新しい個体が生じる．受精卵は卵割と呼ばれる体細胞分裂を繰り返しながら，ゆっくりと子宮へ運ばれる（図15-9）．

2. 着床と胎児の発育

- 受精の6〜7日後に，受精卵は子宮内膜に接着（着床）して浸潤し始め，4日ぐらいで完全に内膜に埋まる．
- 着床すると胎盤が形成され始める．胎盤組織に分化する前の細胞（合胞体栄養膜細胞）はヒト絨毛性ゴナドトロピン（hCG）を分泌する．hCGの分泌は，妊娠8〜9週ころにピークとなった後，低下する（→SIDE MEMO）．
- hCGの作用により黄体は妊娠黄体に移行してプロゲステロンとエストロゲンを分泌し続ける．プロゲステロンは子宮平滑筋の収縮を抑制する作用をもち，妊娠の維持に重要な役割を担う．
- プロゲステロンとエストロゲンは，妊娠初期には妊娠黄体から分泌される．胎盤が発達してくると（妊娠7〜9週ころ），これらのホルモンは主に胎盤から分泌されるようになり，妊娠黄体の分泌機能は低下する．
- 胎盤は胎生12週ころに完成する．臍帯が胎児と胎盤をつなぐ（→SIDE MEMO）．胎盤では母体と胎児の血液は直接混じり合わず，両者の血液は毛細血管壁を介

して接する．ここで母体の血液から胎児の血液にO_2や栄養素が供給され，胎児で生じたCO_2や老廃物は母体の血液に移行し，母体から排泄される．

- 受精卵はたった1つの細胞であるが，分裂を繰り返して増殖し，様々な組織に分化して，やがて1人の個体になる．受精卵から受精後8週（胎生8週）までを胚子，それ以降を胎児という．ほとんどの器官は胚子期に形成され，胎児期には各臓器および全身が急速に成長する．
- 胎児は胎膜で覆われ，胎児と胎膜の間は羊水で満たされている．羊水は胎児を守るだけではなく，胎児の運動機能の発育にも役立つ．

3．分娩

📝 SIDE MEMO

プロスタグランジン：様々な作用をもつ生理活性物質であるが，子宮平滑筋の収縮作用などで陣痛にもかかわっていると考えられている．陣痛を促進する目的で，オキシトシンやプロスタグランジンの製剤を用いることがある．

- 分娩は胎生38週（妊娠40週）ころに起こる．妊娠末期になると，子宮平滑筋のオキシトシン受容体が増える．分娩が近づくとオキシトシン分泌が増え，子宮が周期的に強く収縮して陣痛が起こる（➡ SIDE MEMO）．胎児が産道に降りてくると，その刺激によってオキシトシン分泌がさらに増え，子宮の収縮が強まる．
- 横隔膜や腹筋の収縮による腹圧の上昇も分娩を助ける．腹圧は無意識のうちに上昇するが，意識的に上昇させて分娩を促進することができる．
- 胎児が娩出された後，胎盤，臍帯，胎膜，羊水なども排出される（後産）．

4．授乳

- 思春期になると，女性ホルモンの作用によって乳房が発達する．
- 出産後，プロラクチンの作用により，乳汁が分泌されるようになる．授乳時に乳頭が吸引されるとプロラクチンの分泌が増え，乳汁の産生・分泌が促進される．
- プロラクチンは性腺刺激ホルモン（LHとFSH）の分泌を抑制するため，授乳している時期には排卵が起こりにくい（妊娠しにくい）．
- 授乳時の乳頭の吸引刺激は，オキシトシン分泌も促進する．オキシトシンは乳腺の筋上皮細胞（平滑筋細胞の一種）を収縮させて乳汁の排出を促進し（射乳反射），乳児が乳汁を吸うのを助ける．

5 更年期と閉経

- 思春期以降にみられる卵巣や子宮内膜の周期的変化は，40歳代後半ころから不規則になり始め，50歳ころに停止する．月経が停止することを閉経といい，その前後（45〜55歳ぐらい）を更年期という．
- 更年期には，様々な心身症状が現れることがある．そのうち，器質的変化に起因しないものを更年期症状という．症状の現れ方は個人差が大きいが，のぼせ，ほてり，発汗，動悸，疲労感，不安などを訴える人が多い．これらの症状

SIDE MEMO

男性の更年期障害：加齢による男性ホルモンの分泌低下に伴って，女性の更年期症状と似た症状（ほてり，疲労感，不安など）が現れることがある．これを男性更年期障害あるいは加齢性腺機能低下症という．

が重く，日常生活に支障をきたす状態を更年期障害という（→ SIDE MEMO）．

- 閉経期には，原始卵胞はほとんど消失しており，卵巣が萎縮する．下垂体前葉から性腺刺激ホルモンが分泌されても卵巣から女性ホルモンは分泌されないため，性腺刺激ホルモンの分泌はむしろ増える（負のフィードバック調節）．

- エストロゲンは血管拡張作用や骨吸収を抑制する作用をもつため，閉経後には高血圧や骨粗鬆症になりやすくなる．

mini test

次の文章で，正しいものには○を，誤っているものには×を付けなさい.

Q1 生殖細胞は減数分裂で染色体数が半減する.

Q2 精巣の間質細胞からテストステロンが産生される.

Q3 勃起反射は交感神経の関与が大きい.

Q4 排卵後は卵胞ホルモンが増える.

Q5 排卵前は体温が高い.

Q6 受精卵は着床する前に分裂を開始する.

Q7 プロラクチンは乳汁産生を促進する.

Q8 オキシトシンにより射乳反射が起こる.

Q9 ヒト絨毛性ゴナドトロピンは妊娠10週以降に増える.

Q10 黄体形成ホルモン (LH) は卵巣から分泌される.

[解答]

Q 1.	○	
Q 2.	○	
Q 3.	×	副交感神経 (骨盤神経) の関与が大きい.
Q 4.	×	排卵後は黄体ホルモンが増える.
Q 5.	×	排卵後は，黄体ホルモンの影響で体温が高い.
Q 6.	○	
Q 7.	○	
Q 8.	○	
Q 9.	×	妊娠8〜9週に最も増え，以後は減少する.
Q 10.	×	LHは下垂体前葉から分泌される.

16章

老化

学習のねらい

・老化と寿命について理解する.
・老化学説について理解する.
・高齢者の生理機能の特徴を説明できる.

1 老化と寿命

1. 老化

SIDE MEMO

抗加齢医学(anti-aging medicine)：アンチエイジング医学ともいう．学際的に，実践を通して，健康寿命を目指す予防医学である．老化の進行を遅らせ，疾患の発症を予防するように，理論に基づく医学介入が行われる.

SIDE MEMO

高齢者の定義：現在WHOは65歳以上を高齢者としており，日本を含む多くの先進国でも同様である．日本の高齢者医療制度では65歳から75歳未満を前期高齢者，75歳以上を後期高齢者としている.

● 生体が誕生してから成長して成熟し，やがて死に至るまでのすべての過程を加齢(aging)という．これに対して，老化(senescence)は，成熟期を過ぎて諸機能が低下していく過程のことである．ただし，抗加齢医学(➡ SIDE MEMO)のように，加齢はしばしば老化と同じ意味で用いられる.

● 老化は誰にでも起こる現象で徐々に進行していくが，その進行スピードには個人差がある．老化の過程で，細胞数の減少や細胞の変性などにより多くの臓器が萎縮し，機能が低下する．老化の進行に伴って病気にかかりやすくなったり，様々な機能が低下したりして，死亡する確率が高まる.

● 病気によって老化が促進されることがある．誰にでも起こる現象を生理的老化，疾患を伴うものを病的老化という．しかし，両者の境界は曖昧で，明確に区別するのは難しい．本章では主に生理的老化について説明し，一部，高齢者(➡ SIDE MEMO)でよくみられる疾患についても説明する.

2. 個体の寿命

● 誕生してから死ぬまでの期間を寿命という．日本人の平均寿命は，1900年ころには男女とも44～45歳であったが，1950年代ころから急激に伸びている(図16-1)．寿命は遺伝によって制御されているが，環境の影響も受ける．近年の平均寿命の伸びは，医療の発達，衛生状態や栄養状態の改善，生活習慣の変化などが影響していると考えられる．しかし，どれほど環境が改善されても寿命には限界があり，ヒトの最大寿命は120歳ぐらいと推定されている.

● 健康上の理由で日常生活が制限されない期間を健康寿命という．2019年の平

271

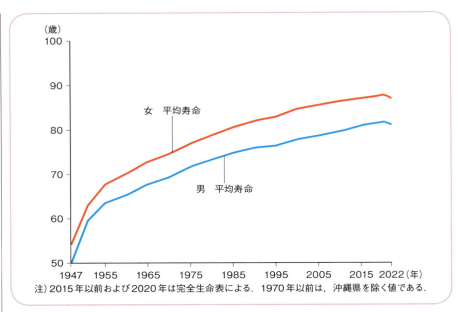

図16-1　平均寿命の推移
〔厚生労働省：令和4年簡易生命表の概況．関連資料 (https://www.mhlw.go.jp/toukei/saikin/hw/life/life22/index.html) より作成〕

均寿命は男性が81.41歳，女性が87.45歳であるのに対し，健康寿命は男性が72.68歳，女性が75.38歳である（令和6年版高齢社会白書，内閣府）．平均寿命との差，つまり要介護などで生活が制限される期間は，男性で8.73年，女性で12.07年である（→SIDE MEMO）．

3. 細胞の寿命

- 細胞の種類によって寿命は異なる．例えば，赤血球は約120日，皮膚の細胞は約28日，腸管の上皮細胞は2〜5日で寿命を迎える．これらの組織では体性幹細胞が分裂・増殖および分化を繰り返し，新しい細胞に入れ替わっていく（→1章，11頁参照）．一方，神経細胞のように生後はほとんど新生されない場合，細胞の寿命は最長で個体の寿命と同じになる．

1) ネクローシスとアポトーシス

- 細胞死のパターンには，ネクローシスとアポトーシスがある．
- **ネクローシス**は，外傷や虚血などの際にみられる受動的な細胞死である．脳虚血や心筋梗塞などで組織への血流が途絶えたときに起こる．ネクローシスを起こした細胞（およびミトコンドリアや小胞体などの細胞小器官）は膨張し，細胞膜が破れて細胞質が流出し，局所で炎症反応が生じる（図16-2A）．
- **アポトーシス**は遺伝的なプログラムに基づいて起こる，プログラムされた細胞死である．不要になった細胞や個体の生存に不都合な細胞はアポトーシスによ

> **SIDE MEMO**
> **健康寿命延伸プラン**：2019年に策定された．疾病や介護の予防，健康作りの環境整備などを推進し，2040年までに健康寿命を男女ともに2016年（男性：72.14歳，女性：74.79歳）に比べて3年以上延伸することを目指している．

16章 老化

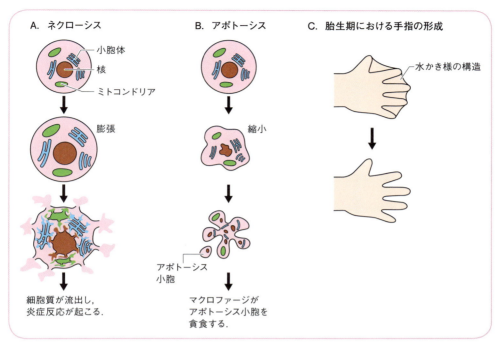

図16-2 ネクローシスとアポトーシス

り除去される．

- アポトーシスでは，ネクローシスとは逆に細胞が縮む．核内の染色質が凝集し，核および細胞質が断片化して細胞膜に包まれた小胞（アポトーシス小胞）が生じる（図16-2B）．アポトーシス小胞はマクロファージなどによって貪食され，周囲の細胞に影響を及ぼさずに除去される．
- 発生の過程で不要な細胞はアポトーシスを起こして消失する．例えば，胎生期に手や足が形成されるとき，初期に指間に形成される水かきのような構造は，アポトーシスによって消失する（図16-2C）．
- DNAが損傷されて修復できなくなった細胞，異常な蛋白質が蓄積した細胞などもアポトーシスによって安全に除去される．

2) 細胞分裂回数の限界とテロメア

- 取り出した体細胞を培養すると，ある回数分裂したのち，分裂できなくなる．この回数は体細胞が由来する組織によって異なり，ヒト線維芽細胞（→SIDE MEMO）では約50回ぐらいである．この分裂回数の限界は，発見者にちなんで「ヘイフリックの限界」と呼ばれる（Hayflick L, Moorhead PS, 1961）．
- ヘイフリックの限界には染色体の両末端にあるテロメア（→SIDE MEMO）という構造がかかわる．テロメアはDNAが複製されるごとに短縮していき，ある限界よりも短くなるとDNAを複製できなくなり，細胞分裂は停止する．

> **SIDE MEMO**
> 線維芽細胞：結合組織を構成する細胞の1つで，コラーゲンや弾性線維などを産生する．組織が損傷すると，線維芽細胞は増殖して肉芽組織の形成にかかわり，組織の修復に寄与する．

> **SIDE MEMO**
> テロメア：テロメアはDNAと蛋白質からなる．DNA部分は短い塩基配列（ヒトの場合はTTAGGGの6塩基）の反復で，遺伝子を含まない．

273

> **SIDE MEMO**
> がん細胞とテロメラーゼ：がん細胞の多くは，テロメラーゼ活性が高くなるように変異している．このため，がん細胞は無限に細胞分裂を繰り返して増殖する．

- テロメラーゼという酵素は，細胞分裂で短縮したテロメアを修復して元に戻す働きをもつが，成人の体細胞ではテロメラーゼ活性はほとんどみられない．一方，生殖細胞や幹細胞はテロメラーゼ活性がみられ，テロメアを修復できる（→ SIDE MEMO）．

2 老化学説

- 老化が起こる原因については，これまでに様々な学説が提唱されてきた．大まかに分類すると，老化の原因が内因性であるという「プログラム説」と，外因性であるという「エラー蓄積説」にまとめることができる．これらの説は片方だけが正しいのではなく，内因性と外因性の要因が複合的に作用して老化を引き起こすと考えられている．

> **SIDE MEMO**
> 早老症（早期老化症）：実年齢よりも早く老化が進み，白髪，白内障，皮膚の皺，動脈硬化などの徴候が現れる．約10種類の早老症があるが，日本では思春期以降に発症するWerner（ウェルナー）症候群が多い（約2,000人）．

- プログラム説は，老化の過程が遺伝的にプログラムされているという説である．この説を裏づける事実として，動物種によって最大寿命が決まっていること，早老症（→ SIDE MEMO）という遺伝性疾患があること，老化遺伝子が存在すること，細胞が分裂できる回数に限界があることなどがある．
- DNAの損傷などのエラーが発生したときに，若年者ではすぐにエラーを修復できるが，高齢になると修復能力が低下する．このようなエラーの蓄積が老化の原因になるという説をエラー蓄積説という．
- 紫外線，放射線，発がん物質，活性酸素などはDNAの損傷を誘発しやすい．損傷されたDNAが完全に修復されれば細胞の機能は正常に保たれるが，修復が不完全であれば突然変異が生じたり，細胞のがん化が生じたりして，疾患を誘発することがある．さらに修復できなければ，その細胞は変性して消失し，組織障害につながる．
- 蛋白質が化学的修飾（酸化，糖化など）を受けたり，熱によって構造が変化したりすると，異常蛋白質が生じる．高齢者ではこれを除去する能力が低下し，さらに蛋白質代謝速度も低下しているため，生じた異常蛋白質が蓄積しやすい．

3 高齢者の生理機能

加齢に伴う構造的・機能的な変化について理解しよう．

- 老化によって多くの生理機能が低下するが，低下の度合いやスピードは機能によって異なる．例えば，神経の伝導機能はあまり低下しないが，腎血流量や肺活量は低下の度合いが大きい．
- 老化による機能低下は個人差も大きく，これにも遺伝要因と環境要因（生活環境，生活習慣など）がかかわる．例えば，運動機能は，あまり運動をしないと

SIDE MEMO

廃用症候群：寝たきりなど，長期の身体活動低下により，筋萎縮，骨密度減少，関節拘縮などが起こり，日常活動に支障をきたす状態である．しばしば心肺機能や嚥下機能の低下，うつ状態，認知機能低下などもみられる．

早期から低下しやすいが，継続的に運動をしていると低下しにくい（→ SIDE MEMO）.

- 健康な高齢者では，安静状態（安定した環境）でのホメオスタシスは維持されているが，負荷がかかったときにホメオスタシスを維持する調節機能は低下する．例えば，高齢者は体温調節機能が低下しており，暑熱環境で熱中症になるリスクが高い．

1. 運動機能

- 運動機能は一般に，青年期から成人期の初期にかけてピークになり，その後は加齢に伴って低下する．ただし，競技者のようにトレーニングを継続していると，運動機能は低下しにくい．トレーニングを高齢になってから開始した場合でも，運動機能の改善効果がみられる．

- 「令和4年度体力・運動能力調査」の概要（スポーツ庁）によると，体力・運動能力は多くの項目において，女子では中学生年代に，男子では高校生年代から成人にかけてピークに達し，その後は加齢とともに直線的に低下する（図16-3A）．ただし，握力は男女とも思春期以降も緩やかに上昇し，30歳代でピークに達する（図16-3B）.

1) 運動器と運動ニューロン

- 老化による運動機能の低下には，運動器（骨格筋，骨，関節など），神経系，心肺機能などの変化がかかわる．ここでは，運動器と運動ニューロンについて説明し，心肺機能については「3) 全身持久力」の項で説明する．

(1) 運動器

①骨格筋

- 老化に伴って，筋量も筋力も低下する．

- 筋量の低下は，筋線維数の減少や個々の筋線維の細径化などによって生じ，筋断面積が減少する．

- 筋線維の変化は，TypeI線維およびTypeII線維の両方でみられるが，TypeII線維（速筋線維）のほうがTypeI線維よりも減少しやすい．またTypeII線維の一部はTypeI線維（遅筋線維）に変化する．このため，高齢者ではTypeII線維の割合が低下し，筋持久力に比べ筋瞬発力（筋パワー）の低下が大きい．

- 筋力（最大筋力）も老化により低下する．上肢に比べ下肢のほうが早い時期に筋力が低下し始める．

- 筋力トレーニングにより，老化に伴う筋量および筋力の低下や筋線維組成の変化の進行を遅らせ，改善することができる．

②骨

- 骨強度の要因となる骨密度（単位面積当たりの骨量）と骨質（→ SIDE MEMO）は，どちらも老化で低下する．つまり，高齢者は骨強度が低下し，骨折しやすくなる．

SIDE MEMO

骨量と骨質：骨に含まれるミネラル（カルシウムなど）の量を骨量（あるいは骨塩量）という．骨質は，骨の微細構造，骨を構成するコラーゲン，骨代謝回転などのことである．

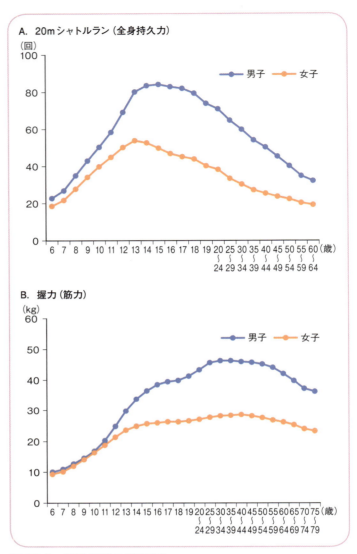

図16-3　運動機能の加齢変化
〔スポーツ庁：「令和４年度体力・運動能力調査」の概要（https://www.mext.go.jp/sports/content/20231008-spt_kensport01-000032198_0_1.pdf）より作成〕

- 高齢者における骨密度の低下には，活性型ビタミンD_3産生の減少とこれに伴う消化管でのカルシウム吸収能の低下，パラソルモン（副甲状腺ホルモン）分泌の亢進などがかかわる．
- 骨密度の低下は男性では緩やかであるが，女性は閉経後に急激に低下する．これは閉経後にエストロゲンが分泌されなくなり，骨吸収が促進されるからである．このため，閉経後の女性は骨粗鬆症になりやすい．

③関節
- 老化により関節軟骨が変化し（弾力性の低下，摩耗など），関節靱帯や腱の弾

力性が低下する．このため，関節の可動域が減少したり，関節の損傷や炎症が起こりやすくなったりする．

(2) 運動ニューロン

- 老化により脊髄前角の運動ニューロンの数は減少し，運動単位の数も減少する．運動ニューロンが消失すると，それに支配されていた筋線維は他の運動ニューロンによって支配されるようになり，神経支配比が大きくなる．このため，高齢者は細かい運動が難しくなる．

2) 歩行とバランス機能

- 高齢になると，歩行時に歩幅が小さくなったり，両足が地面についている時間が長くなったりして，歩行速度が低下する．このような変化は筋力の低下やバランス能力の低下などによる．歩行速度の低下（歩行速度＜1.0m/秒）は，フレイル（➡ SIDE MEMO）およびサルコペニア（➡ SIDE MEMO）の評価基準の1つである．
- 高齢者は歩行時の足首の動きが悪くなる．遊脚相でつま先が十分に上がらなくなり，つまずきやすい．
- 立位時のバランス機能（姿勢を維持する機能）には，立位姿勢を静かに維持する静的バランス機能と，立位姿勢を維持しながら手を伸ばしてものを取るときや歩行中に姿勢を維持する動的バランス機能がある．高齢者ではどちらも低下し，転倒リスクが高まる．バランス機能が低下する原因として，筋力の低下，感覚機能（視覚，平衡感覚，皮膚感覚や固有感覚など）の低下，姿勢保持にかかわる神経系機能（伸張反射など）の低下などがある．

3) 全身持久力

- ある強度の運動を長時間続ける能力を全身持久力という．全身持久力は運動中にエネルギー（酸素やグルコースなど）を全身に供給する能力であり，有酸素性能力とも呼ばれる．これには，呼吸器系（酸素摂取能力）と循環器系（心拍出量）が主要な役割を担う．
- 運動負荷を徐々に上げていくと，酸素摂取量や心拍数も徐々に増加する．運動負荷を限界に達するまで上げたときの酸素摂取量を最大酸素摂取量，心拍数を最大心拍数という．
- 最大酸素摂取量は20歳代以降，加齢に伴って低下する．この低下は，有酸素トレーニングを行うことによって軽減できる．
- 最大心拍数は一般に，「220－年齢」の式で推定される．ただし，高齢者に対しては「最大心拍数＝207－（年齢×0.7）」の式を用いる．
- 全身持久力が低下すると疲れやすくなるため，活動性が低下するが，それによってさらに全身持久力が低下するという悪循環に陥りやすい．また，全身持久力の低下は，生活習慣病の発症や死亡率の増加と関連する．

📝 SIDE MEMO

フレイル：高齢で予備能力が低下し，体重減少，疲労感，活動量低下，歩行速度低下，筋力低下の5項目中3項目以上に該当する状態（自立と要介護の中間）である．適切な介入・支援で自立生活の維持向上が可能である．

📝 SIDE MEMO

サルコペニア：高齢で筋肉量があるレベル以上に減少し，筋力や身体機能も低下した状態である．歩行，階段の上り下り，立ち上がりなどの日常動作が難しくなり，転倒や要介護のリスクが高まる．

● 高齢者においても，全身持久力はトレーニングによって改善できる．

2. 感覚

● 高齢者では感覚機能（視覚，聴覚，平衡感覚，味覚，嗅覚，体性感覚）は一般に低下する．ここでは，視覚，聴覚，味覚と嗅覚について説明する．

1) 視覚

● 老化に伴い，視力，色覚，光覚が低下する．主な原因は，瞳孔径の縮小（縮瞳傾向），水晶体の光透過性低下，視細胞の減少などである．

● 水晶体の光透過性低下は，蛋白質の変性によって水晶体が混濁することで起こる．水晶体の光透過性が病的に低下した状態を白内障という．高齢者で多発するが，手術により視力を回復できることが多い．

● 水晶体の硬化や毛様体筋の収縮力低下により，遠近調節機能が低下する．このため，近くのものにピントを合わせるのが難しくなる．この状態を老視（老眼）という．

2) 聴覚

● 聴覚も高齢者では低下しやすい．特に原因疾患がなく，加齢が原因と考えられる難聴を加齢性難聴という．加齢性難聴は進行性で，高音（高周波音）から聞こえにくくなる（➡ SIDE MEMO）．これは内耳の機能低下（有毛細胞と蝸牛神経の減少など），大脳皮質に至るまでの聴覚伝導路の機能低下によって生じる感音性難聴である（➡ 5章，95頁参照）．

● 加齢性難聴は徐々に進行するため，自覚されにくい．難聴によりコミュニケーションが障害されると，社会参加が減少したり，うつ傾向になったりしやすい．さらに，難聴は認知機能の低下につながり，認知症の発症にかかわる．このため，難聴を早期に発見し，補助デバイス（補聴器など）を積極的に使用することが望ましい．

3) 味覚と嗅覚

● 味覚には，甘味，塩味，酸味，苦味，うま味という5つの基本味があるが，高齢者ではこれらの基本味を感じにくくなる（味覚閾値が上昇する）．このため，濃い味を好む傾向がみられる．味覚が低下する原因は，味細胞の減少や味覚伝導路の機能低下と考えられている．

● 嗅覚は，男性では60歳代ころから，女性では70歳代ころから低下する．この原因は，嗅細胞の減少や嗅覚伝導路の機能低下と考えられている（➡ SIDE MEMO）．

SIDE MEMO

モスキート音：
17,000 Hz前後の高周波音で，蚊の羽音と似ている．聴覚のピークは10歳前後で，それ以降は加齢に伴って高周波の音から聞き取りにくくなるため，モスキート音は20歳代前半ころまでしか聞こえない．

SIDE MEMO

嗅覚と認知症：
Alzheimer（アルツハイマー）型，Lewy（レビー）小体型，Parkinson病の認知症では，認知症の発症前から嗅覚（特ににおいの種類を同定する能力）に障害が現れる．このため，嗅覚障害検査は認知症の早期診断に利用されている．

3. 認知機能

- 認知機能は知的機能の総称で，理解，判断，論理，記憶，言語，学習などを含む．認知機能は，学習や経験によって蓄積される能力〔結晶性知能（言語能力，理解力など）〕と新しい問題を解決し適応する能力〔流動性知能（情報を獲得して処理する能力など）〕が区別される．
- 老化による認知機能の変化は個人差が大きいが，一般に結晶性知能は高齢者でも維持されるのに対し，流動性知能は低下しやすい．
- 高齢になると短期記憶が低下し，物忘れが増えてくる．長期記憶（陳述記憶と非陳述記憶）では非陳述記憶はあまり変化しない．陳述記憶ではエピソード記憶（個人的な思い出）は低下しやすいが，意味記憶（一般的な知識など）は保たれることが多い（➡ 2章，36頁参照）．
- 正常に発達した認知機能が持続的に低下して，社会生活に支障が出るような状態を認知症という．認知症患者の多くは高齢者で，記憶障害（病的な物忘れ），見当識障害，人格障害などの症状がみられる．日本では現在，神経変性疾患である Alzheimer 型認知症が最も多く，次いで脳梗塞や脳出血によって生じる血管性認知症が多い．視覚や聴覚などの感覚機能の低下は，しばしば認知症の進行を促進する．

4. 自律機能

1）循環機能

- 成人以降，一般に加齢とともに血圧は上昇する．この原因として，血管の弾力性（伸展性）の低下，血管抵抗の上昇，交感神経活動および副腎髄質ホルモン分泌の亢進などがある．大動脈の弾力性が低下すると，心収縮期に大動脈が伸展して圧を緩衝する作用が低下するため，高齢者では特に収縮期血圧が上昇しやすい．
- 高齢者では動脈圧受容器の感受性が低下する．このため，臥位から立位になるときの血圧低下（起立性低血圧）や食事の後（30分〜1時間前後）の血圧低下（食事性低血圧）が起こりやすくなる．また，運動時に血圧が上昇しやすくなったり，入浴に伴う血圧変動が大きくなったりしやすい．
- 血圧の低下は，めまいやふらつきの原因となり，転倒や入浴事故につながることがある．運動や入浴などで血圧が過度に上昇すると，脳血管疾患や心血管疾患のリスクが高まる．
- 最大心拍数は加齢に伴って減少するが（➡ 前述，277頁参照），安静時の心拍数や心拍出量はほとんど変化しない．

2）呼吸機能

- 安静時の1回換気量は年齢の影響をあまり受けないが，肺活量は成人以降，加

齢とともに減少する（➡7章，117頁，肺活量の予測式を参照）．特に予備呼気量の減少が大きい．一方，残気量は増加する．これらの変化は肺の弾性低下，胸郭の硬化，呼吸筋の低下などによって生じる．

- 高齢になると肺拡散能も低下する．肺で酸素が拡散しにくくなるため，動脈血酸素分圧が低下する．さらに運動時の最大酸素摂取量（➡7章，125頁参照）も低下する．

3) 消化・吸収機能

- 高齢者は一般に嚥下機能が低下する．これには，歯数の減少，唾液分泌の減少，嚥下反射の低下，嚥下にかかわる筋の機能低下など，様々な要因がかかわる．嚥下機能の低下は誤嚥につながるが，高齢者は咳反射も低下するため，誤嚥したものを吐き出せず，肺炎になりやすい（誤嚥性肺炎 ➡10章，181頁参照）．
- 消化管の運動機能も高齢者では低下する．例えば，胃の検査でバリウムを服用した場合，高齢者ではバリウムが排泄されるまでの時間が長くなる．
- 消化管の分泌機能では，唾液分泌は加齢の影響を受けない．ただし，日常的に薬を服用している高齢者では，薬の影響で唾液分泌が低下することがある．一方，胃液分泌は，安静時にも摂食時にも低下する．
- 消化管の吸収機能については，糖質やカルシウムの吸収が低下することが知られている．カルシウムの吸収が低下する主な原因は，肝臓や腎臓の機能低下による活性型ビタミンD_3産生の減少である．カルシウムの吸収が低下することは骨量の低下につながり，骨折のリスクを高める．

4) 腎臓および排尿の機能

- 腎臓は40歳代後半ころから加齢とともに萎縮する．特に腎皮質の萎縮が強く，細動脈の内腔が狭くなり，糸球体数が減少する．このため，腎血流量および糸球体濾過量が低下する．尿の濃縮力や希釈力も低下するため，脱水などの負荷がかかると体液の恒常性を維持するのが難しくなる．
- 膀胱は伸縮性に富んでいるが，高齢になると膀胱壁の平滑筋が線維化して弾性が低下するため，膀胱容量が低下する．また，収縮力が低下するため，尿を排出する速度が遅くなり，残尿がみられるようになる．このような変化は，頻尿の原因になる．
- 女性は尿道が短く外尿道括約筋が発達していない．閉経後にエストロゲンが欠乏すると，尿道を閉じる力がさらに低下し，尿失禁のリスクが高まる．
- 男性は高齢になると前立腺が肥大しやすい．前立腺が尿道を圧迫すると，尿の排出が妨げられて排尿が障害される（排尿困難）．

5) 内分泌機能

- 安静時のホルモン血中濃度は，老化によって変化するものと，あまり変化しな

SIDE MEMO

高齢者の脱水症：高齢者は渇きの感覚が低下して水分摂取が減少したり，失禁や頻尿の心配から水分摂取を控えたりする傾向がある．さらに腎機能の低下により水分の喪失が増える．このため高齢者は脱水症になりやすい．

いものがあるが，多くのホルモンは，分泌刺激に対する反応性低下や受容体減少などにより，作用が低下する．

- 性ホルモン，成長ホルモン，メラトニンの血中濃度は高齢者で低下する．性ホルモンの低下は生殖機能の低下や更年期障害などを起こす．特に女性では閉経後に女性ホルモンがほとんど分泌されなくなり，影響が大きい（→ 15章，268頁参照）．成長ホルモンの低下により蛋白質合成が低下し，筋量および筋力が減少しやすい．メラトニンの低下は睡眠障害の原因になることがある．
- コルチゾール，インスリン，甲状腺ホルモンは，高齢になっても安静時の血中濃度はあまり変化しない．しかし，負荷がかかったときの反応性は低下する．例えば，摂食後のインスリン分泌増加反応が低下し，組織の受容体も減少するため，高齢者では食後に血糖値が高い状態が長く続くようになる．
- カテコールアミン（ノルアドレナリン，アドレナリン），パラソルモン（副甲状腺ホルモン），性腺刺激ホルモンの血中濃度は高齢者で増加する．持続的なカテコールアミンの増加は高血圧症，パラソルモンの増加は骨粗鬆症のリスクを高める．性腺刺激ホルモンの増加は，性ホルモンの減少により負のフィードバックが低下するためと考えられ，性腺刺激ホルモンが増えても性腺が応答できない．

6) 免疫機能

- 高齢になると感染症やがんなどに罹患しやすくなったり，自己免疫疾患を発症しやすくなったりする．これには，老化による免疫機能の低下が関係すると考えられている．
- 老化による免疫系の具体的な変化には，新たな抗原に対する応答性の低下，ナチュラルキラー細胞（NK細胞）やキラーT細胞の減少，ヘルパーT細胞の機能低下，マクロファージの貪食能の低下，樹状細胞の抗原提示機能の低下などがある．
- 高齢者では慢性炎症（明確な炎症徴候のない持続的な炎症反応）が起こりやすい．これは，免疫系細胞による炎症性サイトカインの過剰産生や，老化した細胞が炎症性のメディエーターを分泌することなどによる．

mini test

次の文章で，正しいものには○を，誤っているものには×を付けなさい.

Q1 女性は閉経後に骨吸収が促進する.

Q2 高齢者は血圧が低くなる.

Q3 加齢性難聴では低音が聴こえにくくなる.

Q4 高齢者は末梢血管抵抗が下がる.

Q5 高齢者は肺活量が減る.

Q6 高齢者は残気量が減る.

Q7 高齢者はメラトニン分泌が減る.

Q8 高齢者はカテコールアミン分泌が増加する.

Q9 高齢者はコルチゾール分泌が減る.

Q10 高齢者の体温調節機能はあまり変化しない.

[解答]

Q 1.　○

Q 2.　×　一般に血圧は高くなる.

Q 3.　×　加齢性難聴では高音が聴こえにくくなる.

Q 4.　×　血管の弾性が低下するので，末梢血管抵抗は高くなる.

Q 5.　○

Q 6.　×　予備呼気量などが低下するので，残気量は増える.

Q 7.　○

Q 8.　○

Q 9.　×　あまり変化しない.

Q 10.　×　体温調節機能は低下する.

索引

●● 和文索引 ●●

あ

アクチン　46
アクチンフィラメント　44
アシドーシス　122
圧受容器反射　144
アデノシン二リン酸　10
アドレナリン　227
アポクリン腺　252
アポトーシス　272
アミノ酸の代謝　240
アミノ酸誘導体ホルモン　212
アルカローシス　122
アルドステロン　205, 226
暗順応　90
安静呼吸　114
暗帯　44

い

胃液　182
イオンチャネル　4
閾値　79
胃結腸反射　192
胃腺　182
胃大腸反射　192
一次運動野　34, 68
一次感覚野　34
一次止血　161
一次終末　61
胃底　182
イヌリン　203
胃の構造　182
胃の蠕動運動　183
インスリン　222
咽頭期　181

う

ウェルニッケ野　35
右脚　131
ウロビリノゲン　157
運動学習　74
運動時のエネルギー源　240
運動時の呼吸調節　125

運動時の循環調節　149
運動性言語中枢　35
運動性失語　35
運動皮質　68
運動前野　34, 68
運動単位　59
運動野　34
運動連合野　34

え

栄養素の吸収　188
液性免疫　173
エキソサイトーシス　5
エクリン腺　251
エストロゲン　262
エネルギー代謝率　241
エリスロポエチン　158
遠位尿細管　197, 201
嚥下運動　180
塩酸　183
遠視　91
炎症　169
炎症性サイトカイン　169
延髄　31
エンドサイトーシス　5

お

横隔膜　114
横行小管　45
黄体期　265
黄体形成ホルモン　218, 260, 262
黄体ホルモン　262
黄疸　157
黄斑　90
オーバーシュート　18
オキシトシン　219, 268
オッディ括約筋　187
オピオイドペプチド　85
オペラント条件付け　36
温覚　82
温度受容器　82, 250
温熱性発汗　252

か

外眼筋　92
外肛門括約筋　192

外耳　95
階段現象　49
解糖系　52, 237
外尿道括約筋　207
海馬　32
灰白質　27
海馬傍回　32
化学受容器反射　124
蝸牛　95
蝸牛管　95
核　5
角回　35
核鎖線維　61
拡散　4
学習　36
核心温　247
核袋線維　61
拡張期　137
拡張期血圧　142
獲得免疫　170
角膜　87
加重　49
下垂体後葉ホルモン　218
下垂体前葉ホルモン　216
ガス交換　120
ガストリン　184
活動電位　18
カテコールアミン　227
ガラクトース　188, 233
顆粒球　160
カルシトニン　220
加齢性難聴　278
感覚性言語中枢　35
感覚性失語　35
感覚野　34
感覚連合野　34
眼球運動　92
幹細胞　11
間質液　3
冠循環　146
肝循環　148
間接ビリルビン　157
汗腺　251
肝臓　193
杆体細胞　89
間脳　31

283

眼房水　87

き

記憶　36
機械受容器　83
気化熱　249
基礎体温　266
基礎代謝量　240
拮抗（神経）支配　105
拮抗抑制　61, 63
基底膜　96
気道　112
機能的残気量　116
嗅覚　98
球形嚢　97
吸息筋　114
橋　31
胸郭　113
胸式呼吸　114
強縮　49
橋小脳　72
胸髄　27
胸膜　113
虚血　136
近位尿細管　197, 200
筋原線維　44
近視　91
筋小胞体　45
筋節　45
緊張性頸反射　66
緊張性迷路反射　66
筋電図　66
筋紡錘　61

く

クエン酸回路　237
屈曲反射　64
クモ膜下腔　40
グリコーゲン　234
グリセリン　234
グルカゴン　223
グルコース　188, 233
クレアチニン　203

け

形質細胞　160
痙縮　73
頸髄　27
頸動脈洞　144
血圧　142
血液凝固　162

血液凝固因子　162
血管壁　138
血球　156
月経周期　266
血漿　153
血漿膠質浸透圧　140
血漿蛋白質　154
血小板　160
血小板血栓　161
血清　154
結腸　191
血糖値　224
ゲルストマン症候群　35
言語中枢　34
原始反射　66
腱受容器　63
減数分裂　6, 257

こ

抗A抗体　163
好塩基球　160
後角　27
交感神経系　103
口腔期　181
抗原提示作用　169
虹彩　87
後索路-内側毛帯系　84
交叉性伸展反射　65
好酸球　160
抗重力筋　61
甲状腺　219
甲状腺刺激ホルモン　218
甲状腺ホルモン　219
拘束性換気障害　117
高体温　254
好中球　160
後頭葉　33
更年期　268
抗B抗体　163
後負荷　138
興奮性シナプス　25
高齢者の生理機能　274
高齢者の脱水症　280
交連線維　32
誤嚥性肺炎　280
呼吸筋　114
呼吸商　240
呼吸性アシドーシス　123
呼吸性アルカローシス　123
固縮　73
呼息筋　114

骨格筋　43
骨格筋細胞　44
骨格筋の特徴　55
骨迷路　94
古典的条件付け　36
コドン　8
鼓膜　95
固有感覚　83
固有受容器　83
コルチ器　96

さ

再吸収　200
サイズの原理　60
最大吸気量　116
細動脈　139
サイトーシス　5
再分極　18
細胞外液　204
細胞刺激型アレルギー　174
細胞質　2
細胞傷害型アレルギー　174
細胞傷害性T細胞　170
細胞小器官　5
細胞性免疫　173
細胞内液　204
細胞分裂　6
細胞膜　2
サイロキシン　219
左脚　131
サルコペニア　277
酸塩基平衡　122
残気量　116
三尖弁　130
酸素解離曲線　121
酸素結合能　121
酸素飽和度　121
三大栄養素　232
三半規管　97

し

視覚　87
視覚野　34
糸球体　197, 199
糸球体濾過量　199
子宮内膜周期　266
死腔　119
軸索反射　82
自原抑制　64
視細胞　87
支持細胞　15

脂質　189, 234
脂質の代謝　239
視床　31
視床下部　31
視神経乳頭　90
自然免疫　168
自然リンパ球　169
膝蓋腱反射　62
自動能　131
シナプス　22
シナプス後電位　25
シナプス後抑制　39
シナプス小胞　22
シナプス前抑制　39
脂肪酸　189, 234
射精反射　261
集合管　197, 201
収縮期　136
収縮期血圧　142
収束　38
樹状細胞　169
受精　266
受動免疫　172
授乳　268
寿命　271
シュワン細胞　16
馴化　255
順応　77
消化液　178
消化管ホルモン　179
消化酵素　186, 188
松果体　229
条件反射　36
脂溶性ビタミン　243
脂溶性ホルモン　213
小腸の運動　190
小腸の構造　185
情動　31
小脳　31, 72
小脳性運動失調　73
小胞体　9
静脈　140
静脈血　113
触圧覚　80
食細胞　168
食作用　168
食道期　181
女性生殖器　262
女性ホルモン　262
徐波　37
自律神経系　38

心音　137
侵害受容器　82, 84
心筋　43, 130
心筋の特徴　55
腎クリアランス　202
神経核　31
神経筋接合部　60
神経支配比　59
神経終末　15
神経伝達物質　23, 105
腎血漿流量　199
心周期　136
腎小体　197
腎臓の構造　197
伸張反射　61, 62
心電図　133
心拍出量　133
心拍数　132
新皮質　33
深部感覚　83
深部痛覚　83
心房性ナトリウム利尿ペプチド
　205

す

膵液　186
錘外筋線維　59
髄質　31
髄鞘　16
水晶体　87
膵臓　221
錐体外路　71
錐体外路症状　73
錐体細胞　89
錐体路　70
錐体路症状　73
錘内筋線維　59
水溶性ビタミン　243
水溶性ホルモン　213
スターリングの心臓の法則　131
ステロイドホルモン　213
スパイロメーター　116
滑り説　46

せ

精子形成　260
静止膜電位　17
精神性発汗　252
性腺　228
性腺刺激ホルモン　218
声帯ヒダ　125

成長ホルモン　216
声門　125
脊髄　26
脊髄視床路　85
脊髄小脳　72
脊髄神経　26
絶縁伝導　20
赤筋　54
赤血球　156
絶対不応期　19
セルロース　234
線維素溶解　163
前角　27
染色体　6
仙髄　27
前庭器官　97
前庭小脳　72
前庭神経　98
前頭葉　33
前頭連合野　35
全肺気量　116
前負荷　138
線溶　163

そ

臓器感覚　86
僧帽弁　130
側角　28
即時型アレルギー　173
促通拡散　4
側頭葉　33
側頭連合野　35
速波　37
側方抑制　39, 79
咀嚼運動　179

た

体液のpH　122, 205
体液の調節　204
体液量　204
体温　247
体温調節中枢　250
体温の概日リズム　248
対光反射　91
体細胞分裂　6
代謝性アシドーシス　123
代謝性アルカローシス　123
代謝当量　241
体循環　128
帯状回　32
体性感覚　77

285

体性感覚野　34
体性神経系　38
大腸の運動　191
大腸の構造　191
大動脈弓　144
大脳　32
大脳基底核　32, 71
大脳髄質　32
大脳皮質　32
大脳辺縁系　33
唾液アミラーゼ　180
唾液腺　180
唾液分泌　180
立ち直り反射　66
脱分極　18
多糖類　233
多量ミネラル　244
単球　160
単シナプス反射　63
胆汁　186
単収縮　49
単純拡散　3
男性生殖器　259
男性ホルモン　259
淡蒼球　32
単糖類　233
蛋白質　189, 235
蛋白質合成　8

ち

遅延型アレルギー　174
蓄尿　207
蓄尿反射　208
着床　267
チャネル　4
中間質　27
中耳　95
中心窩　90
中心溝　33
中心後回　33
中心前回　33
中心体　10
中枢神経系　14
中脳　31
聴覚　94
聴覚野　34
腸肝循環　187
跳躍伝導　20
直接ビリルビン　157
直腸　191

つ

痛覚　82

て

抵抗血管　139
低体温　254
適応免疫　170
適刺激　77
テストステロン　259
鉄欠乏性貧血　158
デルマトーム　83
電解質コルチコイド　226
電子伝達系　238

と

瞳孔括約筋　91
瞳孔散大筋　91
糖質　188, 232
糖質コルチコイド　225
糖質の代謝　237
等尺性収縮　49
動静脈吻合　252
等張性収縮　50
頭頂葉　33
頭頂連合野　35
糖尿病　224
島皮質　32
洞房結節　131
動脈　138
動脈圧受容器反射　144
動脈血　113
動脈弁　130
トーヌス　105
特殊感覚　77, 87
トリグリセリド　189, 234
トリヨードサイロニン　219
努力呼吸　115
トロポニン　46
トロポミオシン　46
トロンビン　163

な

内肛門括約筋　192
内耳　94, 95
内臓感覚　77, 86
内臓痛覚　86
内尿道括約筋　207
ナチュラルキラー細胞　169
難聴　95

に

肉芽組織　170
二次血栓　162
二次止血　162
二次終末　61
二重（神経）支配　105
二尖弁　130
二糖類　233
乳化　189
ニューロン　15
尿細管　197, 199
尿生成　197
尿道　206
尿のpH　203
尿の組成　203
尿量　203
妊娠　266
認知症　36, 279

ね

ネクローシス　272
熱産生　249
熱放散　249
ネフロン　197

の

脳幹　31
脳幹反射　65
脳幹網様体　31
脳死　37
脳循環　147
脳神経　29
脳脊髄液　40
能動免疫　172
能動輸送　4
脳波　37
ノルアドレナリン　227
ノンレム睡眠　37

は

％肺活量　117
肺活量　116, 117
肺気量　116
肺循環　129, 148
排尿　207
排尿筋　207
排尿反射　208
排便機構　192
排便反射　192
肺胞　113

廃用症候群　275
排卵　265
白質　27
白内障　278
バソプレシン　204, 218
パチニ小体　82
発汗　249
白筋　54
白血球　159
発散　38
発声　125
発熱　253
馬尾　27
パペッツ回路　33
反回抑制　39
半規管　97
反射　40
反射弓　40

ひ

被殻　32
皮下脂肪　253
皮質　31
皮質脊髄路　71
尾状核　32
微小循環　139
尾髄　27
ヒス束　131
ヒスタミン　184
ビタミン　242
ビタミンA　243
ビタミンB群　243
ビタミンC　243
ビタミンD　243
ビタミンE　244
ビタミンK　244
必須アミノ酸　235
必須脂肪酸　234
ヒト絨毛性ゴナドトロピン　267
ヒト白血球抗原　165
非必須アミノ酸　235
皮膚温　247, 251
皮膚循環　148
皮膚の構造　252
皮膚分節　83
表在反射　65
微量ミネラル　245
ビリルビン　157
非連合学習　36
貧血　158

ふ

ファーター乳頭　187
フィブリノゲン　163
フィブリン　163
不応期　19
複合感覚　100
副交感神経系　104
副甲状腺　221
腹式呼吸　114
輻射　249
副腎　225
副腎アンドロゲン　226
副腎髄質　227
副腎皮質　225
副腎皮質刺激ホルモン　218
副腎皮質ホルモン　225
輻輳　92
不減衰伝導　20
不整脈　135
プチアリン　180
プラトー相　132
ふるえ　249
プルキンエ線維　131
フルクトース　188, 233
フレイル　277
ブローカ野　35
ブロードマン　33
フローボリューム曲線　118
プロゲステロン　262
プロトロンビン　163
プロラクチン　217, 268
分娩　268
噴門　182

へ

平滑筋　43
平滑筋の特徴　55
閉経　268
平衡覚　97
平衡斑　97
閉塞性換気障害　118
ペースメーカー　131
ペプシノゲン　183
ペプシン　183
ペプチド（蛋白質）ホルモン　212
ペルオキシソーム　10
ヘルパーT細胞　170
ベル-マジャンディーの法則　29
辺縁葉　32
扁桃体　32

弁別閾　79
ヘンレループ　197

ほ

膀胱　206
膀胱の構造　207
房室結節　131
房室ブロック　131
房室弁　130
放射　249
ボーマン嚢　197
補足運動野　34, 68
補体　169
勃起反射　261
ホルモン　211
ホルモン系の異常　230

ま

マイスネル小体　81
膜電位　17
膜迷路　94
マクロファージ　160
末梢神経系　14
マリオットの盲点　90
慢性炎症　281

み

ミエリン　16
ミオシンフィラメント　44
味覚　99
ミセル　189
三つ組　45
ミトコンドリア　9
ミネラル　244
脈拍　141
味蕾　99

む

ムチン　180, 183

め

明順応　90
明帯　44
メルケル盤　81
免疫グロブリン　171
免疫細胞　166
免疫複合型アレルギー　174

も

毛細血管　139
盲腸　191

網膜 87
モノグリセリド 189

ゆ

有酸素系 52
有毛細胞 96
幽門 182
輸送体 4

よ

溶血 158
腰髄 27
抑制性シナプス 25
予備吸気量 116
予備呼気量 116

ら

卵形嚢 97
乱視 91
卵子形成 258, 264
卵巣周期 264
ランビエ絞輪 16
卵胞期 264
卵胞刺激ホルモン 218, 260, 262
卵胞ホルモン 262

り

リソソーム 10
立毛筋 253
リパーゼ 189
リボソーム 9
両方向性伝導 20
リンパ球 160, 167
リンパ循環 150
リンパ組織 167

る

ルフィニ終末 81

れ

冷覚 82
レニン-アンジオテンシン系 226
レム睡眠 37
連合学習 36
連合野 34

ろ

老化 271
老眼 91, 278
老視 91, 278

わ

ワーラー変性 17
ワクチン 172

数字

1回換気量 116
1秒率 117
1秒量 117
2点識別 80
Ia群線維 61
Ia抑制 63
I型アレルギー 173
Ib抑制 64
II型アレルギー 174
II群線維 61
III型アレルギー 174
IV型アレルギー 174
V型アレルギー 174

ギリシャ文字

α運動ニューロン 59
α波 37
β波 37
γ運動ニューロン 59, 61
δ波 37
θ波 37

●● 欧文索引 ●●

A

ABO式血液型 163
ADP 10
ANP 205
ATP 10
ATP-クレアチンリン酸系 52
A抗原 163
A帯 44

B

Bell-Magendieの法則 29
BMR 240
Bowman嚢 197
Broca失語 35
Broca野 35
Brodmann 33
B抗原 163
B細胞 160, 167

D

DNA 5, 8

E

EPSP 25

F

FF型 60
FR型 60
FSH 262

G

Gerstmann症候群 35
GFR 199
Golgi腱器官 63
Golgi装置 10

H

hCG 267
Henle係蹄 197
Henleループ 197, 201
His束 131
HLA 165
H帯 45
H波 68

I

IgA 171
IgE 171
IgG 171
IgM 171
IPSP 25
iPS細胞 11
I帯 44

L

LHサージ 265

M

Meissner小体 81
Merkel盤 81
MET（METs） 241
mRNA 8
M波 68

N

Na$^+$-K$^+$ポンプ 5, 17
NK細胞 167, 169
non-REM睡眠 37

O

Oddi括約筋　187

P

Pacini小体　82
Papez回路　33
Purkinje線維　131
P波　133

Q

QRS波　133

R

Ranvier絞輪　16
REM睡眠　37

Rh

Rh式血液型　164
RMR　241
RNA　8
RPF　199
RQ　240
rRNA　8
Ruffini終末　81

S

Schwann細胞　16
Starlingの心臓の法則　131
S型　60

T

tRNA　8
TypeⅠ線維　54

TypeⅡA線維　54
TypeⅡB線維　55
T管　45
T細胞　160, 167
T波　133

V

Vater乳頭　187

W

Waller変性　17
Wernicke失語　35
Wernicke野　35

Z

Z帯　44

最新リハビリテーション基礎講座
生理学

ISBN978-4-263-26712-7

2024年10月10日　第1版第1刷発行

著者　生友聖子
　　　志村まゆら
　　　鈴木敦子
　　　玉木　徹

発行者　白石泰夫

発行所　医歯薬出版株式会社
〒113-8612　東京都文京区本駒込1-7-10
TEL. (03) 5395-7628 (編集)・7616 (販売)
FAX. (03) 5395-7609 (編集)・8563 (販売)
https://www.ishiyaku.co.jp/
郵便振替番号 00190-5-13816

乱丁, 落丁の際はお取り替えいたします.　　　　印刷・真興社／製本・榎本製本
Ⓒ Ishiyaku Publishers, Inc., 2024. Printed in Japan

本書の複製権・翻訳権・翻案権・上映権・譲渡権・貸与権・公衆送信権（送信可能化権を含む）・口述権は，医歯薬出版(株)が保有します.

本書を無断で複製する行為（コピー，スキャン，デジタルデータ化など）は，「私的使用のための複製」などの著作権法上の限られた例外を除き禁じられています．また私的使用に該当する場合であっても，請負業者等の第三者に依頼し上記の行為を行うことは違法となります．

[JCOPY] <出版者著作権管理機構　委託出版物>

本書をコピーやスキャン等により複製される場合は，そのつど事前に出版者著作権管理機構（電話03-5244-5088, FAX 03-5244-5089, e-mail: info@jcopy.or.jp）の許諾を得てください．